Blick über den Zaun

Carmen Thomas

Blick über den Zaun

Erfolge und Erfahrungen mit ***Urin***

vgs

Die Behandlungsvorschläge in diesem Buch sind von Autor und Verlag nach bestem Wissen und Gewissen sorgfältig erwogen und geprüft, die Informationen stellen aber keinen Ersatz für medizinische Betreuung jeglicher Art dar. Autor und Verlag und ihre Beauftragten übernehmen keine Haftung für etwaige Personen-, Sach- und Vermögensschäden, die sich aus dem Gebrauch oder Mißbrauch der in diesem Buch dargestellten Behandlungsmethoden ergeben.

Die Deutsche Bibliothek – CIP-Einheitsaufnahme
Thomas, Carmen:
Blick über den Zaun: Erfolge und Erfahrungen mit Urin / Carmen Thomas.
– 1. Aufl. – Köln : vgs, 1995
ISBN 3-8025-1292-8

2. Auflage 1995

Umschlaggestaltung: Christa Kochinke, Köln
Redaktion: Martina Weihe-Reckewitz
Satz: ICS Communikations-Service, Bergisch Gladbach
Produktion: Ilse Rader
Druck: Universitätsdruckerei H. Stürtz, Würzburg
Printed in Germany
ISBN 3-8025-1292-8

Inhalt

Vorwort

„Das Pipi-Buch möchte ich gerne bestellen", sagte im Sommer 1993 ein Buchhändler zu seinem Großhändler. „Welchen Band denn?" fragte dieser höflich. „Wie, welchen Band? Da gibt es doch nur einen." „Nein, nein", erwiderte der Großhändler mit fester Stimme. „Es gibt eine ganze Reihe: Pippi in Takatukaland, Pippi in der Villa Kunterbunt . . ." – „Das passiert jetzt nicht mehr", berichtete der Buchhändler vor kurzer Zeit lachend. „Allerdings sagt jetzt auch niemand mehr verschämt: das Pipi-Buch. Alle reden vom Urin-Buch."

Tatsächlich hat sich seit dem 5. Mai 1993, dem Erscheinungstag des ersten Urin-Buches, einiges sowohl mit dem Wort als auch mit dem „besonderen Saft" für viele Menschen geändert. Während die damalige Pressekonferenz nur von einem kleinen Häuflein Journalistinn-en besucht wurde, brach kurz nach Erscheinen des Buches eine wahre Berichterstattungsflut los. Von den unzähligen Presse-Reaktionen finden Sie einige Auszüge in diesem Buch (s. *Seite 151 ff.)*. Vergleicht man die frühen Artikel mit den in der letzten Zeit erschienenen, läßt sich bereits der sich verändernde Tenor ablesen. Das gleiche gilt für die Meinungen in der Bevölkerung: Den Schilderungen nach gingen die Menschen anfangs noch hüstelnd auf die Buchhändler-innen zu, um mit einem scheuen Blick, fast konspirativ „Mh . . . mh . . . ja, dieses Buch . . . das von der Carmen Thomas . . . Sie wissen schon . . . das über den Saft . . . über den besonderen Saft . . ." zu verlangen. Wenn dann der Buchhändler oder die Buchhändlerin das Wort Urin aussprach, ernteten sie häufig einen zurechtweisenden Blick, weil schon der Begriff so schockierte. Das hat sich inzwischen erheblich geändert. Heute müsse das Verkaufspersonal häufig für Erzählungen, Demonstrationen und Diskussionen über Urin-Anwendung herhalten, berichtete kürzlich der Leiter einer großen Buchhandlung mit etwas undefinierbarem Unterton. Das kann ich selbst nur bestätigen: Wenn ich über die Straße gehe, bei Veranstaltungen bin oder im Zug sitze, erlebe ich eine große Variationsbreite von Verhaltensweisen. Vor kurzem stürzte der Bodyguard eines bekannten Politikers auf mich zu, Hemd und Unterhemd aus der Hose reißend, um mir seinen Bauch zu zeigen: Eine furchtbar schmerzende Gürtelrose habe er dort gehabt. Ich solle nur hinschauen. Alles sei jetzt weg, erzählte er glücklich. Die Hausmeisterin einer Schule lief hinter mir her: „Hier, sehen Sie nur." Sie knöpfte ihre Bluse auf. „Eine riesige Warze hatte ich an dieser Stelle. Viele Jahre! Häßlich! Alles mögliche habe ich probiert, um sie wegzubekommen. Und dann der Urin. Zwei Wochen – weg ist sie." Aber oft höre ich auch: „Entschuldigen Sie bitte, ich habe gestern, nachdem ich Sie im Fernsehen gesehen habe, meinen Urin getrunken. Meinen Sie nicht doch, es könnte mir schaden?"

Von Begeisterung über Unsicherheit bis zu anhaltendem Ekel: Das Spektrum der Reaktionen ist breit, aber zunehmend aufgeschlossen.

Anders ist es in den Medien. Viele große Presseorgane haben bis heute noch kein Wort über den Urin verloren. Weder *die ZEIT* noch die *Süddeutsche Zeitung,* weder die *FAZ* noch die *Frankfurter Rundschau,* weder der *Stern* noch *Fokus* haben zur Sache berichtet. Dafür berichteten die meisten regionalen Zeitungen ausführlich, wofür sicher unter anderem ein Beitrag der *dpa (Deutsche Presse-Agentur)* verantwortlich war.

Aber nicht nur die Print-Kolleg-inn-en reagierten teilweise mit Zurückhaltung. Auch die Rundfunk- und Fernsehanstalten verhielten sich äußerst unterschiedlich. Zwar war ich bei *Stern-TV, Vox,* bei Karl Dall und Alfred Biolek (der Effekt war schon beachtlich: Es muß, der Post nach zu urteilen, zu massenhaften Trink- und Einreibungsanwendungen vor allem am letzten Abend gekommen sein). Aber viele Talkshows hielten sich zurück, und bei einem großen Sender schaltete sich sogar der Intendant ein: So etwas Ekelhaftes wolle er nicht in seinem Haus, obwohl die Redaktion „Feuer und Flamme" war und bereits einen festen Sendetermin eingeplant hatte.

Spannend fand ich es übrigens, etwas über die Praktiken von Bestsellerlisten zu erfahren: Das scheint ja eine Wissenschaft für sich zu sein. Als Neuling versteht man so etwas gar nicht. In manchen Zeitungen rangiert(e) das Buch „Ein ganz besonderer Saft – Urin" über viele Monate auf den oberen Plätzen, in manchen anderen zeitgleich auf den unteren. Der *SPIEGEL,* der tapfer als erster das Buch „niedergeschrieben" hatte, es aber immerhin der Berichterstattung für wert befand, weigerte sich komplett, es auf seine Bestsellerliste zu setzen. Das Argument war: Es handle sich um einen Ratgeber. Daß alle anderen Zeitungen es unter Sachbuch einordneten – was es ja auch ist (schließlich monierten viele, daß das Buch leider die Anwendung der Urin-Therapie nicht konkret vermittele) – irritierte dort niemanden. Ebenso merkwürdig fand ich, daß Bücher mit geringeren Verkaufszahlen über viele Wochen und Monate vor dem Urin-Buch rangierten und rangieren.

Am bemerkenswertesten jedoch war, daß das von allen erwartete Aufjaulen der Ärzteschaft und der Pharmaindustrie ausblieb. Im Gegenteil, es ist bis heute fast mucksmäuschenstill. Es waren – freundlich distanzierte – Rezensionen in den einschlägigen Publikationsorganen der Ärzteschaft zu finden, ansonsten befaßte sich lediglich der Jahreskongreß der Urolog-inn-en mit dem Buch, um eindringlich vor der Urin-Therapie zu warnen. Der Vorsitzende sagte in einem Interview: „Ich verstehe das sowieso nicht. Warum sollte man Urin nehmen, wo wir doch so gute Medikamente zur Verfügung haben." Dieser zarte Hinweis, der zeigt, wo die Glocken hängen, hat mir Spaß gemacht.

Auf den Orden vom Gesundheitsminister, von dem ich im ersten Buch scherzhaft schrieb, daß ich ihn eventuell, stellvertretend für die Brief-Schreiber-innen, bekommen würde, warte ich noch. Der Minister hat bislang nicht einmal auf das signierte Freiexemplar reagiert. Schade. Dabei sind sich viele inzwischen sicher, daß er einen erklecklichen Teil der vieldiskutierten Kostenexplosion so in den Griff bekommen könnte.

Dem Interesse, auf das das Buch beim Publikum stößt, hat das alles nicht geschadet. Kontinuierlich wird es von Menschen gelesen, die immer mehr verstehen, wie wichtig es ist, daß die Bevölkerung zur Selbsthilfe greift, wenn das Thema nicht einfach wieder versickern soll. Deshalb überwanden viele ihre Scheu (und sicher auch Bequemlichkeit), auf den Aufruf in einem Buch hin Briefe zu schreiben, mit der Folge, daß ich Woche für Woche einen ganzen Stapel Rückmeldungen erhalte. Die sammle ich jetzt seit zweieinhalb Jahren und werde sie Ihnen in einem weiteren Band, „Aus eigener Quelle – Briefe zum Urin", in Auszügen vorlegen. Es sind so viele Briefe und Karten, daß ich mindestens vier umfangreiche Bände herausgeben könnte.

Zur Vorgeschichte dieses Buches gehört aber noch etwas. Interessiert las ich im Januar 1993 einen Brief aus den Niederlanden. Darin berichtete mir ein Coen van der Kroon aus Holland, daß er die geradezu wundersame Urin-Heilung seines verletzten Fußes in Indien erlebt habe. Seither sammle er weltweit, was zur Urin-Therapie an Material zu finden sei. Er habe gehört, daß ich ein Buch schriebe, und da er auch eines verfassen wolle, sei er an einem Gedankenaustausch interessiert. Das erste Treffen fand dann erst bei der Pressekonferenz zum Erscheinen meines Buches „Ein ganz besonderer Saft – Urin“ im Mai 1993 statt. Da kam ein junger Mann mit auffällig glatter Haut und strahlenden Augen und erzählte dem schockierten Publikum, daß er regelmäßig Urin trinke und dadurch sein Wohlbefinden gesteigert und Erkältungen und Hautprobleme beseitigt habe. Alle hörten gebannt, mit sichtbaren „Zitronenmündern“ zu. Und natürlich mit Zweifeln: Ohne Not Urin trinken? Einfach so? Nur aus Gründen des Wohlbefindens und zur Vorbeugung? Igitt!

Im Austausch mit meinem Buch überließ mir Coen van der Kroon leihweise etwa zehn indische Schriften über Urin-Therapie. Das war für mich ein richtiges Glücksgefühl. Schwarz auf weiß fand ich darin die Bestätigung: Die dort dargestellten Erfahrungen stimmten mit denen des Publikums meiner „Hallo-Ü-Wagen-Sendung“ überein. Die Erkenntnisse, die sich aus meinen Recherchen ergeben hatten, wurden hier untermauert. Und dazu ergab sich ein faszinierender Einblick in eine fremde Kultur.

Im Herbst 1993 schickte mir Coen van der Kroon sein Buch, das er mittlerweile im Eigenverlag herausgegeben hatte. Den angesprochenen niederländischen Verlagen war das Thema offenbar zu eklig gewesen. Ich versuchte es zu lesen, verstand aber zu wenig Niederländisch. Im Januar 1994 war dann die deutsche Übersetzung fertig. Ich las sie mit großem Interesse. Wie merkwürdig: An manchen Stellen ergriff mich wieder die gleiche Skepsis wie in früheren Jahren, als ich begann, mich mit dem Thema systematisch zu befassen. Denn Urin in der AIDS- und Krebs-Therapie – ging das nicht zu weit? Ich hatte zwar davon gehört, fand aber, daß eine große Gefahr bestehe, falsche Hoffnungen bei Menschen zu wecken, die ohnehin geschunden genug sind. Hinzu kamen noch seine strengen Vorschriften in punkto Ernährung und Medikamenteneinnahme. Lagen mir doch – wie auch der Apothekerin Ingeborg Allmann, Autorin des Buches „Die Heilkraft der Eigenharn-Therapie“ – unter anderem Heilungsberichte von Menschen vor, die ihre Eßgewohnheiten überhaupt nicht verändert hatten, die rauchten und (nicht unmäßig) Alkohol tranken und von denen sogar viele ihre Medikamente weiter einnahmen. Gleichzeitig gefiel mir genau dies: Wie behutsam, ohne den kleinsten reißerischen Ton, Coen van der Kroon schrieb, im Bewußtsein der Verantwortung, die er als Urin-Therapeut ja viel mehr übernehmen muß als ich, die Journalistin, die niemanden berät, sondern lediglich gesammelte Erfahrungen veröffentlicht.

Als mir Coen van der Kroon im Januar 1994 eine Einladung zur zweiten gesamt-indischen Urin-Therapeut-inn-en-Konferenz zusandte, war ich spontan begeistert. Zwar bedeutete das eine Riesenanstrengung: So weit, so heiß, so kurz – eine Woche nur. Aber das Interesse an der Sache siegte. Als sich Coen van der Kroon ebenfalls entschied, hinzureisen, war ich hoch erfreut. Einen Begleiter zu haben, der schon „indisches Vorwissen“ und viele Kontakte hatte, empfand ich bei diesem Abenteuer als große Erleichterung.

Es wurde eines der spannendsten Erlebnisse meines Lebens: Einblicke in eine sowohl schulmedizinisch als auch urin-therapeutisch orientierte Klinik für Gynäkologie und Geburtshilfe in Bombay; der Besuch der Urin-Klinik in Baroda; eingehende Gespräche mit sechs der ältesten und erfahrensten Urin-Therapeuten Indiens, die für uns zusammengekommen waren; das Regionaltreffen von ca. 70 Urin-Therapeut-inn-en in Bombay (da die zweite gesamt-indische Urin-Therapeuten-Konferenz in Bangalore ganz kurzfristig aus organisatorischen Gründen abgesagt werden mußte); die Zusammenkunft mit indischen Patient-inn-en, die von ihren Heilerfolgen bei Krebs, Grauem Star, Psoriasis, Hämorrhoiden und anderen schweren Erkrankungen berichteten, selbst von Erfolgen bei AIDS war die Rede; und schließlich der Besuch bei dem ehemaligen indischen Staatspräsidenten Morarji Desai, eine Woche nach seinem 98. Geburtstag, vermittelt durch den Präsidenten der „Water of Life Foundation" in Bombay, Dr. Thakkar. Ohne die Vorarbeit von Coen van der Kroon wären so viele Kontakte in so kurzer Zeit sicher nicht zustande gekommen.

Ich fiel während dieses Besuches von einem Staunen ins andere. Die Erfolge beeindruckten mich ebenso wie der Grundsatz der Urin-Therapeut-inn-en, von ihren Patient-inn-en für diese Art der Behandlung kein Geld zu nehmen. Sie sind der Meinung: „Das Medikament bringen die Betroffenen selbst mit, und es ist ein Akt der Humanität, sie über ihre Selbstheilungskräfte aufzuklären. Spenden werden natürlich gerne genommen."

Mehr über meine Eindrücke und Erlebnisse in Indien – und seit Mai 1993 überhaupt – berichte ich Ihnen in diesem Buch. Leider scheint es so, daß es nur durch Druck von unten – von der Bevölkerung selbst – gelingen wird, eine systematische Forschung über Urin-Therapie anzustoßen. Dabei erscheint mir das besonders wichtig. Es müssen Antworten gefunden werden auf Fragen wie:

- Warum hilft Urin-Therapie
  - bei manchen Erkrankungen zu 100 %
  - bei anderen Erkrankungen nur bei manchen Menschen und bei anderen nicht?
- Warum hilft sie
  - bei manchen sofort
  - bei anderen erst nach längerer oder sehr langer Anwendung?
- Wie bedeutsam ist es tatsächlich, Eßgewohnheiten auf vegetarische Ernährung umzustellen?
- Welchen Einfluß haben Zigaretten, Kaffee, Alkohol und Tee auf die Wirkung?
- Bei welchen Medikamenten bestehen keine Bedenken und bei welchen ist – bei gleichzeitiger Einnahme von Urin – mit negativen Wirkungen zu rechnen? Oder ist es vielleicht sogar wie bei den russischen Bauern, die nach Gelagen ihrer Herrschaft deren Urin tranken, um einen kostenlosen Rausch zu bekommen – also sozusagen eine Medikamentengabe gratis, wenn das Mittel über den Urin erneut eingenommen wird? So berichtet zum Beispiel der Medizinhistoriker Prof. Dr. Hans Schadewaldt, daß in der Nachkriegszeit der Urin von Soldaten, die die Amerikaner mit Penicillin behandelt hatten, anderen Patient-inn-en direkt und mit Erfolg gespritzt wurde, weil die Deutschen kein Penicillin hatten.
- Wie steht es mit der Einnahme von Fremdurin
  - von Kleinkindern
  - von Kindern vor der Pubertät
  - von Jugendlichen in der Pubertät
  - von Menschen gleichen Geschlechts
  - von Menschen des anderen Geschlechts
  - von Schwangeren
  - von Frauen nach der Menopause
  - von Kranken für Kranke mit der gleichen Krankheit
  - von Kranken für Kranke mit anderer Erkrankung

- von gesunden Erwachsenen
- von Tieren (Pflanzen- und Fleischfressern)?

▪ Wie unterscheidet sich die Wirkung von
- frischem
- altem
- sehr altem Urin?

▪ Welche Anwendungsform ist wann besonders geeignet:
- Einreiben
- Massage
- Zähne putzen
- Gurgeln
- Trinken
- Klistiere
- Bäder
- Kompressen
- Inhalation
- Neti (Nasenspülungen)
- allopathische
- homöopathische

mit
- frischem
- erwärmtem
- erhitztem
- gekühltem
- altem
- verdünntem
- versetztem (z. B. Obstsaft)
- vermischtem (z. B. mit Kräutern)
- verändertem (durch Medikamente) Urin?

▪ Wie beeinflußt die Einnahme von Urin den Stoffwechsel, zum Beispiel
- die Zellen
- die Hormonbildung
- das Immunsystem
- den Kreislauf
- den Verdauungsapparat
- das Nerven- und Muskelsystem
- die Organe
- das Skelett?

▪ Wieso hilft Urin bei Augenerkrankungen (die Inderinnen wiesen z. B. viele Fälle von Heilungen des grauen Stars vor)?

▪ Welche Wirkung hat Urin auf das Wachstum der Haare und warum? (Bei manchen wächst es wieder, bei anderen nicht.) Warum bekommen manche ihre Haarfarbe fast zurück?

▪ Stimmt es, daß Zahnschmelz und Zahnstein erfolgreich „gestärkt" bzw. beseitigt werden können?

▪ Welche Schmerzen können mit Urin behandelt werden:
- Zahnschmerzen
- Magenschmerzen
- Migräne
- Muskelschmerzen etc.?

▪ Wieso wirkt Urin überhaupt nachweisbar spontan bei
- Schmerzen
- Prellungen
- Verbrennungen
- Wunden
- Infektionen
- Erkrankungen der Haut?

▪ Wie kommen die zum Teil „blitzartigen" Heilungen zustande?

▪ Warum dauert der Prozeß länger, wenn nicht sofort mit Urin behandelt worden ist?

▪ Wie bedeutsam ist es für die Heilung, um die Urin-Therapie zu wissen? (Es liegen Berichte von Menschen vor, die andere – mit Erfolg – ohne deren Wissen mit Urin behandelt haben.)

▪ Welche Rolle spielt es, ob Menschen daran glauben oder sich ekeln?

- Welche Typen von Urin-Nutzer-innen gibt es?
- Ist es tatsächlich wichtig, ein individuelles Gespür für Menge und Dauer der Urin-Anwendung zu finden, oder läßt sich verallgemeinern, wie lange Urin benutzt werden sollte:
  - dauernd und lebenslang wie bei vielen Inder-inne-n
  - in Intervallen (welche?)
  - je nach Befinden
  - zur Vorbeugung
  - phasenweise?
- Welche Rolle spielen Dauer und Art der Erkrankung für Art und Dauer der Urin-Therapie?
- Was bewirkt das Urin-Fasten genau?
- Welcher Zeitraum bringt bei welchen Erkankungen die besten Ergebnisse?
- Stimmt es, daß der fastende Körper Zusatzkapazitäten freimacht und so mit besonderer Kraft gegen schwere und schwerste Erkrankungen vorgehen kann?
- Ist es wahr, daß das Blut normalerweise zu mehr als $^1/_3$ an die Verdauung gebunden ist, und es somit nützt, wenn durch die „Arbeitslosigkeit" beim Fasten dem kranken Körper zusätzliche Energiequellen zur Bekämpfung der Krankheit zur Verfügung stehen?
- Wie dauerhaft sind die real offenbar existierenden Erfolge bei Krebs und AIDS?
- Wie früh oder spät ist es noch möglich, eine heilende Wirkung zu erzielen?
- Welche Krebsarten können leichter und welche schwerer durch Urin-Therapie positiv beeinflußt werden?
- Wie weit lassen sich Trinkwasserprobleme durch Urin lösen? (Es liegen Berichte von Kriegsgefangenen, von Menschen in Seenot und Wüstenverschollenen vor, die sich wochenlang mit Urin am Leben erhielten.)
- Welche Wirkung auf die Psyche und den Körper hat der Abbau von Selbst-Ekel?
- Wie nachweisbar ist der Effekt von Inhaltsstoffen des Morgenurins auf Depressionen?
- Wie reagieren Tiere auf Behandlung
  - mit Menschenurin
  - mit Eigenurin
  - mit fremdem Tierurin?
- Wann wachsen Pflanzen – mit Urin gedüngt – nachweislich besser?
  - Welches Mischungsverhältnis von Wasser und Urin ist dabei am günstigsten?
  - Welche Pflanzen reagieren auffällig gut und welche weniger?
- Welche Handwerksbereiche haben noch altes Wissen über den Einsatz von Urin:
  - wie
  - wo
  - warum
  - wurde und wird welcher Urin benutzt?
- Was genau behindert die spontane Neugier und Faszination von Mediziner-inne-n und Forscher-inne-n, die schon längst um den Nutzen der Urin-Therapie wußten?
- Wieso fordert es nicht geradezu die ärztliche Verantwortung, nach mehreren 1000 Jahren, in denen die Urin-Therapie immer angewandt wurde und immer wieder öffentlich Furore machte, endlich Klarheit zu schaffen: Was ist dran?
- Können durch besseres Wissen die Urin-Trinker-innen und -Anwender-innen vor falschem Tun bewahrt werden, oder sollte sich die Schulmedizin diesem Bereich öffnen?
- Gäbe es für so bahnbrechendes Aufräumen mit Vorurteilen und Irrtümern vielleicht sogar einen Nobelpreis? Obwohl – wenn man es recht bedenkt – in keiner Phase der großen Veränderungen in der Medizingeschichte ist

eine breite Ärzteschaft neugierig und offen an der Spitze des Fortschritts marschiert. Im Gegenteil: Vordenker-innen sind in den eigenen Reihen fast immer geächtet, falsch verdächtigt und verfolgt worden – von Semmelweis bis Freud u. a. Aber, selbst wenn es sich bei diesem Thema – ohne Neuentdeckungen – lediglich um eine objektivierende, wissenschaftliche Klärung handelte, wäre das doch bereits Verdienst genug um die Menschheit. Darüber hinaus lohnte es sich zu beforschen:

- In welchem Zustand verlassen die eigenen Erreger im Urin den Körper, so daß sie offenbar imstande sind, das Immunsystem zu aktivieren?
- Stimmt es, daß die „Impfung“ des Immunsystems in der Mundhöhle stattfindet?
- Kann die erfolgreiche orale Urin-Anwendung einen Hinweis auf die bislang ungeklärte Funktion der Rachenmandeln geben, sozusagen als Fühler und Schnelllabor für das Immunsystem, nach dem Motto: Aha, hier sitzt heute und zu dieser Stunde der Feind?
- Welche Rolle spielt dabei der Waldeyer-Rachenring?
- Wie ist es zu erklären, daß eine Reihe von Medikamenten nur wirken, wenn sie in „der Backentasche“ aufgelöst werden, hingegen nicht wirken, wenn sie direkt in den Magen gelangen?
- Wie ist es möglich, daß sich japanische Lackarbeiter traditionell erfolgreich vor den Folgeschäden ihrer Arbeit mit den darin enthaltenen Giftstoffen schützen, indem sie eine kleine Portion des Lacks im Mund halten? Und was für Schlüsse lassen sich daraus ziehen?

Ich könnte diesen Fragen-Katalog noch beliebig fortsetzen. Er belegt einen großen und lohnenden Forschungsbedarf mit vermutlich noch unabsehbaren Ergebnissen und Auswirkungen. Viele glauben heute, daß der Wissensdurst über Standesbewußtsein und Geldinteressen stehen sollte. Denn die Nutzanwendungen scheinen enorme Erfolge bringen zu können, wie sich aus der Lektüre der Fachliteratur, der großen Briefflut, den Schilderungen von Erlebnissen immer weiter erhärten und konkretisieren läßt.

Inder-innen wollen jetzt beginnen, ihre Ergebnisse auszuwerten. Bisher reichte ihnen der alte Grundsatz: Wer heilt, hat recht. Aber nun möchten sie ihre Erfahrungen auch wissenschaftlich untermauern. Was fehlt, ist Geld für die Forschung. Bei uns wäre es vorhanden, dafür fehlt das Interesse und/oder der Mut.

Besonders bemerkenswert erscheint, daß in den letzten 5 bis 15 Jahren weltweit in verschiedenen Ländern, unabhängig voneinander, das alte Wissen über Urin wiederentdeckt wird. Es liegen Schilderungen und Buchhinweise aus Japan, Korea, der Schweiz, den USA, Rußland, Israel, Holland und natürlich Indien vor. Die unterschiedlichen Erfahrungen stärken und ergänzen einander und geben der Sache eine größere Bedeutung. Interessant ist auch, daß sich weltweit immer mehr Leser-innen dieser Bücher plötzlich zu dem – zunächst mutigen – Schritt veranlaßt sehen, ihren Urin nicht nur zu lassen, sondern für ihre Haut, ihr Immunsystem, gegen ihre inneren und äußeren Erkrankungen und zur Aussöhnung mit sich selbst zu nutzen. Überall berichten viele, daß schon die Befreiung vom Selbst-Ekel, die Entdeckung: „Ich bin innen nicht giftig, sondern gut“, als enorme Veränderung und Erleichterung empfunden wird. Mich hat der Satz eines Urin-Therapeuten in Baroda beeindruckt: „Wenn wir den Urin wegschütten, machen wir den Körper dumm. Dann weiß unser armes Immunsystem gar nicht, wogegen es vorgehen soll.“ Beim Impfen wird ja genau dieser Vorgang auf etwas schmerzhaftere Weise genutzt: Diagnose per Morgenurin im Labor und Impfung mit Erregern der vorliegenden Krankheit per Spritze oder Schluckimpfung. Genau das scheint zu geschehen, wenn Sie sich mit Urin einreiben, damit gurgeln oder ihn trinken.

Immer mehr Menschen schreiben übrigens, daß sie nach und nach immer besser verstanden haben, was für eine individuelle Sache die Anwendung des eigenen Urins für sie geworden sei und daß jede-r offenbar einen Weg für sich selbst finden könne. Anders als bei pharmazeutischen Produkten, die die Einnahme von Tropfen oder Pillen über eine bestimmte Anzahl von Tagen vorschreiben, ist es für viele offenbar möglich, ganz individuell Zeitpunkt, Dauer, Menge und Anwendungsweise des Urins für sich selbst herauszufinden. Und das scheint auch nötig zu sein, da jeder Mensch zu jeder Stunde unterschiedlichen Urin produziert, je nach Klima, unterschiedlichen Orten, verschiedenen Ernährungsbedingungen und Außen- und Innen-Einflüssen. Dazu reagiert noch jede Person individuell. Manche Anwender-innen beschreiben zum Beispiel, daß sie nur frischen Morgenurin benutzen. Andere wieder nehmen ihn den ganzen Tag. Manche machen Bäder, wieder andere arbeiten mit verseiftem – drei bis sieben Tage altem – Urin aus offenen oder verkorkten Glasgefäßen zur Morgenmassage von Kopf, Körper und Füßen oder zum Einreiben, um ihre Haut bei Stichen, Verletzungen oder Sonnenstrahlen zu behandeln, Unreinheiten, Hauterkrankungen und Akne zu beseitigen oder den ganzen Körper nur schlicht zu pflegen. Manche trinken den frischen Urin nur bei Bedarf, andere wieder regelmäßig. Einigen reichen ein paar Tröpfchen, die sie in der Mundhöhle bewegen, andere trinken ein Täßchen am Morgen, wieder andere versorgen sich ganztägig mit allem Urin, den sie produzieren. Manche achten pingelig darauf, nur den Mittelstrahl zu benutzen, andere überhaupt nicht.

Immer häufiger berichten Menschen, daß sie in besonders schöne Gläser pinkeln und sich den Urin genau ansehen. Dabei hätten sie gelernt, an Farbe, Schwebstoffen, Geruch und Geschmack ihres Urins Informationen über den Zustand ihres Körpers und ihrer Seele abzulesen. Und wenn sich zum Beispiel Schaum wie auf einem Bier bildet, wissen sie, daß Eiweiß im Urin ist, und daß das bedeutet, daß sie eine Krankheit in sich haben. Dann nehmen sie einen besonders großen Schluck – nicht nur am Morgen, sondern auch über Tag. Viele beschreiben, wie sehr sich der Urin den Tag über verändert: von bitter-salzig am Morgen über köstliches Gemüsebrühe-Aroma bis total geschmacklos wie Wasser, und das offenbar auch – nicht immer – unabhängig vom Essen und seinen Gewürzen. Als wichtigste Erfahrung beschreiben die meisten den Lernprozeß, sich und ihrem Körper keinen Zwang anzutun, sondern tatsächlich wieder besser in sich hineinspüren zu können, nach dem Motto: Nur wer nicht fühlen kann, muß messen. Aber auch umgekehrt: Kennen Sie das? Sie schauen auf das Verfallsdatum eines Lebensmittels und stellen fest, es ist abgelaufen. Obwohl Sie wissen, daß die Daten u. a. aus verkaufsfördernden Gründen oft früher angesetzt werden, als der wirkliche Verfall zu erwarten ist, obwohl Sie schmecken, es ist noch gut, kann Ihr Gefühl dennoch beeinträchtigt, der Genuß vergällt sein.

Bedeutsam scheint jedoch ebenso, daß Menschen, die sich ekeln, ihren Ekel auch ernst nehmen, da er offenbar eine wichtige Funktion für die betreffende Person zu haben scheint. Solche Menschen sollten sich keinen Zwang antun. Und es darf schon gar nicht jemand zur Einnahme gezwungen werden. Ich verstehe auch Menschen, die gegen heimliche Anwendungen – ohne das Wissen des/der Betroffenen – sind.

Die Reaktionen des Publikums in den zwei Jahren seit Erscheinen des ersten Buches belegen, daß die Zeit für eine Renaissance der Urin-Therapie reif zu sein scheint. Es kann kein Zufall sein, daß sich überall auf der Welt Menschen unabhängig voneinander aufgemacht haben, das Wissen, das bei ihnen im Volk noch vorhanden ist, zu sammeln und zu veröffentlichen. (Eine Literaturliste finden Sie in Auszügen im Anhang.) Wenn man an die Schreckensmeldungen von Ruanda denkt, wohin Trinkwasser importiert werden mußte, oder die Diphtherie-Epidemien in einigen Gebieten der früheren Sowjet-Union, wenn man die Armut und die Verzweiflung in manchen Ländern der Welt sieht und sich vorstellt, daß vielleicht vielen Menschen einfach durch die kostenlose Anwendung von Urin hätte geholfen werden können, dann zeigt das, wieviel Brisanz in diesem Thema steckt.

Schön ist, daß „Ein ganz besonderer Saft – Urin", der Vorläufer des vorliegenden Buches, jetzt auch in den USA, Großbritannien, in Japan und in der Türkei erscheinen wird und auch andere Länder Interesse gezeigt haben, das Buch zu übersetzen. Das läßt hoffen, daß sich immer mehr Menschen eigenständig mit dem Thema auseinandersetzen, solange sich die Forschung noch verschließt. Das Tabu ist zwar noch lange nicht gänzlich gebrochen, auch der Ekel besteht bei weiten Kreisen der Bevölkerung weiter, aber die Diskussion hält offenkundig an und wird offener. Das wichtigste ist, daß das Schweigen, Verheimlichen und Lügen darüber aufhört. Wie viele Ärzt-inn-e-n werden nicht aufgeklärt, daß Patient-inn-en ihre Medikamente weggelassen und Urin eingesetzt haben, wie die Post klar belegt. Aber immer mehr Menschen machen positive Erfahrungen und werden mutiger, anderen davon zu erzählen.

Wie erstaunlich die Änderungen sind, kann ich zum einen daran ablesen, wie sich die Reaktionen auf das Urin-Buch vom Anfang bis heute verändert haben. Zum anderen erlebe ich nochmal ganz frisch den gleichen Prozeß durch meine neueste Veröffentlichung: „Berührungsängste – Vom Umgang mit der Leiche". Ganz ähnlich: das Unwissen, die Scheu, der Ekel und die unsinnige Vergiftungsangst (dabei gibt es weder Urin- noch Leichengift, dafür bei der Leiche jedoch noch mehr Tabus). Entsprechend das Echo des Publikums und der Presse (ach was, die hat hier noch zugeknöpfter reagiert). Dabei ist das Leichen-Buch garantiert so konsequenzenreich wie das Urin-Buch, vor allem, wenn man an das neue Transplantations-Gesetz und die amerikanische Todesdefinitionsdebatte unter dem Motto „das Leben der Leiche" denkt.

Aber auch hier taut es zart: Viele Angehörige schreiben, daß sie die Toten nun nicht mehr wie Sondermüll blitzartig entsorgen lassen. Manche holen sie jetzt sogar als Tote noch einmal aus dem Krankenhaus nach Hause, um in Würde Abschied zu nehmen. Andere schicken mir sogar die Wunschliste aus dem Buch ausgefüllt zurück, um zu dokumentieren, daß sie für sich selbst bewußter und mutiger geworden sind.

Darauf gehe ich hier so ausführlich ein, weil ich so gerne möchte, daß Sie um die Folgen dieses massiven Tabus wissen. Recherchen über 20 Jahre haben mir dieses Thema zu einem echten Anliegen gemacht, weil es mir selbst soviel beibrachte und mein Leben verändert hat. Außerdem paßt es hierher, da beide Themen in der Geschichte, im Tabu, in der Delegation an die Profis, in den Gerüchten und im Unwissen so viele Parallelen aufweisen. Während der Bann bei den Leichen noch besteht, ist er beim Urin bereits gebrochen. Das beweist auch die Briefflut. Die ist zum Urin inzwischen so groß, interessant und vielfältig geworden, daß sich der Verlag zu einem Zwillingsbuch zu diesem Band entschließen mußte. Die Menge der internationalen Erfahrungen ließen schlicht zuwenig Platz für die Post. Und das „Mitmach-Buch“ war ja in Band 1 versprochene Sache. Zwar begegnen mir jetzt schon neidisch-zynische Kommentare, wie: „Ach ja, das Geschäft wird weitergekocht.“ Aber das läßt mich kalt. Hier geht es um zwei bedeutende Dinge:

1. „Blick über den Zaun“, ist eine Einladung, nicht nur unsere Kultur, sondern auch die anderer Völker zur Kenntnis zu nehmen, und die Aufforderung, das Brett vor dem Kopf zu vergessen, den Blick zu weiten.
2. Um die Erkenntnisse: „Aus eigener Quelle – Briefe zum Urin“, geht es im zweiten Band, der im Winter vorliegen wird.

Beide Bücher wollen dasselbe: Den Druck erhöhen, daß endlich seriös und ohne verschleierte Eigeninteressen dem Wissen nachgegangen wird, das sich seit Jahrtausenden gehalten hat, nämlich daß Urin kein giftiges Abfallprodukt, sondern eine ganz besondere und offenbar vielfach nutzbare Flüssigkeit mit erstaunlichen chemischen Fähigkeiten zu sein scheint. Wenn eine nicht mehr zu vernachlässigende Menge von Menschen diese Bücher kaufen, dann wird die Wissenschaft nicht weiter umhin können und sich der Problemlage stellen müssen. Die Chance wurde in den letzten beiden Jahren, geschweige in den langen Jahren davor – bis auf einzelne Ausnahmen –, bisher noch nicht freiwillig genutzt.

Darüber hinaus hoffe ich, daß diese Bücher Menschen dazu anregen, selbst zu forschen und neugieriger auf sich und ihren Körper, ihre Empfindungen und ihre Selbsterfahrungen zu werden, statt sich und ihren Körper in der Praxis oder dem Krankenhaus sozusagen „an der Garderobe“ abzugeben.

Ich wünsche Ihnen viel Vergnügen bei der Lektüre, weiterhin Mut, zunächst mal den Über-die-Hand-Pinkel-Test mit Dran-Riechen zu machen und, wenn Sie Lust haben und ein Zipperlein oder ein Leiden Sie quält, es schlicht einmal mit der Urin-Therapie zu probieren. Schließlich ist Ihr Urin für Sie steril, und der Grundsatz stimmt: Wer heilt, hat recht – auch dann, wenn noch nicht richtig klar ist, warum es funktioniert. Irgendwie hat es ja auch etwas Krankes, daß nur Meßbares auch fühlbar sein darf.

Ich gebe die Hoffnung nicht auf, daß, wenn die Resonanz, die Diskussion mit und die Zuschriften an Politiker-innen, Krankenkassen und Ärzteverbände sich mehren, Ekel, Angst und Furcht der Profis vor dem Thema überwunden werden können, und das Interesse und die Neugier überhand gewinnen. Deshalb ist es auch von Bedeutung, daß Sie weiterhin schreiben, am besten an die Adresse, die Sie hinten im Buch auf der Seite 158 finden.

Ein einflußreicher Politiker sagte kürzlich, daß es noch wichtiger sei, an Institutionen zu schreiben, die für Sie zuständig sind oder die für die Sache besonders wirkungsvoll und interessant erscheinen, „. . . und dann am besten mit Kopie an Sie, Frau Thomas; so funktioniert das Spiel doch immer am erfolgreichsten!“ Da hat er sicher recht. Das müßte ja eigentlich als grundsätzlicher Tip schon in der Schule gelehrt werden, daß Briefe, die an Zuständige (hier zum Beispiel an Krankenkassen, Ärzteverbände, Universitäten, Politiker-innen) geschrieben werden, stets noch bedeutsamer werden, wenn Sie in Kopie an Vorgesetzte und/oder Außenstehende – wie Presse, Funk, TV oder Politiker-innen – gehen. Denn auch wenn man keine, eine dümmliche oder nichtssagende Antwort erhält, sagt das nichts, aber auch gar nichts über die interne Wirkung eines Schreibens aus.

Wenn Sie mir schreiben, ist es wichtig, daß Sie über beides berichten: über Ihre positiven und Ihre negativen Erfahrungen. Je mehr, desto besser. Vielleicht kann dann beim nächsten Mal der Streit gewonnen werden, den ein Ordinarius für Allgemeinmedizin an einer deutschen Medizinischen Hochschule führte: Er hatte beschlossen, eine Urin-Forschung im Doppelblindversuch durchzuführen. Sein dermatologischer Kollege drohte ihm, in der Ethik-Kommission der Universität, die solche Forschungsvorhaben genehmigt, gegen ihn vorzugehen. Das Projekt wurde fallengelassen. Und wie borniert selbst eine Organisation wie der WWF (World Wildlife Fund) reagierte, finden Sie in der Zuschrift auf *Seite 89*.

Mir gefällt als Motto:

1. Das kann noch nicht alles gewesen sein.
2. Wer kämpft, kann verlieren, wer nie kämpft, hat immer verloren.
3. Steter Tropfen höhlt den Stein – gerade beim „feinen Pinkel“.

In diesem Sinne mit freundlichen Grüßen

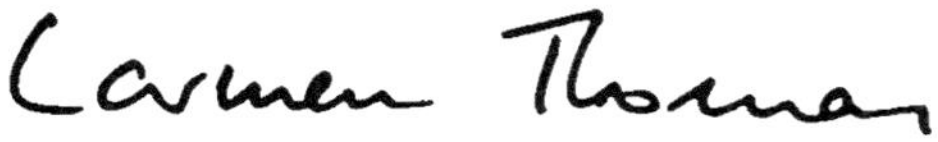

Indien-Tagebuch

Wie im Vorwort bereits erwähnt, reiste ich 1994 nach Indien, um die zweite indische Urintherapeut-inn-en-Konferenz zu besuchen. Ich schrieb während der gesamten Woche ein ausführliches Tagebuch, dessen Eintragungen ich Ihnen hier im Auszug wiedergeben möchte.

3. 3. 1994

Vier Uhr in der Nacht war es nach Vorbereitung meiner Sendung und bis ich gepackt hatte. Am Morgen fahre ich nach Wuppertal-Elberfeld zum Denkmal der Minna Knallenfall, um über das Thema „Herrlich dämlich? – Frauen und Bezahlung" im Ü-Wagen zu berichten. Inhalt der Sendung: Warum lassen sich viele Frauen – ob in Spitzenpositionen oder in Leichtlohngruppen – immer noch, trotz grundgesetzlich garantierter Gleichbehandlung, schlechter bezahlen? Schon merkwürdig, so ein Thema vor dem Hintergrund, daß ich morgen um diese Zeit in Indien sein werde, wo solche Probleme vermutlich eher als Luxus-Leiden angesehen werden. Nach der Sendung geht's im Eiltempo zum Düsseldorfer Flughafen. Ich fliege nach London.

Es ist 21.20 Uhr unserer Zeit. Heathrow Flughafen. Gleich wird Coen van der Kroon kommen. Ob ich ihn wiedererkenne? So gespannt bin ich, wie es werden wird. Bombay: Wie mag das – jenseits der Foto- und TV-Berichte – in Wirklichkeit sein? Ich entdecke Coen van der Kroon, als er die lange Halle entlangkommt. Er hat sich nicht verändert. Ich erkenne ihn gleich. Wie schön, die Reise zu zweit zu machen.

Der Flug scheint unendlich lang und, wie immer, unendlich unbequem. Auf jedem Langstreckenflug entwerfe ich im Kopf Drohbriefe an Fluggesellschaften, in denen ich sie frage, warum sie es bis heute nicht geschafft haben, Ideen für mehr Liegekomfort in allen Klassen umzusetzen. Es ist gräßlich. Völlig gerädert kommen wir nach elf Stunden Flug in Bombay an.

4. 3. 1994

Draußen vor dem Flughafen. Es ist früher Nachmittag und herrlich warm. Wir fahren mit dem Taxi zu Doktor Sadhana Shah in das Pooja Maternity & Nursing Home, das in Ghatkopar im Westen von Bombay liegt. Ich bin erschrocken und fasziniert. Die Straßen sind voll wie bei uns beim Schlußverkauf, wobei sich mehrheitlich Männer im Freien befinden. Die Frauen, die ich sehe, sind in schönste Saris gekleidet. Es sind wenig Kinder unterwegs. Auf den Fahrbahnen ein unbeschreibliches Gewühl von PKW, LKW, Taxis und Rikscha-Taxis, das sind dreisitzige Motorroller mit einer Überdachung für zwei Personen auf einer engen hinteren Sitzbank.

Gleich von Anfang an das Elend in der Gosse. Menschen, die am Straßenrand leben, ohne Dach über dem Kopf. Privilegiert geradezu solche, die vor den Steinhäusern auf dem Bürgersteig in Papp- und Basthütten eine notdürftige Unterkunft gefunden haben. Es geht an die Nieren, auch wenn man tausendmal davon gehört, gelesen und Bilder gesehen hat. Mich überrascht, wie freundlich und gelassen das Klima unter den Menschen trotz allem ist. Der Bandwurm von Autos und Rikscha-Taxis schiebt sich mit Stockungen, jedoch kontinuierlich voran. Wir haben wegen des Gepäcks ein richtiges Taxi genommen. Coen van der Kroon macht den Preis aus. Er weiß, daß Fremde das nötig haben.

Als wir in der Klinik ankommen, ist Dr. Shah noch zum Mittagessen weg. Freundlich bieten uns die Schwestern sogleich einen Tee an. (Das wünschte ich mir mal in einem deutschen, reicheren Hospital.) Wir bitten sie, uns etwas ausruhen zu dürfen. In dem winzigen Behandlungszimmer von Dr. Shah stehen zwei Plastikliegen hinter Vorhängen neben einem kleinen Schreibtisch, einem schmalen Bücherregal und einer alten Klimaanlage. Wir legen uns hinter die Vorhänge und schlafen ein Ründchen. Ich bin so zermartert. Jetzt einmal ganz richtig ausschlafen . . . Nach kurzer Zeit und kurzem Schlaf kommt Dr. Shah. Ein sympathischer, gutaussehender, hochgewachsener Inder mit einer etwas monotonen Stimme und sehr sachlichen, sehr schwarzen Augen. Er bespricht mit uns, was die Urin-Therapeut-inn-en-Gemeinde für uns beschlossen hat: Bereits heute abend soll es nach Baroda gehen, 400 km nördlich von Bombay. Mit dem Zug. Es sei gelungen, sechs bedeutende Urin-Therapeuten Westindiens in die Klinik nach Baroda einzuladen. Sie würden morgen alle auf uns warten.

Er verfrachtet uns in ein Hotel, das für indische Verhältnisse äußerst luxuriös ist. Jeder von uns hat ein Badezimmer, ein großes Bett und sogar einen kleinen Fernsehapparat. Es liegt an der Bahnhofsstation Chembur und direkt am einheimischen Markt. Tag und Nacht eine fremde, merkwürdige Geräuschkulisse aus Rikscha-Taxis, Verkaufsanpreisungen und Stimmengewirr. Ich nehme erst mal mit Coen van der Kroon eine zweistündige Sendung auf Tonband auf, um zu einem späteren Zeitpunkt ein Porträt im Westdeutschen Rundfunk senden zu können. Dann schnell noch einmal eine halbe Stunde Schlaf. Wir schaffen es noch, rasch etwas zu essen – vegetarisch, rötlich, mit Käse, fremd, lecker. Danach werden wir abgeholt. Um 22.30 Uhr fährt der Zug nach Baroda ab. Bis in die Nacht plaudern wir mit Dr. Shah und Dr. Sanghavi, Schulmediziner und Urin-Therapeut wie Dr. Shah, bis wir uns schlafen legen.

Baroda, 5. 3. 1994, 6.00 Uhr morgens

Wir trinken Tee nach einer unendlich kalten Nacht. Ich habe so gefroren, daß ich fürchte, mir eine Erkältung zugezogen zu haben. Bloß jetzt nicht. Natürlich hatte ich weder damit gerechnet, daß die Nächte derartig abkühlen, noch daß die Züge keine schließenden Fenster haben. In drei Etagen schlafen die Menschen übereinander. Die Abteile sehen nicht sehr vertrauenerweckend aus, sie wirken schmutzig und heruntergekommen. Ich darf nicht krank werden. Ich schlürfe den heißen Tee. Gerade erfahre ich, warum Inder-innen Tee aus der Untertasse trinken: Er kühle dann schneller ab, und außer-

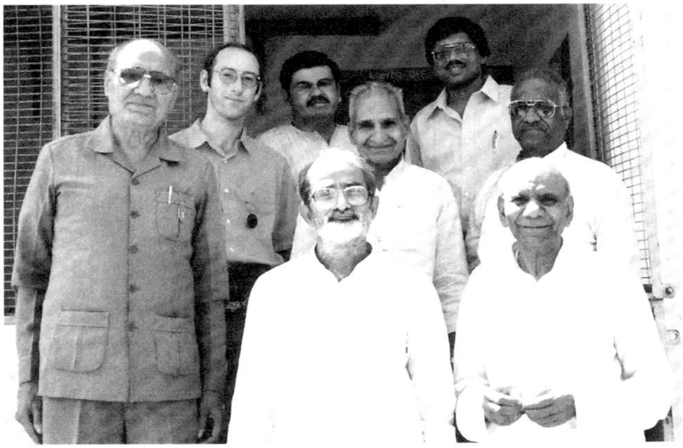

Coen van der Kroon (2. von links) mit den Urin-Therapeuten des Nature Cure Center.

dem könne man aus der Tasse dann immer noch einem Gast etwas anbieten. Der Satz machte mir Gänsehaut – Gastfreundschaft, wie sie bei uns fremd geworden ist.

Schräg gegenüber von dem Café, das wie ein billiger Schnellimbiß aussieht, hat sich eine heilige Kuh mitten auf die Straße gelegt. Es stimmt tatsächlich, die Viecher laufen überall herum, und alle Menschen nehmen auf sie Rücksicht, selbst im größten Getümmel. Es ist erstaunlich. Ich gehe sie fotografieren.

Dann setzen wir uns in zwei Rikscha-Taxis, Dr. Shah und Dr. Sanghavi in eins, wir beiden Bleichgesichter in das andere. Die Landschaft ist dürr und dürftig. Große Trockenheit, staubige Straßen ohne Versiegelung. Die Klinik liegt abseits, direkt neben einem Armenviertel. Sie wird von einem Zaun umgrenzt. Das Tor ist verschlossen. Das Areal innen ist wunderschön grün und mit den herrlichsten Blumen bepflanzt. Wir werden in einen Kranken-„Bungalow" geleitet. Die Zimmer sind klein, dunkel, mit ganz primitiven Betten und sauberen Bodenklos im abgetrennten „Bad". Die durchfrorene Nacht hat meine Müdigkeit noch einmal gesteigert. Ich lege mich hin – unter eine alte Decke ohne Bezug – und schlafe sofort ein.

Eine richtige Oase ist diese Klinik, das Nature Cure Center. Die Therapeuten sind lauter alte Männer, die wie wandelnde Reklamen für ihre Methode wirken: junge Haut, nur mimische Falten, klare Augen, tolle Konstitution und das trotz ihres Alters zwischen 65 und 78 Jahren. Ein Patient machte für uns vorhin sogar noch einen Kopfstand – mit 87 Jahren.

Wir lernen nicht weniger als vier Dr. Shah's kennen, was offenbar ein so häufig vorkommender Name wie Schmitz bei uns ist. Ich interviewe sie alle und noch drei weitere Therapeuten und nehme diese Interviews auf Tonband auf. Ihr gebrochenes Englisch ist spontan oft schwer verständlich, deshalb höre ich mir die Aufnahmen im Flugzeug später noch einmal genau an. Sie erzählen zu meiner Überraschung, daß offenbar erst das Buch von Armstrong wieder eine Besinnung auf das Damar Tantra ausgelöst hat. Das Damar Tantra und seine Beschreibung des Umgangs mit Shivambu Kalpa Vidhi (dem Wasser der Glückseligkeit) beruht auf fünftausend Jahre alten Erkenntnissen und ist in Form eines Dialogs zwischen dem Hauptgott der Hindus, Shiva, und seiner Frau Parvati gehalten. In 107 Versen werden genaue und zum Teil mythologisch überhöhte Tips zur Anwendung gegeben.

(Gerade gibt es hier im Flugzeug auf dem Rückflug von Baroda nach Bombay Tuli. Das ist frischer Kümmel auf einem Löffel und dazu Bonbons. Merkwürdig, so fremde Sitten.)

Die Urin-Therapeuten hatten berichtet, daß in der Volksmedizin die Kenntnisse über Urin-Therapie stets weitergelebt hätten, aber ebenso stumm nach außen blieben wie bei uns. Auch von heiligen Männern und Frauen, sogenannten Saddhus, wußte und weiß man, daß sie Shivambu aktiv anwenden. Einige von den hier anwesenden Ärzten und Therapeuten haben schon 50 bis 70 Jahre Erfahrung mit Urin-Therapie. Sie berichten von spektakulären Erfolgen bei leichten und schwersten Erkrankungen, auch von Heilung und Stillstand bei Herzerkrankungen, Tuberkulose, Krebs. Das sprechen sie alle ungefragt und ohne „Sensationsmache" an. Aber sie erzählen auch von Mißerfolgen, gerade bei Krebskranken, da viele zu spät, oft erst ganz am Schluß zu ihnen kämen. „Chicicak" (= Arzt) Rathod fand ich am beeindruckendsten, obwohl alle eine ganz besondere Ausstrahlung hatten. Er ist eine indische Berühmtheit in der Szene. Auch er berichtete von Erfolgen bei Tuberkulose, Krebs, gastro-enterologischen Problemen und

Herzerkrankungen. Nur bei Gicht habe er häufig eine Gegenanzeige festgestellt. Jedoch auch bei Depressionen der leichteren Form setzten sie Urin erfolgreich ein.

(Gerade werden im Flugzeug Blätterteig und labbrige englische Käsesandwiches gereicht und ein Gebäck, das allerdings den Namen „Große Glücklichkeit" für meinen Geschmack nicht verdient.)

Zurück zum Nature Cure Center: Nach vierstündigem Interview gab es ein beeindruckendes Essen, das in der Küche auf dem Boden von ebenso zurückhaltenden wie selbstbewußten Angestellten in leuchtenden Saris zubereitet wurde. Ich bitte die wunderschönen Frauen – natürlich machen die Frauen hier das Essen – ein Foto machen zu dürfen. Überraschend auch die Art, Nahrung zu reichen: Ein silbernes Stahltablett mit fünf kleinen silbernen Stahl-Töpfchen. Die Hirse wird auf das Tablett gegeben, und in den Schälchen befinden sich Gewürze, Kräuter, Gemüse-Beilagen, die dann mit der Hand mit der Hirse „vermatscht" und in den Mund geschoben werden. Eine fremde, jedoch sehr sinnliche Art zu speisen.

Nach dem Mittagessen setzen sich alle zur Siesta in einen großen Raum, in dem lauter Betten mit Moskitonetzen stehen. Ich höre den Gesprächen und dem Erfahrungsaustausch zu. Dabei merke ich, daß meine Kraft nachläßt. Ich bin völlig übermüdet. Heute ist Samstag. Seit Mittwochnacht nur 14 Stunden teilweise in halbe Stunden gestückelter Schlaf. Ich nicke ein, obwohl alle dabeisitzen, mir das etwas peinlich ist und ich doch noch so viele Fragen stellen wollte. Danach steht ein Rundgang durch die verschiedenen Abteilungen der Klinik an. Heute, am Samstag, sind besonders wenig Patienten da, da die meisten ambulant kommen. Auf der Männerabteilung drei Patienten, die mit Kompressen, Massagen und Trinken behandelt werden. Auf der Kinderstation ein kleines Mädchen mit Gehirntuberkulose. Es sieht sehr krank aus. Aber die Eltern berichten, daß es ihm bereits besser ginge. In der „Bäderabteilung" gibt es eine Sitzsauna und Massagebetten. In einem anderen Raum Geräte zur Körperertüchtigung. Im Kindergarten bezaubern uns indische Jungen und Mädchen aus dem Armenviertel mit ihren Gesängen. Sie sind zum Stehlen hübsch.

Um die Gebäude herum gibt es große Gärten, in denen Gemüse zur eigenen Verwendung gezogen wird. Dem vegetarischen Essen aus ungespritztem Obst und Gemüse wird viel Bedeutung beigemessen. Es ist ein herrlicher Ort.

Zum Abschluß das Abschiedsfoto. Immer noch erschöpft, aber tief beeindruckt gebe ich am Flughafen telefonisch einen Bericht für das Mittagsmagazin durch. Die Erzählungen der Urin-Therapeuten und ihrer Patienten gehen mir nach. Hier eine Zusammenfassung:

■ **Jagdish Shah:**

Ich bin gandhischer Philosoph. Seit 40 Jahren arbeite ich hier in der Urin-Klinik in Baroda, Gujarat. Ich bin 60 Jahre alt. Ich studierte am College. 1953 beendete ich das Studium am 15. August, dem Tag der Unabhängigkeit, um für die Regierung zu arbeiten und für die Ideologie Mahatma Gandhis und Winowaparis, der ein Jünger Gandhis war. 14 Jahre lang ging er – als Opfer für die Idee – zu Fuß, ununterbrochen, 10 Meilen am Tag, von Dorf zu Dorf. Er reiste 43 000 Meilen durch Indien. Von Norden nach Süden und von Osten nach Westen. Ich habe mich ihm angeschlossen, sowohl in diesem Staat als auch in anderen. Er bat Landbesitzer, Land für die Armen zu spenden. Auf diese Weise erhielt er vier Millionen Acres Land. Das Land wurde dann besitzlosen Landarbeitern gegeben. Das war eine schwierige gandhische Aufgabe.

Seit 1960 arbeite ich hier für die Armen, die „Untouchables“, die Unberührbaren und die schlecht behandelten Menschen. Ich habe auch sehr viele Institutionen gegründet, in denen arme Menschen Unterkunft finden, Heime für Jungen und Mädchen. Dort lernen sie und werden ausgebildet. Über Jahrhunderte waren ihre Vorfahren Analphabeten. Jetzt können diese Menschen lesen und schreiben und damit an der Gesellschaft teilhaben.

Ich hörte von der Urin-Therapie in den Jahren 1953 bis 1956, als Herr Patel, der Pionier dieser Therapie im neuzeitlichen Indien, anfing, sie zu propagieren. Er war ein Jünger von Gandhi. Als Mahatma Gandhi aus Südafrika nach Indien zurückkehrte, begann Patel mit der Urin-Therapie, weil er an Herzproblemen litt. Er hatte in einem Kloster das Buch von Armstrong gefunden. Als er geheilt war, begann eine sehr große Bewegung.

Das ältere Originalbuch und das ursprüngliche Wissen stammen aus Indien. Aber es war in Vergessenheit geraten. Warum das passierte, kann ich nicht genau sagen. Unser Volk sagt, daß die Briten, als sie im letzten Jahrhundert nach Indien kamen, nur an Geld und gutem Handel interessiert waren. Die deutschen Kolonialisten dagegen zeigten großes Interesse für die Literatur und für Sanskrit. Sie sammelten Originalbücher und Handschriften und nahmen sie aus Indien mit. Das heißt, unsere Literatur verschwand größtenteils nach Deutschland. Und wenn wir in Indien Sanskrit lernen wollten, mußten wir die letzte Prüfung in Deutschland ablegen und nicht in Indien. Sanskrit ist eine indische Sprache, aber die Originalbücher befinden sich in Deutschland.

Ein Bereich heißt Tantra Sadna. Und hier existiert ein Buch mit dem Titel Damar Tantra. In diesem Buch ist viel Interessantes enthalten, unter anderem das Kapitel „Shivambu Kalpa“, was soviel wie „Urin-Therapie“ bedeutet. Unser Gott Shiva und seine Frau Parvati unterhalten sich. Parvati fragt, wofür man Urin benutzen kann. Shiva antwortet und listet dabei 107 Sanskritparagraphen auf. Das ist das „Shivambu Kalpa Vidhi“. Es wurde aus dem Sanskrit ins Englische übersetzt. Das Buch ist im 5. Jahrzehnt dieses Jahrhunderts erneut veröffentlicht worden. Wir haben nur die indische Version, nicht das Original. Wie ich hörte, wurde das Buch erst aus dem Sanskrit ins Deutsche und dann ins Englische übersetzt. Das Originalbuch ist über 1000 Jahre alt, glaube ich. Keiner weiß es genau. Diese Art Bücher wurden zwischen dem 8. und dem 13. Jahrhundert in Indien aufgezeichnet. Ursprünglich wurde das Wissen nicht anhand von Büchern vermittelt, sondern mündlich überliefert, deswegen ist es in Form eines Dialoges gehalten.

Ich persönlich arbeite seit 1981 aktiv mit der Urin-Therapie, also seit 13 Jahren. Die Urin-Therapie wird hier schon seit Jahrhunderten angewendet. Für Analphabeten und für viele Mütter ist es üblich, den Kindern Urin zu geben. In unserer Literatur findet man viele Sprüche und Sprichwörter darüber. Urin wurde sowohl Erwachsenen als auch Kindern gegeben. Es ist unsere Tradition, Urin zu benutzen.

Ich arbeite hier praktisch und veröffentliche alle zwei Wochen eine Zeitschrift. 1981 habe ich von der Therapie gelesen und sie ausprobiert. Da entdeckte ich, wie gut das war. Und dann lernte ich Morarji Desai kennen, und wir gründeten ein Institut hier in Gujarat. Er kam zu unserer Tagung in

Namdawa. Wir hatten so viele Tagungen und so viele Treffen, und Morarji kam zu dieser Tagung und zu einer in Bombay, als er noch aktiv war.

Wahrscheinlich wissen bei uns alle, daß Urin nützlich ist. Aber sie halten sich zurück. Der Grund dafür ist die moderne Wissenschaft und Medizin, die ihnen beigebracht haben, daß es eine schlechte, tödliche Sache sei. Also entsteht ein Konflikt. Auf der einen Seite steht die Tradition, die besagt, daß es eine gute, heilige Sache ist, und gleichzeitig sagt die moderne Wissenschaft genau das Gegenteil. Die Menschen können sich nicht entscheiden. Also beschloß ich, immer neue Treffen zu organisieren. Sehr viele Leute kommen dahin. Sie sind neugierig. Ich rede dann sehr offen und gebe ihnen Beispiele und erzähle, was Urin ist und wozu er benutzt wird. Ich erzähle von anderen Ländern – es gibt so viele Bücher aus dem Ausland –, und auch von unserer Mythologie spreche ich. Und dann sind sie überzeugt.

Urin-Therapie ist sehr wirksam, ich würde sagen, zu 95% bei Hautkrankheiten und auch bei Magenbeschwerden und bei allem, was mit dem Bauch zu tun hat. Auch bei Herzkrankheiten. Bei Gicht haben wir nicht soviel Erfolg. Bei Schuppenflechte und Ekzemen haben wir sehr gute Ergebnisse. Bei Hautkrankheiten ist es aber oft ein langsamer Prozeß. Deswegen sagen wir den Patienten, daß wir abwarten und beobachten müssen. 15 Tage oder einen Monat oder manchmal 2–3 Monate. Es funktioniert also nicht sofort. Aber dann ist die Heilung für immer.

Man kann Urin auf viele Arten benutzen, zum Beispiel trinken oder zur Massage. Zum Trinken nimmt man frischen Urin und zur Massage alten, 4–7 Tage alt, nicht älter. Bei unseren Treffen gibt es auch Menschen, die aufstehen und vom Urin erzählen, der 15 oder 25 Jahre alt ist. Der sehr alte Urin wird von Yogis oder Geistlichen benutzt, die allein im Dschungel leben. Aber in der Gesellschaft ist die Regel 4–7 Tage. Wir schlagen vor, daß die Menschen ihren Urin in Gläsern oder einer Glasflasche mit Verschluß an einem sonnigen Ort aufbewahren. Dann ist er sehr nützlich für Massagen. 10 Minuten für Hände und Arme, 10 Minuten für die Beine und so weiter. 40 Minuten insgesamt. Dann 40minütige Spaziergänge morgens in der Sonne. Dann abwaschen in der Badewanne, aber ohne Seife, nur mit einem rauhen Stoff. Danach Gemüse- oder Sandelholzpulver anwenden, falls der Geruch zu intensiv sein sollte. Aber keine Chemikalien.

Außer Trinken und Massage gibt es auch die Möglichkeit, Bäder zu machen. Wenn man eine Wunde hat oder etwas geschwollen ist oder wenn die Stelle im allgemeinen schmerzhaft ist, raten wir von einer Massage ab. Dann machen wir Bäder oder Urin-Umschläge.

Für die Augen ist frischer Urin am besten. Man füllt ein Augenglas oder einen Eierbecher mit Urin und dann badet man die Augen, indem man sie abwechselnd öffnet und schließt.

Wenn wir Treffen veranstalten, kommen manchmal bis zu 1000 Teilnehmer: Lehrer, Professoren und manchmal sogar Ärzte und Geschäftsleute. Gleichzeitig nehmen auch die Armen und Analphabeten teil. Bei den Treffen haben wir auch einen Verkaufsstand, um die Literatur zu verbreiten. Aber sehr billig. Sie kostet 3 Rupien. (Das ist in deutschem Geld: 10 Pfennig.) Ich habe großes Interesse daran, daß meine Landsleute keinen „Pfennig“ für ihre Gesundheit ausgeben müssen. Sie müssen wissen, wie sie sich selbst schützen können, und – falls sie eine Krankheit bekommen – wie sie den Urin benutzen können, um sich zu heilen. Gesund sein, ohne Geld zu zahlen. Denn Medizin ist hier sehr teuer. Ich denke, in Indien kann sich nur 10 % der Bevölkerung diese Medizin leisten. 90 % sind einfach zu arm. Deswegen ist die Urin-Therapie ein Segen. Ich verbringe mein Leben damit, den Armen zu helfen.

Dr. Shah, Schatzmeister, Redakteur und Hauptverwalter:

Wir begannen 1987, das „Shivambun Gurarji Monatsblatt" in unserer Sprache zu veröffentlichen. Die erste Ausgabe erschien im Oktober. Durch genügend Abonnements können wir uns inzwischen ohne Werbung finanzieren. Wir verkaufen jetzt an die 5000 Exemplare pro Ausgabe, vor allem an Lehrer, Dozenten, Ärzte aus verschiedenen Fachrichtungen, Geschäftsleute und sogar Bauern. Die Menschen haben großes Interesse an dieser Therapie, weil sie unschädlich und sehr einfach anzuwenden ist, sie jederzeit damit aufhören können, und weil es keine Nebenwirkungen gibt. Wir erzielen über 95 % positive Ergebnisse. Also ist es die bestmögliche Therapie. Wir arbeiten auf der Basis der Ayurweda – das ist die indische Medizin.

„Chicicak" (= Arzt) Rathod, Urin-Therapeut und Buchautor:

Es geht vor allem um Hautkrankheiten, Krankheiten des Verdauungstraktes und Lungen- und Herzkrankheiten. Auch um Erkrankungen des Nervensystems und ganz besonders um Allergien der Haut: Kälte, Mangel an Luft, wetterbedingte Reize, Reaktionen auf die Umwelt, wie auch auf Chemikalien und Medikamente, Nebenwirkungen der modernen Medizin. Aber auch um Reaktionen auf Stoffe, beziehungsweise auf die Zusätze, mit denen Stoffe heute behandelt werden.

Ich bin 78 Jahre alt und arbeite seit 25 Jahren mit der Urin-Therapie. Aber ich persönlich wende sie schon seit 50 Jahren an. Ich habe mich sehr viel damit beschäftigt, vor allem mit dem Buch von Armstrong. Aber ich übe die ganze Wissenschaft unter indischen Voraussetzungen aus. Es gibt hier sehr unterschiedliche Regionen: Ost, Süd, West, Nord und Mitte. Überall herrschen unterschiedliche Klimas, Eßgewohnheiten usw. Deswegen kann man nicht dieselben Vorgehensweisen anwenden wie in London oder in Madras. Man muß Unterschiede machen, und man muß besonders die einzelne Person in Betracht ziehen. Ich bin auch ein Mensch, aber ich bin anders als Sie. Daher muß man erst einmal sehen, was für ein Typ der andere ist. Aufgrund dieser Merkmale werde ich raten: Nehmen Sie soundso viel Urin, soundso oft, im Winter mehr, im Sommer weniger. Wenn Sie viel Eiweiß in der Nahrung haben, sollten Sie weniger Urin nehmen, wenn Sie kohlenhydratreiche Nahrung zu sich nehmen, dann mehr.

Ich lernte die Urin-Therapie durch unsere Literatur kennen. Und es zeigte sich, wenn ich meinen eigenen Urin einnehme, bleibe ich jung, meine Hormone ändern sich, meine Haut, mein ganzer Körper. Ich nehme jeden Tag Urin – eine halbe Tasse. Weil ich von kräftiger Konstitution bin, muß ich weniger nehmen. Vor allem benutze ich Morgenurin. Einmal in der Woche massiere ich mich mit Urin, mit dem Ergebnis, daß ich wie ein junger

Mensch wirke. Ich spüre den Unterschied, und ich sehe das auch bei meinen Patienten. Sie sind in gutem Zustand.

Die erste Reaktion der meisten ist übrigens auch bei uns Ekel. Aber wenn die Menschen die wissenschaftlichen Hintergründe erfahren und respektieren, dann akzeptieren sie die Methode. Und sie sind sehr glücklich dabei. In dieser Klinik behandeln wir Patienten, die sehr krank sind. Aber wir behandeln keine Notfälle, bei denen es um Leben und Tod geht. Wir nehmen Patienten mit Erkrankungen des Verdauungstraktes, des Herzens, der Lunge und der Haut auf.

Aber wir praktizieren zusätzlich auch noch Ayurweda. Dafür nehmen wir 5 Rupien pro Tag. Für Urin-Therapie nehmen wir nichts, weil wir das aus humanitären Gründen machen. Den Menschen in Deutschland würde ich gerne raten, jeden Tag ihren Urin einzunehmen. Das ist mein wichtigster Ratschlag.

Die einzigen Schwierigkeiten, die ich in den 25 Jahren Behandlung mit der Urin-Therapie hatte, ergaben sich bei Krebs im Endstadium und bei Tuberkulose. Keine Medizin ist vollkommen. Aber wir heilen auch Krebs mit der Urin-Therapie. Die Heilungschancen sind mit unserer Therapie sehr hoch, höher als mit anderen Therapien.

Hamintin Shah:

Ich war Leiter eines Gymnasiums und bin jetzt pensioniert. Ich lernte Jagdish Shah kennen, war überzeugt von der Theorie und entschied mich, mein spätes Leben dem Wohl der Gesellschaft zu widmen. Diese Therapie verursacht keine Kosten, und wir erzielen gute Ergebnisse. Daher arbeite ich mit der Urin-Therapie und versuche sie in vielen Dörfern von Gujarat zu verbreiten.

Ich bin 62 Jahre alt und kam mit der Therapie in Kontakt, als ich das Buch von Patel las. Ich war überzeugt, daß diese Therapie sehr viele Krankheiten heilen konnte, und zwar auch solche, die sich mit Methoden der Schulmedizin nicht heilen lassen: Hautkrankheiten, Tuberkulose, Krebs und Schuppenflechte. Ich arbeite seit 1989 aktiv mit der Therapie. Wir führen sechsmonatige Camps für diejenigen durch, die Urin-Therapie benutzen. Wir trainieren sie in vielen Bereichen, wie Krankheitslehre, die Bestandteile des Urins, welche Vitamine, Enzyme und Hormone im Urin enthalten sind.

Wir veröffentlichen außerdem die Monatszeitschrift „Shivambu". Wir organisieren Seminare für Weiterbildung, wobei wir einige Bereiche sehr detailliert besprechen. Wir organisieren auch Tagungen. Dort werden Dorfbewohner und Menschen, die nichts über Urin-Therapie wissen, informiert. Heute haben schon viele Menschen die Therapie begonnen, und die Zahl wächst beständig. Auch früher benutzten viele Menschen die Therapie, aber sie hatten Angst, es zuzugeben. Heute geben sie es freiwillig zu. Das ist natürlich vorteilhaft. Leider wurden die Ergebnisse nicht statistisch erfaßt. Jetzt haben wir in einem Krankenhaus in *Rajkot* mit Urin-Therapie begonnen. Darüber werden wir Statistiken aufstellen und dann in der Lage sein, zu sehen, welche meßbaren Ergebnisse wir bei welcher Krankheit bekommen haben.

Wir planen auch, Medikamente aus Urin herzustellen. Es gibt eine Pharmafirma, die angeblich Urin aus öffentlichen Toiletten sammelt. Sie bereiten Urokinase-Spritzen vor. Die Firma „Suselay Sareno Company" stellt bereits Medikamente aus Urin her, und zwar Sarifon, Methadon, Pargonal, Professi und Quinonas. Wir möchten ähnliches machen, aber wir brauchen Fachleute und Investoren, die uns dabei unterstützen. Das wird dem gesamten Land helfen, denn im Vergleich zu anderen Ländern sind wir sehr arm. Außerdem haben wir die Rohprodukte hier im Lande. Daher brauchen wir nichts zu importieren, und unsere Devisenreserven werden nicht angerührt. Das wird große Vorteile für Indien bringen. Vom früheren Gesundheitsminister hatten wir viel Unterstützung. Er nahm selbst Urin. Der jetzige Gesundheitsminister wird uns wahrscheinlich auch unterstützen, weil die Mitarbeiter hier sehr engagiert sind. Eine derartige Förderung würde uns viel Respekt einbringen.

Dr. Enshah:

Dr. Rathod erzählt, daß er mit 72 Jahren den grauen Star bekommen hat. Er hat täglich 2 Tropfen Urin in die Augen geträufelt. Beim grauen Star wird nämlich Kalzium in der Linse abgelagert, und der Urin baut es wieder ab. Die zwei Tropfen werden mit Augengläsern eingeträufelt.

Ich bin 73 Jahre alt und arbeite seit 15 Jahren mit Urin-Therapie. Ich komme täglich um 9.30 Uhr hierher und gehe um 18.30 Uhr. Ich behandle durchschnittlich 15 Patienten am Tag. Hier habe ich ein Amulett, darauf steht: „Trink deinen Urin, und du wirst gesund" und „Freund vom Urin". Wenn Menschen es sehen, fragen sie, was das bedeutet, und ich erkläre ihnen, was Urin-Therapie ist. Viele suchen mich auch zu Hause auf, um Ratschläge zu bekommen. Sie kommen vor allem, wenn sie genug von der Schulmedizin haben. Die größten Erfolge hatten wir bei Arthritis, Hautkrankheiten und Krebs. Als Diät empfehlen wir rohe Gemüse, viel Salat, Chapatia (Brot), Reis.

Wir haben zwei Arten von Patienten: Die einen werden nach der Naturheilkunde und die anderen mit der Urin-Therapie behandelt. Sie werden separat untergebracht. Die Mehrzahl macht Urin-Therapie mit Diät. Den überraschendsten Erfolg hatten wir bei einem Patienten, der mit 11 Jahren an der Herzklappe operiert worden war. Danach mußte er 17 Jahre lang Medikamente schlucken. Er blieb zwei Monate hier und war danach geheilt. Das war ein enormer Erfolg.

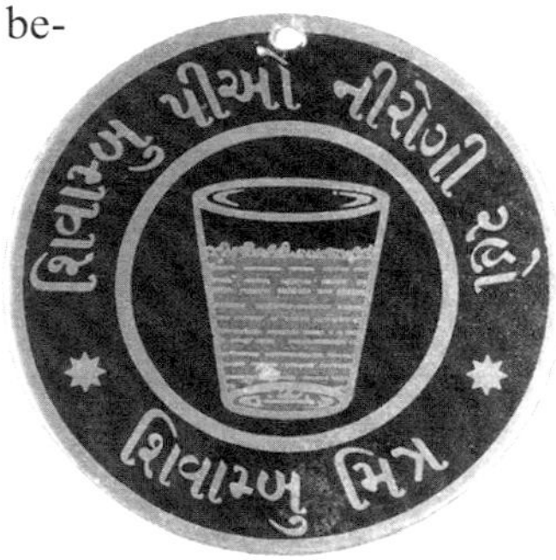

Auf diesem Amulett steht:
Trink deinen Urin, und du wirst gesund und *Freund von Urin.*

Für Urin-Therapie muß normalerweise keiner bezahlen. Unsere Ärzte nehmen nichts dafür, denn wir haben die Einstellung, daß wir damit der Gesellschaft dienen. Dienen bedeutet geben. Wenn wir geben und nehmen, dann sind das Geschäfte. Wir geben nur, denn Urin ist ja kein Produkt, das hergestellt werden muß. Es kommt vom Patienten selbst. Wir lehren die Menschen, den Urin nicht zu verschwenden. Wir bilden sie aus. Wir teilen nur unser Wissen und unsere Ideologie, die ja in der Tradition schon lange bestehen. Deswegen kann das kein Geschäft sein.

Wir möchten sowohl auf nationaler wie auch auf internationaler Ebene arbeiten, besonders um den Armen zu helfen. Wenn das erfolgreich läuft, kann sich das gesamte Gesundheitsbild des Landes ändern. Leider existiert oft ein Interessenskonflikt zwischen Dienen und Geldverdienen. Aber was soll man tun, wenn ein Patient kommt, der leidet, aber offensichtlich kein Geld hat. Entweder ihn wegschicken oder ihm helfen und seinen Dank erhalten. Das ist auch viel wert. Nicht alles ist mit Geld zu messen. Wir bekommen Ashiwada (Segen). Außerdem ist es in unserer Gesellschaft Tradition, den Bedürftigen zu helfen. Auch die Gurus oder Lehrer nehmen kein Honorar für ihre Arbeit. Ärzte haben eine moralische Pflicht. Sie müssen freiwillig für die Gesellschaft arbeiten. Wir können nicht Feierabend haben, wann wir wollen, und wir können auch nicht an allem verdienen. Wenn jemand seinen Lebensunterhalt dabei verdient, ist das kein Problem, solange der Patient zahlen will und kann. Aber wir sind gegen feste Honorare. Die Bezahlung sollte von den finanziellen Möglichkeiten der Patienten abhängen. Wir müssen beides zusammenbringen, ohne Gier: Wir müssen wissenschaftlich arbeiten und die Ergebnisse festhalten und in der ganzen Welt bekanntmachen. Wenn jemand wohlhabend ist oder etwas spenden will, dann bitte. Denn natürlich braucht eine Institution auch Geld. Wir können die Einnahmen dann weiter investieren, um anderen zu helfen.

Dr. Shah:

Ich bin 35 Jahre alt und Frauenarzt. 1986 beendete ich das Studium als Frauenarzt an der Universität Bombay. Ich habe auch eine Facharztausbildung für Ultraschall, Mikrochirurgie und Endoskopie. Ich habe in Bombay eine Geburtsklinik mit 20 Betten und sehr moderner Ausstattung. Seit 1984 interessiere ich mich für Urin-Therapie. Ich las Bücher darüber. Seit langer Zeit mache ich mir Sorgen über die Gesundheit, die gesellschaftlichen Strukturen und die Armut in meinem Land. Ich suchte nach einer Lösung. Wie könnte ich als Arzt meinen Mitmenschen besser helfen? Urin-Therapie ist attraktiv, weil sie nichts kostet. Normalerweise sind die Kosten für Behandlung und Heilung – auch bei unkomplizierten Krankheiten – zu hoch für die einfachen Leute. Ich dachte, wenn die Therapie tatsächlich wirkt, kann sie so vielen helfen und viele Probleme lösen. Daher versuchte ich alle nationale und internationale Literatur darüber zu bekommen. Zu diesem Zeitpunkt hatte ich Urin noch nicht an mir oder an Patienten ausprobiert. Ich habe mich zunächst schwergetan, das alles zu glauben. Aber mein politisches Gefühl sagte mir, daß – wenn da auch nur ein bißchen Wahrheit dran ist – es so vielen helfen könnte. Daher sagte ich mir, daß ich mich nicht ekeln dürfe. In Indien wird Urin-Therapie ja schon seit langem praktiziert, und wir haben konkretes Material darüber. Daher mußte etwas dran sein.

1989 fing ich selbst mit der Urin-Therapie an. Dann behandelte ich meine Familie bei banalen Krankheiten wie Rhinitis, Hautkrankheiten, Infekten am Auge, Bronchitis, Magenverstimmung. Wir alle hatten tolle Erfolge. Dann versuchte ich es bei den Patienten, und ich sammelte alle Daten. Ich probierte es bei verschiedenen Krankheiten aus, und die Ergebnisse waren verblüffend. Daher entschloß ich mich, es zu meiner Mission zu machen, die Urin-Therapie wissenschaftlich zu erforschen und zu beherrschen und dann in Indien und der ganzen Welt zu verbreiten.

Wir müssen die Kosten für Medikamente und Untersuchungen verringern. Trotz meiner gutlaufenden Praxis glaube ich, daß die natürliche Art zu leben die beste und billigste ist. Wenn jeder die einfachen Regeln von Gesundheit, Sport und Urin-Therapie befolgt, werden die Menschen wahrscheinlich viel weniger krank werden. Und wenn man krank wird, verläuft der Heilungsprozeß sehr schnell. Wenn jeder die Therapie anwenden würde, hätte das enorme Konsequenzen für die Gesellschaft und die Wirtschaft. Die Welt wird dann ein besserer Ort sein. Ich möchte, daß dieser Traum wahr wird.

Für unsere Forschungsarbeit haben wir die Daten von allen, die Urin-Therapie in Bombay durchführen, im Computer. Ganz genaue Angaben haben wir über ungefähr 1200 Patienten, von ungefähr 3000 weiteren Urin-Therapie-Anwendern haben wir die Adressen, jedoch keine kompletten Daten. Wir erhalten die Namen auf Tagungen usw. und schicken denjenigen Fragebögen. Bis März 1994 werden wir genauere Daten haben.

Besonders erfolgreich habe ich die Therapie angewendet bei Atemwegsstörungen, besonders Rachenentzündung, Mandelentzündung und sogar Kehlkopfentzündung, Rhinitis, Aphthen, Halsschmerzen, asthmatischer Bronchitis, Asthma, Anorexia, Magenproblemen, Blähungen, Verstopfung, Hämorrhoiden und Arthritis. Im gynäkologischen Bereich bei chronischen Blutungen, Geschwüren oder Krebs des Gebärmutterhalses und bei Menstruationsproblemen. Auch bei vielen Hautkrankheiten haben wir großen Erfolg. Keinen Erfolg hatten wir, wenn der Krebs im Endstadium war. Viele Patienten möchten dieses Therapie leider erst anwenden, wenn es zu spät ist. Manchmal geht es ihnen dann besser, aber nicht immer. Auch bei chronischen Asthmafällen, wenn es schon Veränderungen in der Brust gibt, bei fortgeschrittener Arthritis, lang bestehender Zuckerkrankheit, bei starker Degeneration des Gehirns, psychischen Problemen und geistigen Behinderungen funktioniert die Urin-Therapie nicht. Wir haben allerdings gute Ergebnisse beim Endstadium autoimmuner Krankheiten und von Hormonstörungen. Wenn das Problem in der Anatomie liegt, kann man es nicht mit dieser Therapie heilen. Man kann zwar Komplikationen vermeiden, aber die Krankheit selbst nicht verhindern.

Wir bieten den Patienten unsere Dienste umsonst an. Daß diese alte Tradition wieder neu entdeckt werden mußte, erklären wir uns so: Alles, was geboren wird, muß sterben. Nichts ist unendlich. Wenn Menschen eine Wissenschaft aus Selbstsucht benutzen, dann stirbt die Wissenschaft. Aber wenn man eine Therapie gut und richtig anwendet, wird die Therapie wieder an Popularität gewinnen. Leider verlieren die Menschen ihr Interesse, sobald sich eine Therapie finanziell nicht rentiert. Denn die Menschen sind gierig. Dann stirbt die Wahrheit dahinter. Die indische Kultur wurde außerdem von außen zerstört. Dann haben religiöse Menschen Macht gehabt, die lehrten, daß die Urin-Therapie eine westliche Erscheinung sei, und man, wenn man sie benutze, etwas Unreligiöses tue. Das hat die indische Kultur vollkommen verändert. Und dieses Problem wurde bis heute nicht gelöst.

■ **Patient (Name nicht bekannt):**

Ich konnte mit dem linken Auge kaum sehen, denn ich hatte ein Geschwür im Auge. Ich habe ständig daran gerieben. Die Werte lagen um –9. Ich war nicht imstande, eine Brille zu tragen, weil meine Augen immer getränt haben. Ich konnte nicht in die

Sonne, nicht lesen, nicht fernsehen. Das dauerte etwa viereinhalb Jahre. Als ich starke Steroide nahm, war es besser, aber sobald ich damit aufhörte, kam das Problem zurück. Meine Eltern sagten, man solle Steroide nicht so lange nehmen. Ich habe es auch lange Zeit mit Naturheilkunde versucht, mit Ayurweda. Dann lernte ich einen Mann kennen, der mich zur Urin-Therapie brachte. Die half mir sehr gut.

Hatisin Daftiri:

Ich bin 70 Jahre alt. Ich lernte die Urin-Therapie vor fünf Jahren kennen, aber ich hörte damit auf – vielleicht war ich nicht überzeugt genug. Mit dem grauen Star kam ich wieder dazu. Ich fing an, meine Augen in Urin zu baden und 3–4 Gläser Urin täglich zu trinken. Meine Augen waren sehr grau. Innerhalb von zwei Monaten konnte ich meine Augen wieder so benutzen, wie alle anderen, und das Grau war weg. Ich konnte sogar in Bewegung lesen.

Später bekam ich einen Husten. Es war so schlimm, daß ich kaum mit anderen am Tisch sitzen konnte. Da versuchte ich den Urin durch die Nase zu nehmen, um die Nebenhöhlen auszuspülen. Nach einigen Wochen hatte ich keinen Husten mehr.

N. N., Berater von Morarji Desai:

Morarji Desai sagte der Presse, daß er mit der Urin-Therapie begann, als er 62 Jahre alt war. Seit 37 Jahren trinkt er jeden Morgen Urin. Auch als er Premierminister wurde, hat er immer frei darüber gesprochen.

Ich selbst bin Geschäftsmann und besitze drei Pharmaunternehmen. Seit drei Jahren behandle ich mich selbst nur mit Urin-Therapie. 1980 las ich das Buch von Patel. Damit fing es an. Ich habe drei Tage lang gefastet. Und den Urin einmassiert. Ich fühlte mich sehr wohl. Ich hatte drei Probleme: Verstopfung, Blähungen und Sodbrennen. Nach dieser Fastenzeit trank ich drei Tage lang nur Saft. Ich nahm danach 10 Kilo ab. Innerhalb eines Monats war ich geheilt. Ich habe andere beraten und mich entschlossen, der Therapie mein Leben zu widmen. Demnächst werde ich ein Krankenhaus eröffnen, das für alle kostenlos zur Verfügung steht. Ich möchte auch ein Forschungsinstitut gründen. Ich werde Menschen kostenlos beraten. Ich werde mein eigenes Geld dafür ausgeben, weil unsere Religion sagt, daß wir einen Teil unseres Besitzes mit anderen Menschen teilen müssen. Ich habe immer einen Teil meines Einkommens weggegeben, und jetzt benutze ich es hierfür. Ich bin glücklich. Wer Gutes tut, bekommt auch Gutes zurück. Ich bin Lions Club-Mitglied und rate allen Mitgliedern, 5 % ihres Einkommens dafür herzugeben, anderen zu helfen. Wenn wir das tun, wird Gott uns helfen und nichts Schlimmes wird passieren.

N. N. (Name nicht mehr identifizierbar):

Ich bin 68 Jahre, arbeite 18 Stunden am Tag und werde nie müde. Ich trinke jeden Morgen ein großes Glas Urin. Dann gebe ich Tropfen in Augen und Ohren, gurgle und massiere mich damit. Trinken ist zu 49 % gut, Massieren zu 51 %. Für die Massage benutze ich fünf Tage alten Urin, den ich in Flaschen sammle. Trinken soll man nur sehr frischen eigenen Urin. Wenn das nicht möglich ist, kann man den Urin von gesunden Menschen – Männer von Männern und Frauen von Frauen – nehmen. Das schadet letztlich nicht.

Seit über zwei Jahren gehe ich in Dörfer, rede in Schulen und Hochschulen, in Clubs und Organisationen. Wir haben alle Krankheiten – Hautprobleme, Magenstörungen, Magengeschwür, Hämorrhoiden, Krebs usw. Urin-Therapie ist für mich die einzige Methode, die alle Probleme lösen kann. Ich habe selbst viele Krankheiten geheilt, von denen man meint, daß nur die Schulmedizin helfen würde. Ich habe immer nur die Urin-Therapie benutzt. Sie ist ein Geschenk Gottes.

Urin hilft immer auf drei Wegen: Erstens hilft er die Krankheit zu identifizieren (alle Ärzte machen Urin-Diagnostik!). Zweitens enthält Urin Antikörper gegen die Krankheit, die heilen. Drittens enthält Urin Hormone, Vitamine, Enzyme und Mineralien. Alles, was wir essen, ist darin enthalten. Der Körper aber nutzt nicht alles direkt. Ob wir gesund oder krank sind, Urin macht uns stark und widerstandsfähig.

Vor zwei Monaten hatten wir hier ein Mädchen mit einem sehr großen Krebsgeschwür. Sie sollte operiert werden. Ich hielt sie davon ab, denn wenn man den Tumor aufschneidet, kann er sich verbreiten und vermehren. Innerhalb von zwei Monaten war sie geheilt, ohne eine „Mark“ auszugeben. Sehen Sie, wir können alle Krankheiten heilen. Und ich bekomme Gottes Segen.

Therapeut:

Hier haben wir ein kleines Mädchen mit Gehirntuberkulose. Sie wird jeden Tag massiert. Ihr Urin wird mit Schleim gemischt. Eine Stunde lang wird der Kopf einmassiert. Es ist besser geworden.

Ich bin 65 Jahre alt, trinke frischen Urin und reibe mich mit altem ein. In der Männerabteilung sind zur Zeit ein Asthmapatient, ein Arthritispatient, ein Verstopfungspatient. Er bekommt eine Urin-Kompresse auf Kopf, Stirn und Bauch.

Therapeut:

Ich bin 62 Jahre alt, aber ich fühle mich wie 32. Ich bin ein Yogi und lebe seit 20 Jahren im Zölibat. Bevor ich die Urin-Therapie anwendete, hatte ich nicht soviel Energie. In den letzten fünf Jahren, seit ich meinen Urin nehme, habe ich mich nur zwei- oder dreimal leicht erkältet. Ich stehe um zwei Uhr morgens auf, nehme den Morgenurin und trinke, gurgle, wasche mir die Augen, und dann meditiere ich. Seit ich meinen Urin benutze, kann ich mich besser konzentrieren. Ich fühle mich sehr leicht und entspannt.

Ich habe zum Beispiel einen Patienten behandelt, der ein offenes Bein hatte. Ich habe ihm Kompressen mit Urin gemacht, und die Wunden sind geheilt.

Nun folgen noch einige Stimmen vom Regional-Treffen der Urin-Therapeut-inn-en, das am Tag nach unserer zweiten Ankunft in Bombay stattfand:

Kulkarni:

Ich arbeite in der medizinischen Bibliothek am Bombay-Krankenhaus. Mit 47 Jahren hatte ich einen Herzinfarkt. Sechs meiner Arterien waren zu 70–80 % blockiert. Ich habe sechs Monate Medikamente eingenommen, aber es wurde nicht besser. Ich fragte einen Arzt im Bombay-Krankenhaus, welche Übungen ich machen sollte. Er sagte mir, ich sollte keine Übungen machen, sondern Urin-Therapie. Da ich nicht daran glaubte, gab er mir das Buch von Patel. Das überzeugte mich, und so fing ich damit an. Zuerst habe ich den ganzen Tag getrunken. Nach einem Jahr nahm ich nur noch 50 %. Und dann war ich vollkommen geheilt. Seit sechs Jahren brauche ich keine Medikamente mehr. Der Arzt hatte mir gesagt, daß ich sterben würde, wenn ich nicht innerhalb von drei Monaten die Bypass-Operation machen ließe. Aber jetzt geht es mir gut. Ich kann 1000 Treppenstufen steigen. Ich trinke immer noch. Ich bade in Urin. Ich benutze keine Seife. Ich bade meine Augen und putze meine Zähne damit. Ich bin einer der Gründer der „Water of Life Foundation" geworden.

Herr Somat hatte seine Haare durch eine Chemotherapie verloren. Jetzt nimmt er nur noch Urin. Auch seine Familie benutzt Urin. Die Haare sind ihm inzwischen wieder gewachsen.

Ajar Natar:

Ich hatte 1987 Herzprobleme und Augenprobleme. Mir wurde gesagt, das sei unheilbar. Ich müsse mich damit abfinden, daß ich blind werden würde. Auf dem linken Auge hatte ich nur noch 10 % Sehkraft, das rechte war auch schlecht. Im September 1993 fing ich an, meine Augen mit Urin zu waschen. Mit sehr guten Ergebnissen. Ich bade die Augen etwa 2–3 Minuten pro Auge. Jetzt kann ich fast wieder normal sehen – ohne irgendwelche Medikamente. Ich kann Zeitung lesen. Entfernte Sachen sind noch verschwommen.

Ich trinke auch Urin. So ging ich erfolgreich gegen häufige Verstopfung vor. Ich hatte auch einen Herzinfarkt und sollte viele Medikamente nehmen. Das ist nun nicht mehr nötig.

Zurück zum Indien-Tagebuch:
Es ist immer noch der 5. 3. Nach der Ankunft in Bombay gehen wir ins Hotel und machen uns frisch. Danach raffe ich mich trotz großer Müdigkeit noch auf, in die Innenstadt von Bombay zu fahren. Coen fährt mit. Wir wollen nett zu uns sein und essen im Tash Mahal, dem großen vornehmen und teuren Hotel vor dem „Tor zum Westen", dem Wahrzeichen von Bombay. Während des Essens erzählt Coen von seinen Aufenthalten in verschiedenen Ashrams, von seinen Erfahrungen beim letzten Urin-Therapeuten-Treffen im vorigen Jahr und davon, wie engagiert und leidenschaftlich hier Menschen darum kämpfen, daß der Urin-Therapie der ihr zustehende Stellenwert eingeräumt wird. Er bereitet mich auch auf Dr. Thakkar vor: Der Vorsitzende der indischen „Water of Life Foundation" sei wie ein Gewitter. Ein temperamentvoller End-Sechziger, dem Urin zur wichtigen Mission geworden sei. Ich sollte es noch erleben. In der Nacht um 1.00 Uhr kehren wir ins Hotel zurück, und ich schlafe – seit vier Tagen – das erste Mal richtig.

6. 3. 1994

Am nächsten Morgen geht's zunächst zu Dr. Shah in die Klinik. Da er noch nicht da ist, legen wir uns, weil die innere Zeitumstellung ja noch nicht erfolgt ist, nach bewährter Methode wieder auf „unsere" Untersuchungsliegen und schlafen einen Moment weiter, bis er kommt und uns zu der Hochschule fährt, wo ein Treffen von Urin-Therapeut-inn-en stattfindet, da der Kongreß in Bangalore ausgefallen ist.

Etwa 70 Personen versammeln sich von 10.00 bis 13.00 Uhr. Sie berichten von ihren Erfahrungen. Es ist anrührend und eindrucksvoll, die Geschichten zu hören und die Ernsthaftigkeit, mit der sie um Klärung bemüht sind. Ein Arzt, 62, berichtet, daß er im Selbstversuch zunächst morgens zwei Stunden Massage betrieben und begonnen habe, regelmäßig Urin zu trinken. Es sei augenfällig, wieviel jünger er inzwischen aussehe. Und er kenne seither keine Erkältungen mehr. Ein weiterer Arzt berichtet von einer Krebs-Therapie. Es sei mit Trinken und Tampons, getränkt mit altem Urin, gearbeitet worden. Es habe sich um Darmkrebs gehandelt, und nach drei Monaten sei der Krebs verschwunden und nicht wieder aufgetaucht. Der Fall liege drei Jahre zurück. Ein weiterer Urin-Therapeut, 47, berichtet von sechs verstopften Arterien, die eine Bypass-Operation notwendig gemacht hätten. Der Patient habe den ganzen Tag Urin getrunken und sei jetzt seit sechs Jahren ohne Medikamente. Er hat einen Patienten mitgebracht, der eine Bypass-Operation hinter sich hat. Seit fünf Jahren hat er Ruhe. Er trinkt dreimal täglich Urin und hat verblüfft festgestellt, daß er wieder Haare bekommt. Er ist jetzt 73 Jahre alt.

Der nächste Fall ist eine Schilddrüsenüberfunktion. Der Hämoglobinspiegel lag laut Aussage des Therapeuten bei 8 statt bei 14. Es hatte sich ein gutartiger Tumor gebildet. Nach drei Tagen Urin-Therapie war es dem Patienten bereits besser gegangen, nach zwei Wochen lag der Wert bei 14. Die Schilddrüse war inzwischen wieder in Ordnung. Dann wird von einem Magenpatienten, 36, berichtet. Er habe ständig unter Erkältungen und unter einer Aspirinallergie gelitten, die ihm auf die Atmungsorgane geschlagen sei. Unter der Sauerstoffmaschine habe er mit Angstneurosen reagiert. Er habe mit Urin gefastet, Urin einmassiert, und alle Symptome seien verschwunden. Er habe nach drei Tagen keine Tablette mehr gebraucht.

Ein weiterer „Herz-Fall" eines 79jährigen wird vorgestellt, der durch Urin-Waschungen geheilt wurde. Eine Radio-Megalie sei erfolgreich mit Kinderurin behandelt worden. Der Nackentumor eines 30jährigen sollte chirurgisch behandelt werden. Nach 15 Tagen fester Massage mit altem Urin habe sich der Tumor freiwillig aufgelöst. Ein Krebspatient, 84, mit Leberkrebs, habe 10 bis 15 Tage täglich drei Gläser Urin getrunken. Der Tumor sei ganz klein geworden, der Mann habe keine Schmerzen mehr.

Ein Mann, Mitte 40, steht auf. Er berichtet, daß er nach einer Chemotherapie keine Haare mehr gehabt habe. Er habe anderthalb Jahre lang nur Urin und flüssige Nahrung zu sich genommen und nach einem Monat eine schwere Blutung bekommen. Die Blutung habe sich zu eklig riechenden Gewebsansammlungen gesteigert, so daß er schließlich zum Arzt gegangen sei. Der Arzt habe ihn informiert, daß er offenbar seinen Tumor komplett ausgeschieden habe. Er trinkt seinen gesamten Urin, hat jetzt eine glatte Haut und wieder volles Haar.

Als nächstes wird der Fall eines 50jährigen Mannes vorgestellt, der an einem schweren Ekzem litt. Durch Massage und das Trinken von Urin morgens und abends seien die Hautausschläge vollkommen verschwunden. Ein Patient wird beschrieben, der, jetzt 72jährig, 1987 sowohl an einer Herzerkrankung als auch an einer Retina-Degeneration (Mißbildung der Regenbogenhaut, Anm. d. Red.) an den Augen litt. Ab September 1993 hat er regelmäßig seine Augen gewaschen. Inzwischen kann er fast normal sehen, obwohl seine Sehstärke laut Optiker auf 10 % gesunken war. Anfangs habe er morgens Urin getrunken, bis er wieder Zeitung lesen konnte. Jetzt trinkt er nur noch abends, hat keine Verstopfung mehr, nimmt keine Medikamente und auch sein Herz ist beschwerdefrei.

Der nächste Bericht handelt von einem Niereninsuffizienz-Patienten von 46 Jahren, dessen Nieren geschwollen waren, und der vom Arzt eine äußerst schlechte Prognose bekam. Er und seine Frau haben jeden Tag ein Glas Urin getrunken. Nach sechs Monaten waren die Nierenbeschwerden total verschwunden. Der Mann hatte nichts von der Urin-Therapie seinem behandelnden Arzt erzählt, der sich sehr wunderte, daß er geheilt worden war. Von einem 50jährigen Mann mit chronischer Erkältung, ständigen Zahnproblemen, Sodbrennen und Schlaflosigkeit wird berichtet, daß er durch Gurgeln und Vermischen von Urin mit Milch und Saft einmal am Morgen nach einem halben Jahr Behandlungszeit alle Symptome losgeworden sei. Ein Patient mit Blasenkrebs wird vorgestellt. Er habe zunächst fünf Tage mit Urin gefastet. Dann – nach einer Pause – einen ganzen Monat. Nach diesem Monat sei der Blasenkrebs auch im Tumormarker nicht mehr nachweisbar gewesen.

Es meldet sich ein Arzt zu Wort, der nach Lektüre sämtlicher zur Verfügung stehender Bücher im Selbstversuch sein Asthma und seine Bronchitis mit Neti (Nasenspülung), sechs Tagen Urinfasten und einer vegetarischen Diät geheilt hat. Er kann auch von Anwendungen bei Patienten bei Akne und Tuberkulose von Erfolg auf der ganzen Linie berichten. Er erzählt weiter von einem 28jährigen Vater mit Herzproblemen, der nach einer Behandlung mit Urinfasten seit fünf Jahren vollkommen ohne Medikamente auskomme. Seit einem Jahr behandle er einen 64jährigen mit großem Erfolg gegen Arthritis, Warzen und einer unbalancierten Blutzusammensetzung. Nach 15 Tagen Urinfasten hätten sich alle Blutwerte normalisiert und die Arthritis erheblich gebessert.

Einige Ärzte sagen später unter vier Augen, daß viele von ihnen sich davor fürchten, daß die Pharma-Industrie sie umbringen könne, weil das Thema in ihrem Land so brisant sei. Wenn die Urin-Therapie so zur Geltung käme, wie sie das nach ihrer Einschätzung verdiene, sei das eine massive Bedrohung und sie wüßten, daß – wenn es um massive monetäre Interessen gehe – auch zu kriminellen Methoden gegriffen würde.

Nach dem offiziellen Teil des Kongresses, auf dem auch Coen van der Kroon und ich unsere Ergebnisse vorstellten, fanden noch zahlreiche Gespräche am Rande statt, die belegen, wie beeindruckt auch Therapeut-innen, die sich seit Jahren mit dem Thema befassen, immer noch sind. Sie schilderten, daß es unter gebildeten Inderinne-n genauso schwierig sei wie bei uns in Europa, das Thema salonfähig zu machen. Aber die Zahl der Menschen, die Urin-Therapie anwendeten, würde ständig steigen. Zum Abschluß gibt Dr. Thakkar mir noch ein Interview, das ich auf Tonband aufnehme.

■ **Dr. Thakkar:**

Ich bin der Vorsitzende der indischen „Water of Life Foundation“. Ich stelle immer wieder fest, daß wir noch nicht genügend Daten vorliegen haben. Deshalb können wir noch nicht sagen, warum die Urin-Therapie bei manchen Menschen nicht funktioniert. Wir nehmen an, daß sie die Therapie nicht richtig angewendet haben. Ich selbst habe mit der Urin-Therapie mein Hör-Problem behandelt. Ich hatte Schmerzen im Ohr. Ich habe sie auch gegen meinen grauen Star sechs Monate lang angewendet. Ich badete meine Augen mit frischem Urin, massierte mich mit Urin und habe neun Tage lang gefastet – nur mit Urin und Wasser. Beim grauen Star habe ich eine Verbesserung der Sicht erzielt.

Ich habe viel Forschung betrieben. Bei Zahnschmerzen zum Beispiel hilft es, mit Urin zu gurgeln oder Mundwäsche zu machen. Man soll den Urin mindestens 15 Minuten im Mund behalten. Abends halte ich manchmal stundenlang Urin im

Mund, während ich Hunderte von Briefen lese und beantworte, die uns erreichen. Obwohl ich große Zahnprobleme gehabt habe, bin ich mir sicher, daß ich keinen Zahn mehr verlieren werde.

Nicht alle Menschen können Urin trinken. Wir haben festgestellt, wenn jemand raucht, funktioniert die Therapie nicht richtig.

Es kann übrigens auch gefährlich sein, sich mit Urin-Therapie zu beschäftigen, denn die Pharma-Industrie wird alles unternehmen, um das Ausbreiten der Urin-Therapie zu verhindern. Manche fürchten völlig skrupelloses Vorgehen von dieser Seite.

Ich bin überall in Indien aufgetreten und habe viele Pressekonferenzen gegeben. Dutzende von indischen und internationalen Zeitungen haben über mich berichtet. Überall, wo ich bin, rede ich darüber. Es ist eine richtige Mission geworden, ohne daß ich dafür bezahlt werde. Aber jetzt haben wir eine Stiftung. Wir sind gemeinnützig und nehmen Spenden an.

Nach der Veranstaltung gehen wir in ein schönes indisches Restaurant. Jetzt erlebe ich Dr. Thakkar „in Fahrt". Völlig ungeniert klärt er Gäste an den umliegenden Tischen, die ihm offenbar gänzlich unbekannt sind, über seine Institution und über Urin-Therapie auf. Prompt bekommt er am Nebentisch eine Spende von 5000 Rupien zugesagt. Nach dem Essen lädt er uns in seine Wohnung ein. Es ist interessant, diese Mischung aus indischen und englischen Wohnverhältnissen zu sehen. Das Viertel ist von bewaffneten „Privat-Sheriffs" bewacht. Dabei hat es die Qualität einer normalen deutschen Wohnblock-Siedlung mit viergeschossigen Häusern im Karree. Seine Wohnung liegt im ersten Stock. Sie weist einen Zuschnitt auf, wie es ihn bei uns nicht gibt: Eine schmale Wohndiele, drei Schlafräume und ein Bodenklo. Im Wohnbereich der herrlichste Nippes, eine Sitzgarnitur aus Kunstleder, auf dem kleinen Balkon einen künstlichen Springbrunnen mit Kunstedelsteinen, der sich per Fernbedienung an- und ausschalten läßt, mittendrin eine Freiheitsstatue aus Plastik. Ein Telefon in Kater-Garfield-Gestalt, das statt zu klingeln: „Are you there?" ruft. Ein Aquarium mit einem gigantischen Plastikdorf auf dem Grund: Häuschen, Mühlen etc.

Alle schlafen ein Ründchen. Auch Dr. Thakkar und seine Familie. Danach fahren wir in seine Rechtsanwaltskanzlei, um dort noch einmal 10 Personen der „Water of Life Foundation" zu treffen. Sie alle sind wegen ihrer Heilerfolge beigetreten und arbeiten erfolgreich weiter. Ihren Berichten zufolge behandeln sich allein in Bombay 25 000 Menschen regelmäßig mit Eigenurin. Ein Sample von 1200 soll wissenschaftlich ausgewertet werden. Der Stiftung fehlen etwa 5000,– DM, um die Auswertung vorzunehmen.

Auch die Mitglieder der „Water of Life Foundation" bestätigen, daß der Guru von Mahatma Gandhi, Patel, durch sein 1962 erschienenes Buch der Urin-Therapie in Indien den entscheidenden Aufwind gab. Entscheidend war wohl unter anderem, daß durch Patel auch Morarji Desai auf die Therapie stieß. Sein Vorbild habe nach ihrer Auffassung wesentlich dazu beigetragen, daß weltweit und zeitgleich Menschen auf die Idee kämen, der Urin-Therapie wieder auf den Grund zu gehen. – Mir fällt dabei ein, das trifft ja auch auf mich zu, da ich 1983 den *SPIEGEL*-Artikel über Morarji Desai las.

Alle Fälle, die uns in der Kanzlei von Dr. Thakkar vorgestellt werden, sind sehr überzeugend: Augenspülungen gegen den grauen Star, Krebs- und Herzbehandlungen, AIDS-Anwendungen, Arthritis, Parkinson, Rheuma, Psoriasis, Wunden, Schnupfen, Verstopfung. Ein Mann von 35 Jahren sagt glücklich: „Schauen Sie meine Hände an. Vor einem halben Jahr hätte ich sie Ihnen noch nicht reichen können. Sie waren über und über durch Psoriasis entstellt. Hier auf den Armen sieht man noch ein wenig. Und auf den Beinen ganz wenig. Aber früher konnte ich nicht auf die Straße gehen, weil meine Haut eine einzige Schorfwunde war. Ich kann Ihnen gar nicht sagen, wie glücklich ich über diesen Erfolg bin." Besonders beeindruckt hat uns auch der Sohn eines großen Verlegers, der mit seinem Vater gekommen war. Da der Vater ein reicher Mann ist, konnte er mehrfach nach Amerika reisen, um seinen grauen Star dort behandeln zu lassen. Er habe nicht mehr lesen können und sei nicht mehr fähig gewesen, aus dem Haus zu gehen. Erst durch die Urin-Therapie sei – nach Anwendungen von einem halben Jahr, währenddessen er mindestens vier- bis fünfmal pro Tag seine Augen gespült habe –, die eklatante Besserung eingetreten, die ihn jetzt befähige, sein Examen abzulegen und wieder, wenn auch mit Brille, normal sehen zu können. Er sei so glücklich, daß er es wichtig fände, daß wir in Europa von solchen Heilungen berichteten. Er habe deshalb heute eigens seine Examensvorbereitung unterbrochen, obwohl morgen Prüfung sei.

Die Begeisterung und der Eifer, mit dem alle Beteiligten berichten und sich Zeit für uns nehmen, uns zu überzeugen, ist sehr anrührend, und das Treffen hinterläßt bei mir einen tiefen Eindruck.

7. 3. 1994

Am nächsten Morgen verspäten wir uns zu unserer Verabredung durch die enormen Verkehrsstaus und das Gewühl auf den Straßen. Dr. Thakkar hatte uns versprochen, ein Treffen mit Morarji Desai zu arrangieren. Er fährt zunächst mit uns ins Büro und drückt sich sehr unklar aus, was das Treffen betrifft. Coen und ich blinzeln uns an – das wird sicher nichts. Schließlich bricht er doch mit uns auf, quer durch die Hektik dieser bedrückenden Stadt. Das Auto hält vor einem großen, bewachten Häuserblock. Eine halbe Stunde sitzen wir im Auto. Dr. Thakkar geht ein paarmal in das Haus hinein und kommt immer wieder mit zweifelndem Gesicht zurück. Schließlich erscheint er mit einem älteren Mann. Wir werden in den dritten Stock geführt. In einem eleganten Vorraum mit einer riesigen ovalen Brokat-Couch warten wir. Schließlich führt man uns über einen endlos langen Gang, vorbei an vielen Zimmern in das Schlafzimmer von Morarji Desai. Rechts das große Bett. Davor, in einem ledernen Liegesessel, ruht Morarji Desai sich aus. Er ist ganz in Weiß gekleidet. Ich schaue in sein Gesicht und bin beeindruckt von der Glätte seiner Haut und der Lebendigkeit seiner Augen hinter den dicken Brillengläsern. Ich hocke mich neben

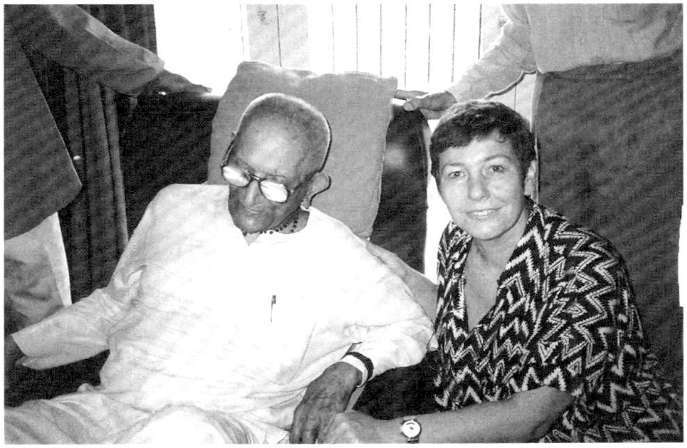

Morarji Desai mit Carmen Thomas.

den Sessel und erzähle ihm, warum wir da sind. Ich hole mein Buch heraus, zeige ihm sein Bild und berichte ihm, wie wichtig es gewesen sei, daß er durch seine Offenheit – und die Berichte, die daraus entstanden sind – den Anstoß gegeben habe, daß auch ich dadurch begonnen hätte, die Urin-Therapie ernst nehmen zu können. Ich frage ihn, ob er weiter seinen Urin benutzt und möchte mein Tonband herausholen. Bevor Morarji Desai antworten kann, sagt der strenge Herr, der uns nach oben gebracht hat, das sei unerwünscht. Morarji Desai antwortet, daß er noch täglich Urin zu sich nehme und daß er sich sehr freue, daß die Bewegung jetzt einen immer größeren Zuspruch erreiche. Mit 98 Jahren sei man zwar nicht mehr ganz frisch. Aber er erfreue sich immer noch sehr guter Gesundheit und er sei weiter an der Entwicklung interessiert. Ich bitte ihn, ein Foto machen zu dürfen, und er stimmt zu. Ich drücke dem verblüfften Coen die Kamera in die Hand. Leider ist damit das Treffen bereits beendet.

Als wir wieder mitten im Menschengewühl auf der Straße stehen, frage ich den strengen „Bewacher" von Desai noch ein wenig aus. Er berichtet, daß Morarji Desai seit 15 Jahren ausschließlich von Saft und Urin lebe. Er habe seit jener Zeit keine feste Nahrung mehr zu sich genommen und sei der Überzeugung, daß es seine Bestimmung sei, zu demonstrieren, daß eine solche Veränderung der Lebensgewohnheiten ein langes Alter in guter Gesundheit bescheren könne. Vom Tagesablauf Morarji Desais erzählt er, daß er um vier Uhr morgens aufstehe, seinen Urin trinke, seine Meditation durchführe und bemüht sei, alle in seiner Umgebung ständig von Urin-Therapie zu überzeugen. Einschließlich seiner selbst, der er sich jahrelang dagegen gewehrt habe. Aber alle verspürten die Wirkung und könnten sich deshalb auf Dauer nicht verschließen. Auch er selbst habe, überzeugt von Morarji Desai, begonnen, sich mit Urin zu behandeln. Ansonsten sehe der Tag von Morarji Desai im wesentlichen so aus, daß er Besucher-innen empfange und sich viel um seine große Familie kümmere. Selbstverständlich habe seine Vitalität altersgemäß auch abgenommen. Aber es sei erstaunlich, in welch gutem Zustand er sich insgesamt mit seinen 98 Jahren befinde. Wir verabschieden uns auf der Straße.

Schließlich lädt Dr. Thakkar uns in ein Restaurant ein. Hier bedienen lauter Jungen zwischen 12 und 20 Jahren mit Gesichtern, als ob sie ganztägig geschlagen und mißbraucht würden. Coen und mir schmeckt fast das Essen nicht. Thakkar erzählt, der Besitzer sei ein Multimillionär, ein unangenehmer Typ, der sich bald zu uns an den Tisch setzt. Es macht Dr. Thakkar Freude, lautstark zu erzählen, wer wir beide seien und wo wir gerade herkämen. Für eine Weile verstummt das volle Lokal und alle hören gebannt zu. Dr. Thakkar ist wieder in seinem Element.

Später, auf der Straße, begegnet uns ein Saddhu – ein Heiliger – erkennbar an seinem rosa Gewand. Er trägt einen Korb bei sich. Dr. Thakkar klärt uns auf, daß er sicher eine Kobra darin hätte. Der Mann öffnet bereitwillig den Korb, und tatsächlich reckt die Kobra ihren Kopf heraus. Thakkar fängt sofort an, dem Saddhu klarzumachen, daß, wenn die Kobra ihn beißt, er mit Urin-Therapie jederzeit auf der sicheren Seite sei. Innerhalb von Sekunden entsteht ein Menschenauflauf von ca. 300 Leuten, dort, wo vorher friedliches Treiben auf der Straße war. Dr. Thakkar hält eine kurze Ansprache über Urin-Therapie, dann zerstreut sich die Menge wieder. Thakkar lächelt zufrieden. Schon wieder hat er der Sache und der „Water of Life Foundation" gedient. Zwischenzeitlich hatte er noch Termine bei der *Indian Times* und beim *Indian Express* verabredet. Dort schien man über unsere Erkenntnisse überrascht. Die Redakteurin der *Indian Times* schreibt ordentlich mit und wirkt in ihren Reaktionen genau wie viele Redakteurinnen und Redakteure, mit denen ich in Deutschland zu tun hatte: skeptisch, überrascht, neugieriger werdend.

Beim *Indian Express* mißt man der Sache offenbar keinerlei Bedeutung bei. Die Jungredakteurin, die uns mit mitleidigem Gesichtsausdruck zuhört, scheint offenkundig nur als Beschäftigungstherapie für uns abgestellt. Sie machte keinerlei Notizen und es erscheint auch kein Artikel am nächsten Tag. Bei diesem Interview hat Dr. Thakkar zwar besonders leidenschaftlich auf alle Verdienste der „Water of Life Foundation" und der Urin-Therapie hingewiesen. Aber sein Eifer scheint die junge Frau offensichtlich eher abzuschrecken. In diesem Moment wird mir klar, daß Bewegungen wie diese zur Zeit in Indien bei den enormen Hürden, die sie zu überwinden haben, sicherlich solche Leute braucht, die wie Bulldozer, ohne Scheu und Scham gegen die Bedenken der anderen anreden können, da andere, zurückhaltendere Menschen sicher an der Wand von Ekel, Mißtrauen und Unglauben scheitern würden.

Herzlich dankend verabschieden wir uns von Dr. Thakkar. In einem Postamt gebe ich noch einen Live-Bericht für das *WDR-Mittagsmagazin* durch.

Am Nachmittag suchen wir „Gandhis Bookshop" auf, einen herrlichen, alten Buchladen. Dort gibt es einige Bücher, die ich kenne und einige, die mir neu sind. Alle kosten nur Pfennige. Danach gehen wir ins „Leonard's", den Ausländertreff von Bombay. Am Nebentisch sitzt ein Inder. Er kommt zu mir, als Coen noch etwas erledigen geht, und bittet mich, ihm den Brief seiner deutschen Freundin zu übersetzen. Ich nutze die Gelegenheit, ihn nach der Urin-Therapie zu fragen. Tatsächlich reagiert er genauso verschlossen wie deutsche Kaffeehausbesucherinnen es täten, wenn ich sie spontan damit konfrontierte.

Danach fahren wir noch einmal zu Dr. Shah und führen ein längeres Gespräch über die Gründung einer internationalen Urin-Therapeuten-Vereinigung. Danach führt Dr. Shah uns durch seine Klinik und stellt uns den Patientinnen und den Wöchnerinnen vor, die gerade entbunden haben. Er kann eine große Erfolgspalette in Sachen Urin-Therapie auflisten – sowohl gynäkologischer als auch allgemeinmedizinischer Art. Er hat mich besonders beeindruckt. Der 34jährige Mann strahlt so viel Seriosität, Neugier und Engagement für die Armen seines Landes aus. Er ist sich der politischen Tragweite seiner Arbeit völlig bewußt. Sein Engagement entstand aus der Einsicht, daß Indien sonst irgendwann vielleicht zusammenbrechen wird. Tatsächlich ahne ich während dieses kurzen Besuches, warum sich dieses Kastenwesen, das mich schon im Schulunterricht mit Wut und Verzweiflung erfüllt hatte, so lange hält. Denn wenn alle Menschen in diesem Land, so wie bei uns den Anspruch hätten, daß es allen etwa gleich gut gehen müsse und es keine derart krassen Unterschiede zwischen Arm und Reich geben dürfe, dann würde das wohl zwangsläufig in so einem Land zu einem Blutbad sondergleichen führen.

Coen van der Kroon plant von Bombay aus noch eine Reise in einen Ashram im Süden Indiens. Da ich zur Live-Übertragung am Donnerstag wieder zurück sein muß, trennen wir uns bei Dr. Shah. Ich fliege in der Nacht um ein Uhr, zwar noch immer sehr erschöpft, aber beschenkt und voller Eindrücke und Erlebnisse, voller Anregungen bezüglich der Möglichkeiten der Urin-Therapie und voll der Bewunderung für bemerkenswerte Menschen, die ich treffen durfte: Menschen, die nicht resignieren, sondern unermüdlich mit der Urin-Therapie gegen Elend und Armut kämpfen.

Urin-Therapie aktuell

Was für Berge von Post mich regelmäßig erreichen, können Sie, liebe Leser-innen sich vermutlich kaum vorstellen. Viele Zuschriften lesen sich wie Krimis, manche sind zum Lachen, andere zum Weinen. Es wäre eine Schande, wenn dieses selbstgeschöpfte Wissen über die Urin-Therapie, das mich in den letzten zwei Jahren aus vielen Teilen unseres Landes sowie aus anderen Ländern und Kontinenten erreichte, bei mir versickerte und ich Ihnen nur ein paar Seiten im Anhang dieses Buches bieten könnte. Deshalb werden Sie demnächst eine reichliche, spannungsbreite Auswahl in dem Buch „Aus eigener Quelle – Briefe zu Urin" nachlesen können.

Für diesen Band hier habe ich einen Teil der Zuschriften zusammengestellt, die Gedrucktes – seien es alte Quellen, neuere Bücher oder Zeitungs- bzw. Zeitschriftenartikel – enthielten. Mein Dank gilt allen, die sich die Mühe gemacht haben, sie mir zu schicken. Bei manchen habe ich Zitate aus den Briefen hinzugefügt. Geordnet habe ich das Ganze nach geographischen Gesichtspunkten: Deutschland, Europa, Afrika, Asien, Amerika und Australien.

Da sich der Sohn von Dr. Krebs, der im ersten Band als Pionier der Neuzeit beschrieben wurde, inzwischen bei mir meldete, habe ich nicht nur seinen Brief hier veröffentlicht, sondern auch zwei wichtige Arbeiten zur Urin-Therapie, die im Umschlag des Krebsschen Originalbuches versteckt waren. Sie belegen anschaulich, wie damals in der Urin-Forschung gearbeitet wurde.

Zunächst aber einige interessante Auszüge aus dem inländischen Presseecho, die belegen, wie breit die emotionale und informationsmäßige Spanne hier in Deutschland ist.

Deutschland

Die *taz* veröffentlichte folgenden Artikel:

Urologen fordern: Die Pisse gehört ins Klo!

Führende deutsche Urologen haben der von medizinischen Außenseitern propagierten „Harn-Therapie" eine klare Absage erteilt. „Das ist etwa so nützlich, wie sich bei Herzbeschwerden einen Kuhfladen auf die Brust legen", sagte der Präsident des derzeit in Berlin stattfindenden 11. Europäischen Urologenkongresses, Reinhard Nagel. Er wies entschieden die Behauptung zurück, es sei gesund, sich mit Urin einzureiben oder davon täglich einen Schluck zu sich zu nehmen, um gesund zu bleiben. „Wenn man will, dann kann man sich natürlich alle möglichen körperlichen Ausscheidungen wieder einverleiben", meinte sarkastisch Hans-Jörg Melchior, Leiter der urologischen Klinik in Kassel. Damit müsse der Körper aber nur doppelte Arbeit leisten. Die Urologen reagierten damit auf ein derzeit in der Bundesrepublik erfolgreiches Buch über die angeblich gesunde Wirkung des Urins.

taz, 17. 7. 1994

Die *FAZ* schrieb:

Einer, der sich selbst spielt

. . . Wer sich unbedingt über Alfred Biolek ärgern will, hat es nicht mehr schwer. Seit der Talkmaster die törichte Idee hatte, eine ganze, von A bis Z geschmacklose Sendung dem Thema „Urin" zu widmen, haben auch seine Verehrer Schwierigkeiten, ihn ohne Einschränkungen zu loben . . .

FAZ, 9. 7. 1994.
Zugesandt von Katharina Rüßmann aus Düsseldorf.

DIE ZEIT:

Das Letzte

. . . Der Redakteur, in der Absicht, das Fußballspiel zu sehen, geriet dank seiner Gedächtnisschwäche in den falschen Kanal und sah das richtige Programm. Alfred Biolek plaudert mit Carmen Thomas. Urin! Wie bitte? Jawohl, warmer Urin (selbst gebraut), nicht kalte Milch. Biolek kriegte den Mund nicht zu. Was man damit alles machen kann. Die Haut einreiben. Inhalieren. Gurgeln. Allergien weg, Gedächtnisschwund passé, dufte Stimmung, die Kräfte wachsen wunderbar. (Vgl. auch C. Thomas: „Ein ganz besonderer Saft – Urin", VGS, Köln 1994, auf den Literaturseiten dieses Blatts noch nicht besprochen, muß man die Literaturredakteurin abmahnen, wie heißt sie noch gleich?) Ein Gläschen in Ehren. Schon der Dichter H. H. Jahnn liebte es, seine Besucher durch Entnahme von Proben zu irritieren. Die Kirgisen trinken Stutenmilch, Jahnn trank Stutenharn, ein indischer Premierminister den eigenen täglich, während Bio noch zögert, unbegreiflicherweise.

Was sagt übrigens Bischof Johannes Joachim Degenhardt (Paderborn) dazu? Jener, der kürzlich die windelnwechselnden Väter wie folgt ermahnte: „Wenn junge Männer nackte, entblößte Körper ständig sehen, sie berühren und saubermachen müssen, ist die Gefahr groß, daß sie ihren Begierden nicht mehr widerstehen können. Der viele Körperkontakt mit dem Kind bei der Pflege würde ihnen sicher oft zum Verhängnis werden." (Vgl. taz vom 21. Juni.)

Daß die Windeln naß sind, ist nicht ohne Grund. Was da aus den Pampers emporsteigt, ist eine Droge, die das Tier im Mann entfesselt. Und wenn er dann den Penatenpopo erblickt, kommt es zum Verhängnis. Der Bischof weiß das. Deshalb empfiehlt sich Selbstversorgung. Weiche, fremder Harn! Autarkie gleich Autonomie! Achtung: Diese Glosse ist nicht für die Öffentlichkeit bestimmt. Nach Lektüre bitte sofort *Finis.*

DIE ZEIT Nr. 27, 1. 7. 1994.
Ebenfalls zugesandt von Katharina Rüßmann aus Düsseldorf.

Im *General-Anzeiger* erschien folgender Artikel:

Die wundersame Heilung durch Eigenurin – Ekel oder Faszination?
Unerwartete Publikumsreaktionen nach einer Rundfunksendung zum bislang tabuisierten Thema

Mit einem ganz besonderen Saft beschäftigte sich Anfang Januar Talk-Meister Biolek in seiner stets interessanten Gesprächsrunde „Boulevard Bio". Zu Gast war auch Carmen Thomas, Autorin einer seit Jahren spektakulären Rundfunksendung beim WDR und eines ebenso aufsehenerregenden Buchs – über den Urin! Das ist ein Thema, das in unserer ach so „zivilisierten" Welt für viele eigentlich absolut tabu ist. „Darüber spricht man doch nicht", wird fast jeder sofort empfunden haben. Und dann gar auch noch das Zeug trinken – igitt – igitt . . .!

Für viele sicherlich überraschend dürfte auch sein, daß der Urin nicht nur die erste bekannte Seife und bereits im Römischen Reich als Waschmittel populär war, er wurde auch zum Färben und Gerben der Felle eingesetzt. Vor allem aber ist der eigene Körpersaft seit über 3000 Jahren als gutes Heilmittel bekannt. Bei vielen Naturvölkern noch heute in Gebrauch und auch hierzulande über Jahrhunderte als „Dreckapotheke" bekannt, ist die Kenntnis über die „wunderbaren" Eigenschaften des Urins fast in Vergessenheit versunken. Carmen Thomas ist es zu verdanken, daß diese „eigene Hausapotheke – in der Blase" nun nicht mehr überall im Tiefspülklo verschwindet. In ihrem populärwissenschaftlichen Buch offenbart sich schnell, daß der uns anerzogene Ekel vor unseren Ausscheidungen beim Urin unangebracht und töricht ist. Die Autorin kombiniert geschickt in diesem ungewöhnlichen Ratgeber Tips und Erfahrungen mit medizinischen und kulturhistorischen Hintergründen, die ein Tabuthema in ein völlig neues, anderes Licht rücken. Halsschmerzen, die nach ein paar Stunden weggegurgelt sind, hartnäckige Warzen, die für immer verschwinden, Lederschuhe, die plötzlich keine Blasen mehr verursachen, alles durch den ganz besonderen Saft, der vielfach helfen kann.

Da stellt man sich natürlich angesichts dieser Wirkungen (wie auch Alfred Biolek in seiner Sendung) die Frage, warum denn dieser besondere Saft bisher in der Medizin vor allem bei uns so außer acht gelassen wird. Carmen Thomas hatte da schnell die logische Antwort parat: *Wer kann denn daran etwas verdienen, wenn man sich auf diese Weise selbst heilt . . .!*

Dank der in ihm enthaltenen Wirkstoffe, zu denen Vitamine, Hormone, Antigene, Antikörper, Fermente und Melatonin (ein Hormon, das die Zirbeldrüse vor allem nachts ausschüttet und das gegen Schmerz unempfindlich macht) gehören, ist er für einen selbst fast steril.

Bereits den Ägyptern diente er für Schwangerschaftstests, und besonders in Indien ist das Trinken von Eigenurin als reinigende und die Gesundheit stabilisierende Flüssigkeit noch heute weit verbreitet.

Was der Körper auf diese Weise erzeugt, hat frappierende Wirkung bei der Heilung von Wunden, bei vielen Hauterkrankungen, insbesondere bei Neurodermitis, Allergien, Frostbeulen, Schweißfüßen und noch vielem mehr.

Da braut der Körper also täglich etwas Eigenes zusammen, was in einer hochwirksamen chemischen Substanz schier Unglaubliches vermag und doch so unbeachtet bleibt. Im Buch kommen neben einem Abstecher in die Historie vor allem aber die Hörer mit ihren Briefen (nach der aufsehenerregenden Rundfunkreportage geschrieben) zu Wort, die fast ausnahmslos fasziniert sind von diesem „Arzneimittel".

Ein weiteres Kapitel widmet sie der bisher veröffentlichten Literatur zu diesem Thema.

Carmen Thomas schrieb vor allem aber auch ein unterhaltsames Buch, das alle, die es möchten, weiterbringt auf dem Weg zu sich selbst. Eine wertvolle Aufklärungsarbeit, die sicherlich viele „neugierig" machen wird.

General-Anzeiger, 23. 3. 1994.
Zugesandt von Waltraud Kerstan aus Haldensleben

Medical Tribune:

Ein Schluck Urin zum Frühstück
Schmeckt wie bitterer Kräutertee . . . ist aber soo gesund

Die diagnostischen Qualitäten des menschlichen Urins sind jedem Arzt hinlänglich bekannt. Was die therapeutischen Effekte des gelben Saftes angeht, muß er allerdings dazulernen, will er mit dem Kenntnisstand seiner Patienten Schritt halten. Schließlich bietet so eine Urinkur alles, was ein paramedizinisches Heilverfahren braucht. Sie kommt aus Asien, hilft unfehlbar gegen alles, hat keine Nebenwirkungen und schmeckt sogar bitter. Neben einigen Radio- und Fernsehsendungen haben sich zwei Buchautoren des unappetitlichen Themas angenommen.

Etwas verschämt kommt das Büchlein des Schweizer Arztes Dr. U. E. Hasler daher. „AL" lautet sein, die Wahrheit verschleiernder Titel, gemeint ist damit „auto liquidum" körpereigene Flüssigkeit, was dann immer noch vieles heißen kann. Selbst der Klappentext gibt keinen Aufschluß über die Quelle dieser Flüssigkeit, und auf dem Einband prangt ein stilisierter blauer Tropfen, eigentlich hätte man bei dem Thema eher einen gelben erwartet. Erst auf Seite 7 kommt der Autor zur Sache und verrät, daß mit AL das gemeint ist, was Otto Normalverbraucher normalerweise achtlos die Toilette runterspült. Wie kostbar der Stoff in Wahrheit ist, läßt er uns auf den folgenden Seiten seines im Eigenverlag erschienenen Büchleins wissen, indem er seitenlang die Inhaltsstoffe referiert und kommentiert. Die folgenden Anwendungshinweise lesen sich so spannend wie der Beipackzettel eines Kamillenauszuges. Keine Applikationsart wird ausgelassen, und neben dem vom Autor deutlich präferierten Täßchen frisch gelassenen Morgenurins, körperwarm genossen, gibt er auch so putzige Vorschläge wie zum Beispiel den Harn erst einige Zeit vergären zu lassen, um ihn dann als Einreibemittel gegen Hautunreinheiten zu verwenden.

Wenn man Dr. Hasler Glauben schenken darf, taugt frisches Pipi für Augentropfen, als Injektionslösung, zum Gurgeln oder als Einlaufflüssigkeit. Bei ernsthaften und langdauernden Krankheiten ist das Fasten mit Urin und Wasser ein Muß, und wem es schmeckt, dem empfiehlt er, den Urin vor dem Verschlucken noch einige Minuten mit schlürfenden und saugenden Bewegungen im Mund zu behalten, da dies orale Reflexzonen stimuliert.

Demjenigen, welchem die Vorstellung dieser Prozedur eher das Brechzentrum stimuliert, empfiehlt er, die Seiche mit Fruchtsaft zu verdünnen oder sie als homöopathische Lösung einzunehmen, der Autor ist keineswegs dogmatisch, Hauptsache der Blaseninhalt kommt in den Magen. Wozu das alles gut sein soll, schildert er in endlosen Aneinanderreihungen von Einzelfällen mit durchschlagenden Erfolgen, wobei er sich nicht scheut, auch Fälle von Krebs und AIDS aufzuzählen. Der Urintherapeut schweift dabei gerne auch mal auf andere Methoden der „Komplementär-Medizin" ab. Und auch Fälle aus der Tiermedizin wie die Heilung einer bösen Euterentzündung durch den Urin des Milchbauern werden zum besten gegeben. Mit einer Mischung aus Mystik und Naturwissenschaft versucht Dr. Hasler die wundersame Wirkung des Nierenproduktes zu erklären, und am Ende seines ermüdenden Traktates hat er sein Thema dann vollends verfehlt und schwadroniert nur noch über die rechte Lebensweise, indem er sein ursprüngliches Anliegen völlig vergißt und Allgemeinplätze wie „Gefühle der Beruhigung und der Hoffnung sind Wege, um die in uns wohnende Heilmittelküche zu unterstützen" absondert.

Ganz anders das Buch der Rundfunkjournalistin Carmen Thomas, das sogar eine Zeitlang die Sachbuch-Bestsellerlisten anführte. Frau Thomas schrieb ihr Buch „Ein ganz besonderer Saft – Urin", das bei der vgs verlagsgesellschaft erschien, im Gefolge einer Radiosendung zum gleichen Thema. Witzig geht sie an die etwas anrüchige Sache heran, schildert Wissenswertes und Erheiterndes. Ein Protokoll ihrer Rundfunksendung fehlt in dem Buch ebensowenig wie eine Zusammenstellung der Publikumsreaktionen, und auch das Thema Therapie mit Eigenurin kommt in Form von Erfahrungsberichten der Radiohörer nicht zu kurz. Zwei Beiträge zu den Themen: „Verwendung von Urin in der Textilherstellung und Pflege" sowie „Die Geschichte des Urins in der Medizin" runden die Sammlung ab. Alles, was Sie schon immer über Pipi wissen wollten, auf 159 Seiten, und eine Strickanleitung für Naturwollwindeln, die nicht gewaschen werden müssen, ist auch dabei.

Nach diesen Publikationen bleibt abzuwarten, welche Blüten der Büchermarkt in Zukunft noch treibt. Der Ausscheidungsprodukte sind viele, und Millionen von Fliegen können sich schließlich nicht irren.

Medical Tribune Nr. 29, 22. 7. 1994

Frau F. Broska aus Ansbach sandte folgende Information zu:

Der Skandal um Urin-Pferde
Die Wahrheit über das meistgenommene Östrogen-Präparat

Die Tierschutz-Organisation PeTA (People for the Ethical Treatment of Animals) deckt Pferdequälerei um das Östrogen-Präparat „Presomen“, das u. a. aus dem Urin schwangerer Stuten hergestellt wird, auf. Die Fakten:

- Ca. 75 000 Stuten werden auf 485 Spezialfarmen in Kanada und in den USA allein zu dem Zweck der Uringewinnung gehalten.
- Die Stuten verbringen den größten Teil ihrer Schwangerschaft mit einer Art Gummisack zum Auffangen des Urins unter dem Körper in engen Ständen, in denen nur wenige Schritte möglich sind.
- Jährlich kommen ca. 75 000 Fohlen auf diesen Farmen zur Welt, von denen die meisten auf Auktionen zur Fleischproduktion verkauft werden.

Dieses furchtbare Leid ist jedoch völlig unnötig, denn es gibt Alternativ-Präparate, die ohne diese Tierquälerei produziert werden. Karen Schönbrodt, Sprecherin der PeTA, bittet die Frauen: „Wenn Sie zur Zeit Presomen einnehmen oder sich einer Therapie zur Bekämpfung von Wechseljahrsbeschwerden unterziehen möchten – bitte sprechen Sie mit Ihrem Gynäkologen über Alternativ-Präparate. Die entsetzlichen Qualen der Pferde sind unnötig und müssen beendet werden.“

Presomen wird von der Firma Kali-Chemie in Hannover hergestellt und z. Z. von ca. 1 Million deutscher Frauen gegen die Beschwerden der Wechseljahre eingenommen.

reform-rundschau, Februar 1995

Zu diesem Thema ein Brief von
Herrn A. M. aus Dresden:

. . . Ein Hinweis: Ich war in der DDR-Zeit im VEB Arzneimittelwerk berufstätig. Dort haben wir aus dem Urin schwangerer Frauen (Urin aus den ersten drei Schwangerschaftsmonaten) das Follikelhormon gewonnen und daraus das Präparat Gonabion hergestellt und auf den Markt gebracht. Die gesammelte Harnmenge von ca. 2000 Litern in einem Monat wurde in der Stadt Dresden und zum Teil auch in anderen Städten (Leipzig u. a.) gesammelt. Von dieser sehr umfangreichen Verwendung des Urins für medizinische Zwecke wurde in Ihrem Buch nichts erwähnt.

Zur Zeit ist diese Produktion aus mir nicht bekannten Gründen eingestellt worden.

Dr. K. W. aus Wuppertal sandte eine Broschüre zu, die Pharmareferenten zur Erheiterung an Ärzte verteilen. Daraus folgendes Zitat:

Über die Heilwirkung von Urin, Kot und Ohrenschmalz (1696)

Christian Franz Paullini (1643–1712) studierte an vielen Universitäten Medizin, promovierte im berühmten Leyden, reiste durch ganz Europa und war als Arzt so erfolgreich, daß er es sich leisten konnte, einen Ruf als Medizinprofessor an die Universität Pisa abzulehnen. 1675 wurde er kaiserlicher Leibarzt, 1689 Stadtphysikus in Eisenach. – Seine Bilderbuchkarriere als Arzt wurde noch übertroffen durch seine Erfolge als Buchautor. Mit zwei Werken hat er sich eine Art negative Unsterblichkeit in der Medizingeschichte erworben: Mit der 1696 erstmals erschienenen „Dreck-Apotheke“ und zwei Jahre später mit dem Büchlein „Flagellum Salutis oder Heilung durch Schläge“. Die kulturelle Verwilderung der damaligen Zeit und der Tiefstand des Heilwesens sind in diesen beiden Büchern eklatant. Hier einige Leseproben aus der „Dreck-Apotheke“:

Dienet demnach der Urin, äusserlich gebraucht, die Krätze zu vertrocknen, Geschwulsten zu vertheilen, Wunden, auch gar vergifftete, zu saubern, dem kalten Brand vorzukommen. Braucht man ihn als ein Clystir, so laxiert er, wird er mit Salpeter vermischt, vertreibt er die Schuppen des Haupts, schlägt man ihn auff die Pulse, dienet er gegen das Fieber, tropft man ihn in die Ohren, heilet er deren Geschwäre, thut man ihn in die Augen, vertreibt er deren Röthe, wäschet man sich damit, dienet er herrlich gegen das Zittern der Glieder, braucht man ihn als Gurgelwasser, dienet er gegen die Gschwulst des Zäpffleins, machet man davon mit Asche einen Brey und schlägt solchen auff, werden dadurch allerley auch podagrische (Podagra = Gicht; Anm. d. Red.) Schmerzen gestillt, wie solches Schröder aus Reusnern und Menschenurin seye eine solche allgemeine vortreffliche Artzeney, daß wenn er nur selbigen bey der Hand hätte, er derer übrigen Artzeneyen aus den Apotheken gar gerne entbehren wolle, bereitet auch daraus vielfältige Artzneymittel gegen die schwereste Krankheiten. Der berühmte D. Joh. Joachim Becher gibt an einem Ort zusammen vieler Medicorum treffliche Lobsprüche des menschlichen Urins. Und ist daher außer Zweifel, daß in selbigem viele vortreffliche Tugenden stecken, welche ein Unverständiger darinnen nimmermehr suchen solte. Einige sind darauff gefallen, daß sie die allgemeine Artzeney und den Stein der Weisen darinne mit Grund zu sehen vermeynen, umso viel mehr, weilen Adam (nach Aussage derer alten Philosophen) die Materie dazu mit aus dem Paradeyß getragen haben und solche gar gering seyn, ingleichen aus Fleisch und Blut wachsen, auch selbige alle Menschen, weß Standes sie seye, bey sich haben sollen. Herr Winckelmann erzählet, daß er am Hofe des Hern Grafen Anthon Günthers von Oldenburg einen Trompeter gekant, welcher alle Morgen anstatt des Brandtenweins ein Glas seines warmen Urins ausgetrunken und dabey nach alter Leuten ihm gegebener Lehre, sich Zeit seines Lebens vom Podagra, vom Stein und allen Leibeskranckheiten befreyet gefunden, auch in vollkommen guter Leibes-Disposition ein grosses Alter erlebet habe. Er habe dergleichen Exempel noch mehrere gehört von Leuten, welche durch ihren Urin ein langes Leben erlanget, daß er deßwegen kühnlich sage: Es seye der Urin ein kurtzer Weg zum langen Leben.

Was der Urin-Spiritus, wie nicht weniger das aus solchem bereitete flüchtige Saltz in der Lungensucht, kurtzem Athem, Schobock, Wassersucht und andern unzählbaren Kranckheiten vortreffliche Hülffe thue, solches ist oben zur Genüge gemeldet, bezeuget auch einigermassen D. Hartmanns Spiritus gegen die fallende Sucht, aus Urin und Vitriol-Spiritus gemacht, welcher in dieser Kranckheit sowol als vielen andern gar öfters bewährt gefunden worden, und dißfalls von D. Micheln sehr gepriesen wird. Doch diß sey gnug gesagt von der Krafft des menschlichen Urins.

Petra Schramm
„Kuriositäten aus der Medizingeschichte“,
Edition Rarissima, Taunusstein, 1985.

Zugesandt von Dr. Wolfram Göhler aus Pirmasens:

. . . Bei dem Wort „Urin“ blockieren viele Menschen, aber bei meiner Umschreibung „Eigenblutfiltrat“ wachsen Neugierde und Interesse. Wenn ich dann noch frage, ob jemand gerne Milch trinkt und ein „Ja“ zur Antwort bekomme, kann ich die Nase rümpfen mit der Bemerkung: „Das ist ja nur mit Fett und Eiweiß angereicherter Urin.“ Insgesamt wird die Eigenblutfiltrat-Therapie sehr positiv eingeschätzt.

. . . In einem alten Buch über Salzgewinnung habe ich einen Artikel gefunden, der die Gewinnung von Harnstoff aus Urin beschreibt. Das Buch wurde 1612 gedruckt. Das Kapitel hat die Überschrift: „Vom Sal Urinae“ und darin wird auch die Anwendung des Harn-

stoffes beschrieben. Interessant ist, daß damals Schwindsucht, Lungenprobleme, Seitenstechen und Podagra (Gicht) damit behandelt wurden . . .

Vom Sal Urinae

Das Sal Urinae aus dem urin ist nicht so geringschättzig zu achte/ als wohl welche vermeynen/ Sondern ist ein vortrefflich Medicamentum zu vielen sachen zugebrauchen/ und wird erstlich so bereitet:

Nim Urin/ den laß ein tag oder etliche stehen/ daß es sich wohl setze/ Wenn das geschehen/ so geuß das klare ab/ und scheid die trübigkeit davon/ den klaren abgegossenen Urin tue in ein geschirr/ und seud in trocken ein zu einem Stein/ Dann nim das Saltz/ reibs klein/ und resolvirs wiederum in reinem frischem Bronenwasser/ laß sich die unreinigkeit alle wol setzen/ dan geuß das klare ab/ und scheid die feces und unreinigkeiten davon/ das abgegossene evagulier in einem glässern geschirr trocken/ So hast du das Sal Urinae.

USUS

Sein Gebrauch ist manchfeltig/ aller seiner Tugend noch nicht ergründet/ Allein ist das Sal urinae gantz flüchtig/ da die andern Salia dagegen bestendig und ziemlich fix erfunden werden/ bereitet andere Mineralische sachen/ daß sie auch zu einer volatilitet können gebracht werden. Es hat auch der Salniter ein ursach und beförderung aus dem Sal urinae des Menschen on anderer Thier zu wachsen/ sinttemal die Mutter des Salpeters von dem Sal urinae gespeiset/ und zu beförderung ihrer Geburt alimentieret und ernehret/ daß der Salniter desto ehe erwachsen/ und zu seiner augmentation kommen kan. Saltz aber zu der Artzney zu gebrauchen ist also/ daß man sein einnimbe ein quentlein in Spiritu vini, oder in dem Balsamo sulphuris resolvirt/ ist besser/ vertreibet die Schwindsucht/ und heilet allein gebresten der Lungen/ stillet den kurtzen Athem/ und legt das Seitenstechen Pleuresis genandt. Es wird auch ein Bad gemacht von diesem Saltze/ neben andern mit zugehörigen Saltzen/ so eine milterung ist/ trefflich aufzeucht/ und das Podagra stillet/ und von stundan lindert/ Nemlich also: Man nimbt 6 Stübichen warm Wasser/ und resolvirt darinnen die des Saltzes 6 Pfund/ und Sal tartari drey Pfund/ lesset zusammen auffwallen/ darnach die Hende oder Beine/ also als warm als mans erleiden kan/ darinnen eine zeitlang gehalten/ Solchres zu drey oder vier malen repetirt/ zeucht aus allen schleim der coagulirten materia/ daraus das Podagra seinen originem nimt/ eröffnet die Poros und Schweißlöcher/ und gibt eine gute treffliche resolutio der erhartung und unwendiger erstarrung aller Gliedmassen. Es muß aber dieses Mittel gebraucht werden in einer warmen Badestuben/ da man daneben ursach zu einem trockene schweißbad haben kan/ so wird man gewißlich befinden/ was dieses Saltz für sonderlich tugend und krafft zu solchen Mittel beweisen wird. Es wird das Sal urinae auch nützlich befunden/ wenn der Archeus auffhöret zu wircken/ und in seinem Saltzwesen in gebrechligkeit geraten wil/ durch sonderlichen Zustand von der oberen Region, daß eine Reductio und wiedererstattung dadurch geschehen kan/ daß sein prima materia durch solches medium kan restaurirt/ und in seine vorige statum/ wie vormals/ zu vollstendiger operation gebracht werden/ Sintemal ein Saltzgeist einen anderen ihm gleichförmig anführen/ und behülfflich sein kann.

Lothar Stegmaier aus Karlsruhe:

Als Referent für Pathophysiognomik und Irisdiagnostik ist mir die Anwendung von Urea bekannt. Nun ist es vielen Menschen aus verschiedenen Gründen nicht möglich, Eigenurin zu trinken. Auch die Injektion entweder als Laie oder durch einen Therapeuten ist nicht jedermann angenehm. Deshalb erlaube ich mir, auf eine andere Art der Harnbehandlung aufmerksam zu machen, nämlich die perkutane Anwendung. Seit Anfang dieses Jahrhunderts sind die Spenglersane, nach dem bedeutenden Schweizer Arzt Dr. Spengler, Mitarbeiter von Dr. Robert Koch, bekannt. Es sind Kolloide, die auf den Extrakten roter Blutkörperchen hochimmunisierter Tiere beruhen. Sie werden in der Naturheilkunde gezielt gegen Allergien, als immunbiologische Konstitutionsmittel gegen Skorfulose, Tuberkulose und deren Synonyme, die als „maskierte Tuberkulose" bezeichnet werden, erfolgreich eingesetzt. Genauso kann die Eigenharnbehandlung angewandt werden:

Eigenharn (morgens, Mittelstrahl) wird in kleineren Tropfflaschen zu je 10, 30 oder 50 ml abgefüllt. Gut verschlossen ist dieser Vorrat geruchlos aufzubewahren. Individuell werden ca. 3mal täglich 5–10 Tropfen mit dem Daumenballen in jede Ellenbeuge eingerieben. Linker Daumenballen rechte Ellenbeuge, rechter Daumenballen linke Ellenbeuge. Hier verlaufen auch die Lymphmeridiane (äußerer Daumennagelwinkel und Ellenbeuge), so daß der „besondere Saft" umgehend dem Körper zugeführt wird und über das Lymphsystem Eingang findet. Die Armbeuge kann nach dieser Prozedur wieder abgewaschen werden. Somit erfolgt auch keine Geruchsbildung, was den Einstieg in das Thema Eigenharnbehandlung sehr erleichtert. Die Wirkung tritt zwar bei dieser Anwendung etwas verzögert ein, deckt aber die meisten der in Ihrem Buch genannten Möglichkeiten ab und ist unkompliziert in der Handhabung.

Einen interessanten Artikel fanden wir in der *FAZ:*

**Ernst Jünger
Siebzig verweht III
Eine Auswahl aus den
Tagebüchern 1981 bis 1985**

. . . Was man so alles beim Nachschlagen entdeckt: Ich wollte mich „im Meyer" nach der Sonnenblume erkundigen und finde unter „Tournesol":

„Leinwandlappen, welche mit dem Saft der Euphorbiacee getränkt, mit Ammoniak behandelt, nach dem Trocknen mit Urin getränkt, schließlich der Sonne und dem Wind ausgesetzt werden, dienen zum Rotfärben von Backwaren, Käse, Likören und ähnlichem." Im Zusammenhang wurden auch Gelees und Schminklappen erwähnt.

Daß Urin den Geschmack von Käse verbessern soll, habe ich des öfteren schon gehört. Also Vorsicht in verdächtigen Wirtschaften. Mit Urin wurde auch gewaschen; in den Bagnos gab es Urinpächter. So Maurice Alhoy in „Les Bagnes", 1845, einem Quellenwerk, das, wie ich vermute, auch in Victor Hugo einen dankbaren Leser gefunden hat.

FAZ, Nr. 170, 26. 7. 1993

Dr. Karin Gundel aus Göttingen schickte folgenden Buchauszug:

Aus Ferdinand Sauerbruch, „Das war mein Leben":

. . . Paul Fechter berichtet in seinem Buch „An der Wende der Zeit" (C. Bertelsmann Verlag, Gütersloh) ein merkwürdiges Reitererlebnis von mir, das ich ihm einmal erzählt hatte, und das fast völlig meinem Gedächtnis entschwunden war. Lassen wir ihn selbst erzählen: „Er (Sauerbruch) war wie immer des Morgens aufgestanden, hatte gebadet, sich angezogen, als er in der rechten Hand plötzlich etwas wie eine Neigung zum Krampf spürte. Er prüft sie, macht allerhand Versuche: das Gefühl blieb. Er überlegt, was er tun soll, und beschließt, da der Morgen zufällig frei von Arbeit ist, zunächst einmal auszureiten. Er geht in den Stall, wo die Stute steht, die er bei seinen Ritten zu benutzen pflegt; er läßt sie satteln, prüft dann selbst noch einmal das Riemenzeug und ist gerade dabei den Schwanzriemen etwas zu lockern, als das Tier plötzlich den Schweif hebt und beginnt, sein Wasser zu lassen. Der warme Strahl ergießt sich breit über die Innenfläche von Sauerbruchs rechter Hand – „und da hatte ich auf einmal das Gefühl: das tut gut. Ich hielt zur Seite stehend, die Hand weiter unter den Strahl, wusch sie dann und machte meinen Ritt. Die Besserung war erheblich. Ich bin dann sooft ich konnte in den Stall gegangen und habe das Experiment wiederholt – und nach zwei, drei Tagen war alles in Ordnung. Der Krampf ist seitdem nicht wiedergekehrt.

Solche Beobachtungen veröffentlicht man gewöhnlich nicht im Fachschrifttum. Hätte ich es getan, so wäre wahrscheinlich irgendeiner aufgestanden und hätte gesagt: ‚Sauerbruch kuriert mit Pferdeharn. Da ich aber hier nicht Fachliteratur schreibe, berichte ich sie zum Ergötzen des Lesers, möchte aber nicht, daß er allzu weitgehende Folgerungen daraus zieht."

Ferdinand Sauerbruch, „Das war mein Leben", Kindler und Schiermeyer Verlag, Bad Wörishofen.

Im Dezember 1993 kam folgende Post:
Dr. Krebs aus Köln

. . . Hiermit melde ich mich als Sohn des von Ihnen mehrfach zitierten Kinderarztes Dr. Martin Krebs, dessen Buch „Der menschliche Harn als Heilmittel" Sie sehr gut und treffend in Ihrem Werk „Ein ganz besonderer Saft – Urin" zitiert haben.

Mein Vater war – wie Sie sehr richtig vermutet haben – ein überwiegend schulmedizinisch ausgerichteter Kinderarzt in Dresden. Seine Untersuchungen endeten mit seiner Einberufung zur Wehrmacht im August 1939. Die z. T. kriegsbedingten Schwierigkeiten gestatteten die Veröffentlichung erst im Jahre 1942. Im darauffolgenden Jahr ist mein Vater gefallen.

Ich selbst war bei Kriegsausbruch 12 Jahre alt und habe die wissenschaftlichen Arbeiten meines Vaters „am Rande" mitbekommen. Ich selbst bin auch Arzt geworden, lebe in Köln. Nachdem ich von 1969 bis 1982 Chefarzt der Inneren Abteilung des St.-Agatha-Krankenhauses in Köln-Niehl war, arbeite ich jetzt als niedergelassener Internist und freier Gutachter. Auch meine älteste Tochter hat den Arztberuf ergriffen und ist mittlerweile unter ihrem jetzigen Namen Dr. Hummerich als praktische Ärztin in Köln niedergelassen. Schließlich möchte ich noch erwähnen, daß mein 10 Jahre jüngerer Bruder Joachim – inzwischen Oberarzt einer großen Bremer Klinik – ebenfalls Internist geworden ist und witzigerweise einen Teil seiner Ausbildung bei Prof. Renner (= Nierenspezialist in der Sendung „Ein ganz besonderer Saft – Urin" 1988, Anm. d. Autorin) in Köln absolviert hat.

Auf Ihr Buch wurde ich von Freunden verwiesen. Ich habe es mir dieser Tage gekauft und fand es ebenso interessant wie faszinierend. Sollten Sie noch irgendwelche Fragen haben, zu deren Klärung ich beitragen kann, so stehe ich Ihnen selbstverständlich jederzeit zur Verfügung.

Nach diesem Brief rief ich Dr. Krebs an und bat ihn, für Sie und mich aufzuschreiben, was er über die Arbeit seines Vaters wisse, und was sie für ihn heute bedeute. Hier seine Antwort:

Gedanken zum wissenschaftlichen Werk meines Vaters Dr. Martin Krebs

Wenn ich an meine Kindheit zurückdenke, so sind es drei Erlebnisse, die mich daran erinnern, daß mein Vater neben seiner ausgedehnten Kinderarztpraxis über Urin und seine medizinischen Anwendungsmöglichkeiten forschte:

Zum ersten: Die erregten bis leidenschaftlichen Diskussionen, die mein Vater mit seinen ärztlichen Freunden führte und die ich als Bub bruchstückhaft mitkriegte. Sie gipfelten in den mir noch deutlich erinnerlichen Satz: „Martin, willst Du Deine Reputation diesem mittelalterlichen Aberglauben opfern?"

Zum zweiten: Ich sehe noch die Reiseschreibmaschine und den dicken Koffer voller Bücher und Manu-

skripte, welche in die gemeinsame Familiensommerfrische an die Ostsee mitgenommen wurden. Ich sehe meinen Vater noch stundenlang nach den gemeinsamen Strandstunden am Tisch unserer Familienpension sitzen und schreiben.

Zum dritten: Das kleine Gummibällchen, das im unvermeidlichen Arzneimittelschränkchen im Badezimmer stand und das immer dann in Aktion trat, wenn meine Geschwister oder ich mal wieder an einer Infektion erkrankt waren. An diesen Infektionen war kein Mangel, denn die Praxis meines Vaters befand sich auf der gleichen Etage wie unsere Wohnung, und so bekamen wir zwangsläufig alle Kinderkrankheiten ab, die in der benachbarten Praxis behandelt wurden. Das Ritual war jedesmal das gleiche: Man hatte seinen Urin in ein für diese Zwecke bereitstehendes Sammelgefäß zu produzieren, um ihn unmittelbar danach in Form eines Verweilklistiers zurückzuerhalten.

1939 – ich war damals 12 Jahre alt – mußte mein Vater am 1. Mobilmachungstag als Stabsarzt einrücken, damit verschwand er im eigentlichen Sinn aus meinem Leben. Er kam zwar noch einige Male auf kurze Fronturlaube nach Hause, verunglückte dann aber 1943 tödlich mit einem Flugzeug der Luftwaffe.

Das einzige, was meinen Vater trotz Krieg, totalem Bombenschaden und Flucht der ganzen Familie in das damalige Westdeutschland überdauerte, ist sein 1942 im Hippokrates-Verlag erschienenes kleines Buch: „Der menschliche Harn als Heilmittel“. Ich habe es knapp 17jährig, unmittelbar nach dem Tode meines Vaters, zum ersten Mal gelesen. Ich verstand es – noch – nicht. Zurück blieb das Gefühl der Bewunderung und der Hochachtung für das, was mein Vater da zu Papier gebracht hatte. Im Fluchtgepäck meiner Mutter überlebte das Buch das Chaos des Kriegsendes und der ersten Nachkriegsjahre. Nach ihrer Übersiedlung in den Westen hatte ich das Buch zum zweiten Mal in der Hand: Ich war inzwischen selbst ein junger Arzt. Das Buch konnte ich jetzt natürlich verstehen. Aber als Zeitzeuge der in Deutschland aufbrechenden Antibiotika-Ära – wir schrieben inzwischen das Jahr 1953 – und der damit verbundenen Hoffnung, sämtliche Infektionskrankheiten mit Hilfe der Sulfonamide und Antibiotika heilen zu können, war damals meine wissenschaftliche Sicht blockiert.

Als mein Vater 1935 seine ersten Arbeiten veröffentlichte, hatte Domagk noch nicht die Sulfonamide und Fleming noch nicht das Penicillin erfunden bzw. entdeckt. Die Idee meines Vaters war, mit Hilfe von Antikörpern, die von einem Selbsterkrankten oder soeben Genesenen produziert und über den Harn ausgeschieden wurden, Krankheitsverläufe zu mildern bzw. abzukürzen. Er bezeichnet dieses Therapieprinzip als „Eigenharnbehandlung“ bzw. „Rekonvaleszentenharnbehandlung“.

Die antibiotische Ära schien zunächst auf den „Umweg“ über Antikörper verzichten zu können, da die neuen Medikamente den eingedrungenen, krankmachenden Erreger, das Antigen primär zu vernichten und aus dem Körper zu eliminieren vermochten. Erst Jahre später wurde offenbar, daß im Rahmen der sogenannten Selektion die Antibiotika-Erreger Widerstands- und damit Überlebenskräfte zu entwickeln vermochten. Man nennt diesen Vorgang Resistenz. Für mich schien daher zunächst keine Notwendigkeit zu bestehen, das Konzept meines Vaters weiterzuentwickeln und fortzusetzen, zumal neue Impfstoffe, die z. T. als 3- bis 4fach-Kombinationen auf den Markt kamen, dem Organismus ermöglichten, über die Auseinandersetzung mit künstlich abgeschwächten Erregern die notwendigen Antikörper zu entwickeln. Es mußten 40 Jahre ins Land gehen, bis mich eine meiner Töchter auf das Buch von Carmen Thomas aufmerksam machte, in dem die Veröffentlichung meines Vaters nicht nur zitiert, sondern auch auszugsweise beschrieben ist.

Ich nahm das mittlerweile durch den Tod meiner Mutter in meinen Besitz übergegangene Buch zum nunmehr dritten Mal in die Hände. Als ich den inzwischen stark vergilbten Schutzumschlag abstreifte, fielen mir zwei weitere Veröffentlichungen meines Vaters entgegen, die als dünne Sonderdrucke (vgl. S. 38) unbemerkt die Jahre überdauert hatten. Sie vertiefen – wie ich alsbald feststellen sollte – die bis dahin empirisch gewonnenen Behandlungsergebnisse durch ein Massenexperiment mit fast 800 Fleckfieberkranken, die mein Vater als Truppenarzt in Rußland mit Rekonvaleszentenharn behandelt hatte. Er konnte feststellen, daß der Urin soeben genesener Fleckfieberpatienten, wenn er innerhalb einer gewissen Frist Neuerkrankten als Klistier einverleibt wird, zu sehr viel leichteren Krankheitsverläufen und rascherer Genesung führt. Insbesondere konnte die Sterblichkeitsrate dieser schweren Erkrankung nahezu auf Null gesenkt werden. Als kritischer Beobachter veröffentlichte er auch die Kontraindikation, indem er aufzeigte, ab wann und unter welchen Bedingungen die Rekonvaleszentenharnbehandlung sinnlos ist.

Aus Sicht der heutigen Medizin – 60 Jahre später – führte er mit dem billigsten aller „Medikamente", dem menschlichen Urin, eine sogenannte Immuntherapie durch. Die moderne medizinische Forschung hat unter z. T. immensen Kosten Medikamente entwickelt, mit denen man versucht, der Abwehrschwäche des menschlichen Organismus beizukommen. Der Blick auf die leeren Kassen auch im Gesundheitswesen sollte die Sicht nach Asien richten, wo die Armut dazu geführt hat, sich mehr dem „billigen" Urin in der Heilkunde zu widmen, als es die „reichen" Länder der sogenannten 1. Welt bisher nötig hatten. Nicht übersehen sollte man in diesem Zusammenhang die in unserem Land zunehmend weitverbreitete Aversion gegen Chemie in der Medizin und den damit verbundenen Trend zur „naturgemäßen Heilweise". Die hocherrichteten Zäune der Gesetze und Kontrollen in unserem Gesundheitssystem, deren Notwendigkeit und Sinnhaftigkeit nicht angezweifelt werden soll, sollten dabei nicht unübersteigbar sein.

Was bleibt, ist die Frage: Wie steht der Sohn heute zum Werk seines Vaters?

Mein Vater nannte seine Methode ein „neues Heilprinzip". Es ging ihm darum – modern ausgedrückt – die körpereigene Abwehr zu mobilisieren, auszunutzen und zu stärken. Ich selbst habe – unbewußt und unabhängig von dem, was mein Vater vor 60 Jahren begann – die gleiche Sicht zu kranken Menschen zu entwickeln und zu fördern versucht. Ging es ihm um die körperliche Abwehr als Markstein der Gesundung, habe ich mich mit der Stärkung seelischer Abwehrkräfte als Voraussetzung körperlicher Stabilität und Gesundheit befaßt. Als psychosomatischer Internist versuche ich durch Einbeziehung des bio-psycho-sozialen Umfelds aus systematischer Sicht das Immunsystem zu stimulieren, d. h. den Menschen widerstandsfähiger gegen Erkrankung – körperliche und seelische – zu machen. Anders ausgedrückt: Umwelt und Umfeld vermögen über eine Schwächung der Abwehr krank zu machen. Was kränkt macht krank. Nur wenn es gelingt, der Krankheit einen Sinn zu geben, können aus dem eigenen Ich Abwehr- und Heilungskräfte mobilisiert werden.

Ich meine, daß das, was mein Vater aus dem Gesundheitsverständnis seiner Zeit linear als Direktbeziehung Arzt–Patient und der daraus resultierenden Behandlungs- und Fürsorgepflicht sah, heute einer systemati-

schen Sicht gewichen ist: Familie, Freunde, Arbeitsfeld, Umfeld, Zeitgeist usw. vermögen die körpereigene Abwehr des einzelnen zu schädigen und damit krank zu machen. Diesem einzelnen zu helfen, hiergegen seine Antikörper zu entwickeln, ist eine ebenso alte wie neue ärztliche Aufgabe. Und damit schließt sich der Kreis. Ich selbst bin stolz auf diesen Vater, dessen beruflichen Weg ich – unbewußt – weitergeschritten bin. Dabei bin ich der Meinung, daß der „Ganz besondere Saft – Urin" medizin-wissenschaftlich weiter erforscht werden müßte.

Soweit Dr. Krebs.

Ein weiteres älteres Buch zum Thema Urin-Therapie schrieb: Kurt Herz, das Johann Abele in den letzten 20 Jahren überarbeitet und ergänzt hat.

Die Eigenharnbehandlung – Erfahrungen und Beobachtungen

9., verbesserte Auflage 1994 (erstmals 1950),
Karl F. Haug Verlag, Heidelberg, 73 S.

Als erstes fallen bei diesem Buch die Erscheinungsdaten der verschiedenen Auflagen ins Auge, die Rückschlüsse auf den Stellenwert des Themas in der öffentlichen Diskussion zulassen: Ursprünglich wurde die kleine Broschüre von dem Arzt Dr. Kurt Herz 1950 beim gleichen Verlag veröffentlicht; in der 2. Auflage erschien sie 1958, dann nach einer großen Pause in der 3. Auflage 1975. Mitte der 70er Jahre scheint ein Interesse am Thema Eigenharntherapie wieder erwacht, jedenfalls folgen die weiteren Auflagen in kürzeren Zeitabständen: 1977, 1980, 1981, 1986 und schließlich (8. Auflage) 1991. Der Verfasser, Kurt Herz, ist inzwischen verstorben; die 6. Auflage 1981 wurde von dem Arzt Dr. Johann Abele kritisch durchgesehen und auf den neuesten medizinischen Stand gebracht.

Der Band wird eingeleitet mit einem Vorwort von Kurt Herz aus dem Jahre 1950 und einem Vorwort von Johann Abele aus dem Jahre 1981, die zusätzliches Licht auf das Verhältnis der Schulmedizin zur Eigenharnbehandlung werfen. Herz' eigene Beschäftigung mit der Eigenharn-Therapie geht zurück auf die Jahre 1929 bis 1931; in dieser Zeit stießen seine Beobachtungen und Veröffentlichungen auch bei Medizinern auf ein größeres Interesse, das sich in Vortragseinladungen und Bitten um Beiträge in medizinischen Zeitschriften äußerte. Danach flaute das Interesse von Fachkollegen merklich ab, Herz' Aufsätze in medizinischen Zeitschriften waren nicht mehr gefragt, und in Deutschland blieb nur der Kinderarzt Martin Krebs als Anhänger dieser Methode mit Herz in Verbindung.

Abele betrachtet die Entwicklung der Diskussion um die Eigenharntherapie vom Standpunkt der 80er Jahre aus. Noch heute, meint er, führe diese Methode ein unverdientes Stiefmütterchen-Dasein. Seines Erachtens ist dies darauf zurückzuführen, daß man eine wissenschaftliche Begründung für ihre Wirkung noch nicht gefunden hat. Eine andere Begründung für den fehlenden Erfolg von Herz sieht er darin, daß Herz vor allem den Hormonbeimengungen des Harns große Bedeutung beimaß, daß man aber inzwischen in diesem Punkt in der wissenschaftlichen Forschung weiter ist und weiß, daß er deren Bedeutung überschätzt hat. Heute, so Abele, schliefe die Eigenharntherapie wieder einen Dornröschenschlaf. Er veröffentlichte 1980 in der Zeitschrift „Erfahrungsheilkunde" eine Umfrage nach Erfahrungen seiner Kollegen mit dieser Therapie. Obwohl die Zeitschrift eine Auflage von 7500 Exemplaren hat, erhielt er nur 24 Zuschriften, was das geringe Interesse bekundet; nur 14 der Antwortenden hatten die Methode gelegentlich verwendet und Erfolge vor allem bei allergischen Hauterkrankungen, seltener bei Asthma und Heuschnupfen erzielt, noch seltener bei Infekten und Schwangerschaftserbrechen. Abele selbst, der in einem Naturheilsanatorium in Württemberg (Schloß Lindach) arbeitete, ist seit 12 Jahren von der Wirksamkeit der Eigenurin-Therapie überzeugt, allerdings nur in Einzelfällen.

Das erste Kapitel des Bandes bringt einen geschichtlichen Überblick über die Verwendung des Eigenharns als Heilmittel. Nach einem kurzen Hinweis auf die indischen Yogis und Gandhi setzt das Kapitel in Deutschland im 18. Jahrhundert ein, wo das Heilmittel Eigenharn eine gewisse Aufmerksamkeit erfuhr (vor allem in der „Heylsamen Dreckapotheke“ aus dem Jahre 1714). Danach wurden Naturheilmittel durch den häufigeren Gebrauch von Chemikalien verdrängt; in Laienkreisen benutzte man aber den Eigenurin immer weiter. In der Volksmedizin wurde er vor allem gegen Frostbeulen, Sonnenbrand, andere Hautleiden benutzt und auch gegen Halserkrankungen getrunken.

Anfang des 20. Jahrhunderts begann die wissenschaftliche Beschäftigung mit der Eigenharntherapie, und zwar unabhängig voneinander in Rußland, Italien, Frankreich, Österreich und Deutschland, mit dem Höhepunkt Ende der 20er Jahre. Der Wiener Arzt Schürer-Waldheim verwandte sowohl Eigenblut als auch Eigenurin zur Behandlung von Infektionskrankheiten; die Franzosen Jausion und Paléologue, Dermatologen, setzten ihn wirkungsvoll gegen Ekzeme ein; die deutschen Gynäkologen Beuchelt und Schildberg berichteten von Erfolgen, ebenso der Leipziger Kinderarzt Martin Krebs. Etwa ein Jahrzehnt lang fand die Eigenharn-Therapie Anhänger bei naturheilkundlich arbeitenden Ärzten. Während des Zweiten Weltkriegs geriet sie dann vollständig in Vergessenheit. In den 70er und 80er Jahren sind dann erneut, vor allem in England und den USA, Veröffentlichungen erschienen, die Fallbeobachtungen zur Eigenharnmethode (Kasuistiken) schildern. Neuerlich gibt es auch (wenige!) medizinwissenschaftliche Studien zum Thema.

Gegner der Eigenharntherapie erklären die Fälle, in denen Erfolge aufgetreten sind, mit einem „besonderen Placebo-Effekt“ (der Glaube an die Wirksamkeit führt zur Heilung); außerdem könne es sich um Fälle gehandelt haben, in denen die Patienten auch ohne die Eigenharntherapie gesund bzw. symptomfrei geworden wären. Diesem letzten Einwand begegnet der Verfasser mit dem Hinweis, daß häufig gerade Leute zur Eigenharntherapie als letzter Methode griffen, die schon alles mögliche andere versucht hätten. Von einem Placebo-Effekt könne keine Rede sein, weil viele Patienten allen Naturheilmethoden zunächst mit einem gewissen Mißtrauen begegneten.

Ursachen für die Ablehnung der A-U-Therapie (im Buch verwendete Abkürzung für Auto-Urin-Therapie) sehen die Verfasser vor allem darin, daß die Methode für „unnatürlich“ gehalten werde: Man führe auf diese Weise Giftstoffe in den Körper zurück. Erwiesen ist aber, daß im Harn, außer einer Menge von Stoffwechselschlacken, viele hochwirksame Stoffe enthalten sind, die dem Organismus nutzen. Häufig begegnet man auch dem Einwand der fehlenden Dosierungsmöglichkeit. Dieser Einwand gilt aber generell für Naturheilmittel, die immer schwerer zu dosieren sind als chemische Substanzen. Ein weiterer Einwand geht dahin, daß man noch immer nicht genau wisse, wie die Wirksamkeit der Eigenharnbehandlung medizinisch zu erklären ist – aber man verwendet eine Reihe von Medikamenten auch nur aufgrund ihrer erwiesenen Wirksamkeit, ohne genau zu wissen, wie sie zustande kommt.

Obwohl unumstritten ist, daß die Eigenurin-Therapie in verschiedenen Fällen wirksam ist, kann diese Wirksamkeit bisher medizinisch nicht oder nur unzureichend erklärt werden. Möglicherweise laufen bei verschiedenen Krankheiten unterschiedliche Wirkungsprozesse ab, d. h. bei verschiedenen Krankheiten wirken sich unterschiedliche Eigenschaften des Urins heilsam aus. Die Rückführung der im Urin ausgeschiedenen Stoffe wirkt offenbar auf den Stoffwechsel ein; sie kann unter Umständen dazu führen, daß Antikörper gebildet werden (ähnlich wie bei einer Impfung) oder daß die Immuntoleranz erhöht wird.

Ein weiteres Kapitel befaßt sich mit den verschiedenen Techniken der Eigenharntherapie. An oberster Stelle steht für Abele die Injektion. Herz hat sie erfolgreich bei Schwangerschaftstoxikose und Schwangerschaftserbrechen angewandt, weiterhin bei Bronchialasthma. Weil bei der Behandlung von stillenden Müttern offenbar als Nebenwirkung der Milchschorf von Säuglingen geheilt wurde, wandte er sie auch in diesem Zusammenhang an. Wichtig bei der Behandlung war der unterschiedliche Zeitpunkt der Injektion und auch der Zeitpunkt, zu dem der später injizierte Urin entnommen wurde. Am wirksamsten scheint der konzentrierte Morgenurin zu sein. Bei Asthmakranken sollte man auf dem Höhepunkt des Anfalls den Urin entnehmen und spritzen, bei Migränekranken im Vorstadium, wenn sich die ersten Anzeichen (das Flimmern vor den Augen) bemerkbar machen. Bei Heuschnupfen wiederum ist die Urinentnahme und -injektion auf dem Höhepunkt des Anfalls am wirksamsten. Herz sterilisierte den Harn und spritzte ihn intramuskulär. Weil das vorübergehend ein schmerzhaftes Brennen bewirkt, wird die Beigabe eines Stoffes empfohlen, der das Brennen lindert. Wenn nicht auf die erste Injektion eine Reaktion erfolgt, wird am folgenden Tag wieder gespritzt und dabei die Dosis erhöht. Bei einer Besserung wird das Plateau abgewartet und dann wieder gespritzt.

Von anderen Naturheilkundlern wurden andere Spritzentechniken angewandt: intrakutan (was offenbar noch schmerzhafter ist) und auch intravenös. Neben den Injektionen mit Eigenharn wurden auch Klistiere verwendet.

In der neueren deutschsprachigen Fachliteratur gibt es nur wenige Hinweise auf die orale Verwendung, sie war aber offensichtlich in der überlieferten Volksmedizin am gebräuchlichsten. In der angelsächsischen heilkundlichen Erfahrungsliteratur kommt diese Methode am häufigsten vor. Dabei werden folgende Empfehlungen für die Anwendung gegeben:

1. Je eher der Beginn, desto größer der Erfolg.
2. Keine chemische Vormedikamentation, da sonst kein Erfolg.
3. Keine allopathische Begleitmedikamentation (Allopathie heißt: Versuch, eine Krankheit mit Mitteln zu behandeln, die ihren Symptomen direkt entgegenwirkt).
4. Beginn mit dem Morgenharn.
5. Viel reines Wasser während der Therapie trinken.
6. Während der ersten Therapietage fasten und den Darm durch Einläufe reinigen.
7. Nach etwa fünf Therapietagen kann man dazu übergehen, nicht mehr den gesamten ausgeschiedenen Harn zu trinken, sondern nur die ersten drei Morgenportionen.
8. Nach dem Fasten sollte man sich möglichst nur mit Obst ernähren, solange die Harntherapie andauert.

Bei der oralen Therapie können anfangs verschiedene unangenehme Begleiterscheinungen wie Kopfweh, Übelkeit, Erbrechen, Blähungen, Durchfall, Fieber, Ekzeme, allgemeines Unwohlsein auftreten. Das sind die normalen Begleiterscheinungen einer Entgiftung des Körpers.

Außer der oralen Anwendung wird als letzte Technik noch die lokale Anwendung zur Behandlung von Ekzemen, Schwellungen nach Brüchen, Blutergüssen, Gelenkentzündungen usw. vorgestellt.

In seiner abschließenden Beurteilung der Eigenharntherapie bezeichnet Abele diese als eine „vorderhand rein empirische Methode“ (d. h. nicht systematisch gesichert und begründet), die aber Erfolge bringe, an denen man nicht achtlos vorübergehen könne. In einer Zeit, in der die Naturheilkunde großen Aufschwung erlebe, gehe es nicht an, sie als einen Überrest aus der „magischen Dreckapotheke vorwissenschaftlicher Völker“ abzutun. Es sei undenkbar, daß eine völlig wirkungslose Methode jahrhunderte- bzw. jahrtausendelang die Modeentwicklungen der Schulmedizin überlebt hätte.

Hier nun einige interessante Zitate aus diesem Buch:

Pilze haben die unangenehme Eigenschaft, sich – wie Bergsteiger in die Risse einer Felswand – mit besonderen Anheftstellen in solche Haar-Risse einzuklemmen und diese Spalten zu erweitern. Sie fressen dabei die Oberfläche der Darmzellen an und zerstören sie. Deren Schutzfunktion entfällt. Alle Umweltstoffe gelangen unkontrolliert in das Körperinnere, treffen das Immunsystem unvorbereitet, welches dann überstürzt (nicht angepaßt) reagiert. Allergien sind die erste Folge, später Immun-Irritationen oder Zusammenbrüche.

Hier kann man sich die A-U-Wirkung erklären als eine Serumberieselung, so daß sich wie unter den Schutzkrusten (Serumausschwitzung) einer verletzten Haut glatte Heilung vollzieht. Jeder Junge weiß, daß sich Wunden schneller schließen, wenn man sie „bepinkelt“.

Folgende Geschichte erzählten mir zwei Patienten: Der erste war ein jugoslawischer Holzbildhauer. Ihn beschuldigten die Partisanen der Kooperation mit den deutschen Behörden. Zur Strafe legten sie seine Hände zwischen die Weiche einer Eisenbahn und ließen die Schienen zuschnappen. Medizinische Hilfe war nicht vorhanden. Der Geschundene berieselte die zerquetschten Hände unablässig mit frischem Harn und wickelte sie nachts in harngetränkte Tücher ein. Die Knochen wuchsen gut zusammen, die fürchterlichen Quetschungen heilten. Er konnte später seine Künstlerarbeit wieder verrichten. Der zweite erlebte als Gefangener in russischen Lagern eine erbarmungslose Diphtherie-Epidemie. Die russischen Sanitäter hatten keine Hilfsmittel, aber sie rieten: „Sauft euren eigenen Harn und gurgelt damit.“ Diejenigen Soldaten, welche sich dazu überwinden konnten, genasen – darunter mein Berichterstatter –, die anderen starben.

Viele solcher „unglaubhafter“ Krankengeschichten zählen die Bücher von Allmann und Thomas in deutscher Sprache auf. Die Berichte aus Indien und England lesen sich im Originaltext für den wissenschaftlich gebildeten Mediziner abenteuerlich. Sie sind jedoch, was die indische und USA-Literatur betrifft, von Ärzten unseres Jahrzehntes geschrieben worden.

Nach meinen jahrelangen Erfolgen mit den in den anderen Kapiteln beschriebenen Impfmaßnahmen oder Darmeinläufen hatte ich vor Jahren den ersten Kontakt mit einer Patientin, welche über ihre Gelbsucht berichtete: „Es handelte sich um eine akute Hepatitis, die mir gar nicht paßte, da ich binnen vier Tagen meine abschließende Klausurarbeit zu schreiben hatte und nicht versäumen durfte. Ich war verzweifelt. Eine Krankenschwester, welche meine Station betreute, erzählte mir von einer Bäuerin, die sich auf wunderbare Weise trotz derselben Krankheit aus der Klinik herausgeholfen hatte. Sie hätte alle Tage den gesamten Harn getrunken, und die Leberwerte seien in drei Tagen so normal geworden, daß man ihr die Entlassung nicht verweigern konnte. Das gab mir Mut, und ich beschloß, es ihr gleichzutun. Ich trank also fünf Tage lang meine gesamte Ausscheidung. Das kostete mich am ersten und zweiten Tag große Überwindung. Am dritten Tag wurde mein Harn heller und meine heftigen Übelkeitsanfälle ließen nach. Am fünften Tag schmeckte mein Harn klar und angenehm. Ich fühlte mich topfit wie lange nicht zuvor und führte meine Klausurarbeit mit Erfolg durch."

(S. 51/52)

Bei folgenden Krankheiten verbietet die indische Medizin die Eigenharntherapie: Diabetes mellitus; salzabhängiger Bluthochdruck; Niereninsuffizienz.

Diese und andere genaue Vorschriften sind bereits in der Ayurweda- und Yoga-Lehre fixiert und kennen eine große Menge wichtiger Zusätze zur Eigenharntherapie. Für den westlichen Menschen sind sie unnötig bzw. unpraktikabel.

(S. 64)

Johann Abele/Kurt Herz: Die Eigenharnbehandlung, 9., verbesserte und erweiterte Auflage, 1994

An neueren detaillierten Untersuchungen zur Urin-Therapie zum Zweck einer Veröffentlichung in Buchform arbeitet zur Zeit Dr. Stefan Föller, Arzt für Naturheilverfahren, aus Berlin. Er schrieb mir deshalb und schickte mir ein Exposé zu seiner Arbeit. Daraufhin rief ich ihn an:

Dr. Föller berichtete, daß er sich mit Heilpflanzen und Tees befasse, mit Johanniskraut, Thymian, Sonnenblüten, Walnußblättern, Wermut, Augentrost, Brennesseln als Heilmittel gegen Gicht, Rheuma und Erkrankungen der Harnwege sowie mit Birken- und Bärentrauben und weiteren 200 Heilpflanzen von den 6000–10 000, die es gäbe. Er fahre jetzt nach Kalifornien, wo man versuche, mit Mentaltechniken und Urin-Therapie vor allen Dingen Patienten mit Immunschwäche zu behandeln. Es ginge darum, eine Blasenfüllung zu trinken, mit einer Erstverschlimmerung zu rechnen und auch mit Fremdurin zu arbeiten. Auch bei Nierensteinbehandlung und Herz-Venen-Beeinträchtigung sei Fremdurin oft sinnvoller. Voraussetzung sei, daß der Fremde selbst nicht die Urin-Therapie anwende.

Föller selbst beschäftigen dabei vor allen Dingen die Kalin-Werte. Er habe sich auch mit schamanischem und Indianerwissen beschäftigt, das viel mit Aura und Schwingungen arbeite. Kinder- und Kuhurin sei vor allem bei Schwäche-Symptomatik anzuwenden und bei chronischen Erkrankungen, Morbus Crohn, Colitis ulcerosa. Er habe gute Erfahrungen mit Urin von deutlich jüngeren Menschen, die ein anderes Geschlecht hätten als die Betroffenen selber. Er habe bisher zweifelhafte Erfahrungen bei der Behandlung von Gicht gemacht, da es häufig zur Kristallisation im Blut komme, die zu Gelenkbeschwerden und Schmerzen in Knien, Füßen und Händen führten und Hitzewallungen verursachen könnten. Er sei der Auffassung, daß ein Teelöffel Urin genüge und auch beim Einreiben geringe Mengen verwendet werden könnten. Bei Scharlach, Mandelentzündung und Grippe würden allerdings erst größere Mengen zur Heilung führen. Durch das Urinfasten würde mehr Harnsäure produziert, die ein Produkt der Zellzerlegung sei. Deshalb solle man viel Wasser dazu trinken.

Er selbst habe Tuberkulose gehabt und dadurch einen Leberschaden bekommen. Alle Medikamente hätten nichts geholfen. Dann habe er sich der Homöopathie und ganzheitlichen Ärzten zugewandt und die Urin-Therapie kennengelernt. Nach 14 Tagen sei bereits eine Besserung eingetreten. Seither benutze er den Urin nur noch ein- bis zweimal die Woche, es sei denn, er habe eine Grippe oder Magen- und Darmbeschwerden.

Dr. Föller will sich – wie gesagt – weiter intensiv mit dem Thema befassen und sich aus Amerika noch einmal melden. Bisher ist kein Kontakt mehr zustande gekommen.

In der Zeitschrift *Naturheilpraxis* erschien 5/1994 ein Artikel über ein Buch von Ingeborg Allmann mit dem Titel:

Die Heilkraft der Eigenharntherapie

Die Urin-Therapie entspricht in vollem Maß den Prinzipien der Naturheilkunde, nach denen man nicht passiv geheilt werden soll, sondern man sich selbst aktiv heilen sollte, so die Autorin. Die Methode sei einfach, billig und zuverlässig. Der Eigenharn sei das spezifische Heilmittel jedes Kranken – wie für ihn persönlich hergestellt und auf seinen momentanen Bedarf abgestimmt, denn er ändert ständig seine Zusammensetzung. Ein Mittel, das nicht nur heile, sondern – vorbeugend genommen – die Gesundheit erhalte.

Energetisch betrachtet bezeichnet die Autorin den Harn als exaktes Hologramm der gesunden und kranken Körperflüssigkeiten. Das heißt, die gesamte Information der Körperflüssigkeiten ist im Urin gespeichert. So gesehen ist die Wirkung des Urins einmal ein Resonanzphänomen. Die riesige Fläche der hochaktiven Darmschleimhaut muß sich mit dieser Information des zurückgegebenen Harns auseinandersetzen. Zum anderen ist es aber auch ein Substitutionsphänomen – eine Wiederverwertung von organischen Bausteinen. Der ausgeschiedene Urin ist kein Abfall, sondern ein Wertstoff – um die neueste Wortschöpfung aus unserer Abfallwirtschaft zu gebrauchen. Diese Therapie setzt die Autorin erfolgreich ein bei Allergien, Mykosen, Krebs, Gefäßkrankheiten, Infektionskrankheiten, Rheuma, Augenkrankheiten u. v. m.

Naturheilpraxis 5/94

Ingeborg Allmann schrieb mir am 7. 3. 1995:

. . . Ich freue mich, daß Sie so viele Zuschriften über Erfolge mit der Eigenharn-Therapie bekommen haben und daß Sie wieder ein Buch damit füllen können. Diese positiven Fallbeispiele werden sicher wieder viele verzweifelte oder unzufriedene Patienten dieser großartigen und nebenwirkungsfreien Therapie zuführen und, was auch sehr wünschenswert wäre, mehr und mehr kritische Mediziner zumindest erst einmal aufhorchen lassen.

Ein Problem, das wir Urin-Buch-Autoren bisher immer sehr vorsichtig angegangen sind, ist die Kombination von gewohnheitsmäßig eingenommenen chemischen Medikamenten mit der Eigenharn-Therapie. Dies ist auch der Grund meines Briefes, denn ich kann erfreulicherweise nach meinen bisherigen Erfahrungen, nun zur Entwarnung blasen: Viele Patienten haben mir von ganzen oder teilweisen Heilerfolgen berichtet, obwohl sie zusätzlich zur Eigenharn-Therapie ihre gewohnten allopathischen Arzneimittel eingenommen hatten. Noch erstaunlicher war die Schilderung zweier Krebspatienten, die während der Chemotherapie bis zu einem Liter Eigenharn getrunken haben und diese Behandlung, im Gegensatz zu anderen Patienten, sehr viel besser überstanden haben und auch keinen Haarausfall hatten. Frau H. Z. aus E. hatte einen Darmtumor im 4. Stadium, einen Blasenanhangstumor, einen Overialtumor, Bauchfell und Lymphknoten waren mitbefallen. Sie wurde Ende 1993 operiert und lehnte danach Behandlung und Bestrahlung ab, trank ihren Urin und wurde noch akupunkturmäßig versorgt. Bei der Nachuntersuchung Anfang 1994 fand man noch einen Tumor an der Aorta hinter dem Brustbein, der inoperabel war. Deshalb ließ die Patientin die vorgeschlagene Chemotherapie zu (6 Therapien über 24 Wochen verteilt) und trank dazu 5mal täglich 200 ml ihres Harns. Sie setzte jeweils nur 3 bis 4 Tage nach der Chemotherapie aus. Sie hat bis jetzt nicht gefastet, obwohl sie einige Kilo zugenommen hat. Aber ihr Therapeut hat ihr schon angekündigt, daß sie, falls weitere Metastasen auftreten sollten, zusätzlich zur Urin-Therapie sich einer Fastenkur unter Aufsicht unterziehen müsse. Die Patientin fühlt sich momentan (Stand März 1995) sehr gut.

Im übrigen habe ich in meinem Buch Dosierungsangaben zur Urin-Therapie in Verbindung mit Medikamenten angegeben. Ich hoffe, liebe Frau Thomas, daß meine Ausführungen auch die vielen, vorerst noch medikamentenabhängigen und verunsicherten Patienten bestärkt, in die Urin-Therapie einzusteigen.

Was mir im Moment mehr Sorgen bereitet, das sind die Heilkrisen, die während der Eigenharn-Therapie auftreten können. Sie sind der Naturheilkunde zwar wohlbekannt, wurden aber von bisher schulmedizinisch betreuten Patienten meistens falsch verstanden. Die Kranken, die mit ihrer Heilkrise allein nicht fertig werden, bitte ich, sich dann an einen naturheilkundlichen Therapeuten zu wenden.

Selbsthilfegruppen

Eine besonders erfreuliche Entwicklung ist, daß sich inzwischen sechs Selbsthilfegruppen für Urin-Therapie gebildet haben. Ich habe allen jeweils zwei „Gruppen-Geländer" zugeschickt. Sie finden diese – vielleicht als Anregung für andere Gruppenwillige – hier abgedruckt. Der folgende Brief, und was daraus entstand, hat mich sehr gefreut. Dies scheint ein besonders erfolgversprechender Weg zu sein. Wenn mehr Bürger-innen sich ähnlich aufrafften, würde sicher bald mehr passieren. Lesen Sie selbst:

G. J. aus Gießen, 15. 2. 1994:
. . . wie ich Ihnen schon in den beiden letzten Schreiben mitteilte, hatte ich vor, eine Selbsthilfegruppe zu

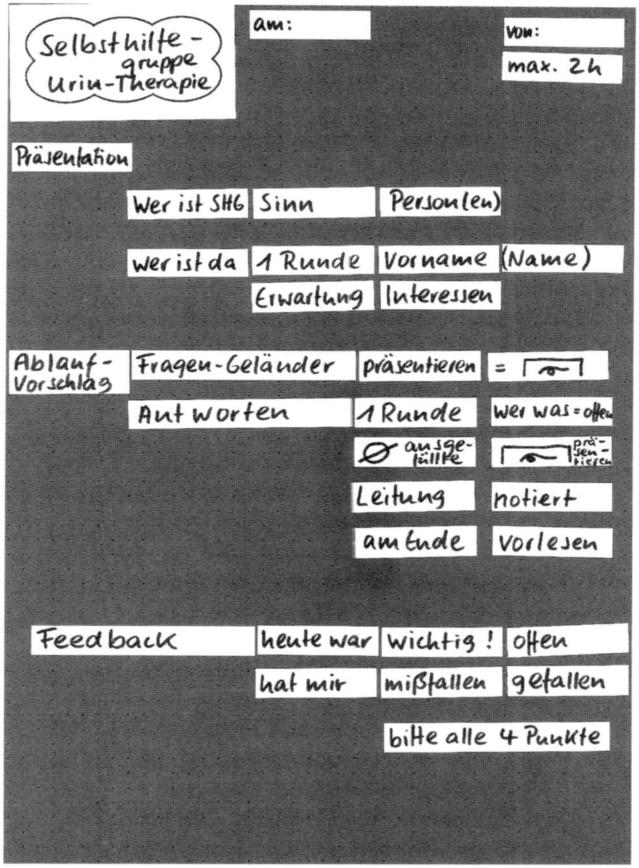

Ablauf-Geländer als sinnvolles Arbeitsmittel für Selbsthilfegruppen

gründen. Dies ist nun geschehen. Seit Anfang dieses Jahres gibt es in Gießen eine Selbsthilfegruppe: „Ein ganz besonderer Saft" betr. des Buches von Carmen Thomas. Durch die Mithilfe der Presse war es möglich. Leider kannten nicht alle Ihr Buch, so daß es nur langsam vorangeht. Über unsere Selbsthilfegruppe folgt in den nächsten Tagen ein weiterer Bericht in einer Gießener Tageszeitung. Meine Frage an Sie: Gibt es schon mehrere Gruppen oder Gesprächskreise, um vielleicht eine Verbindung oder Zusammenarbeit zu bekommen?

Nach Erscheinen des ersten Zeitungsartikels wurde sehr viel angerufen, aber die Besucherzahl hält sich noch in Grenzen. Auch habe ich an die Krankenkasse

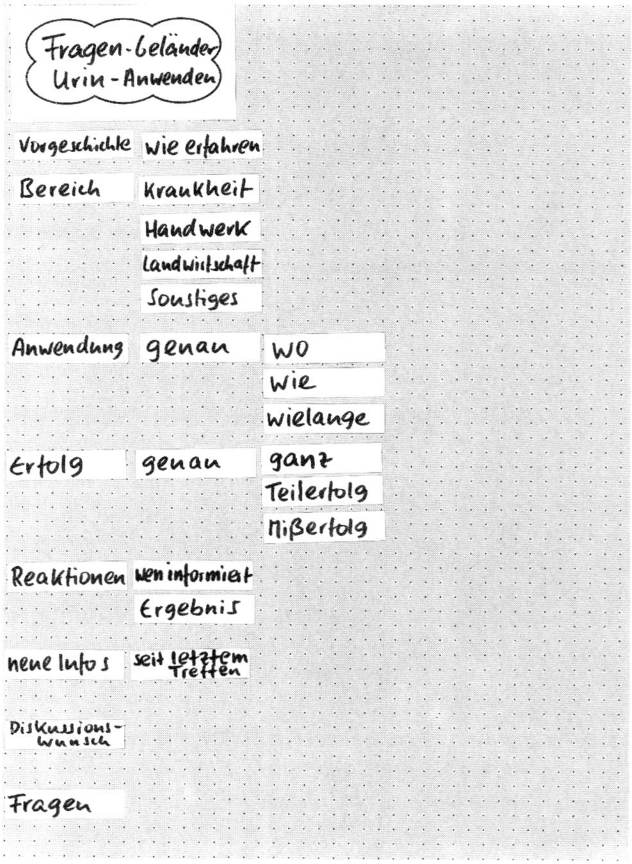

Fragen-Geländer als Erzähl-Geländer in der Gruppe

geschrieben: Bericht liegt bei. Ich sehe also ganz klar, von dieser Seite kommt nichts. Ein Anruf bei Frau Neuhaus bestätigte mir auch, daß Mittel für die Forschung wohl nicht zu bekommen sind. Ich habe noch immer die Idee, daß sich Personen Blut abnehmen lassen, dann nach ca. 3 Wochen Uringenuß das Blut wieder vergleichen. Herr Wißmann (AOK) riet mir, vielleicht gäbe es einen Arzt, der sich bereit erklärte, dies zu tun. So bin ich noch auf der Suche . . .

Aus der *Gießener Allgemeine:*

Urin als Medikament verwenden?
Rödgener will aufgrund guter Erfahrungen eine Selbsthilfegruppe gründen

Ein Rödgener Bürger kämpft gegen Vorurteile, Unkenntnis und Ekel. Denn seit einigen Monaten hat er Urin als Heilmittel entdeckt. Nach der Lektüre des Buches „Ein ganz besonderer Saft – Urin" von Carmen Thomas probierte der Rödgener einige der Vorschläge erfolgreich aus. Jetzt möchte er eine Selbsthilfegruppe gründen, bei der Interessenten sich über Heilerfahrungen mit Urin austauschen können. Denn bisher gebe es nur Mundpropaganda hinter vorgehaltener Hand. Aufgrund der Vorurteile seiner Mitmenschen möchte der Rödgener auch gerne ungenannt bleiben. „Nachher heißt es: Das ist ein Spinner", fürchtet er. Dennoch sagt er: „Ich stehe schon dazu." Und seine persönlichen Heilerfolge scheinen ihm recht zu geben. Jahrelang hatte er mit rissigen Händen zu kämpfen. Keine der vom Arzt verschriebenen Salben konnte ihm helfen. Das Einreiben der Hände mit einige Tage altem Morgenurin half ihm schließlich. Auch bei Grippe habe sich frischer Morgenurin als Erkältungsgetränk bewährt, versichert der Rödgener. „Ein bißchen Scheu ist schon dabei", berichtet er von seinen ersten Experimenten. Zur Verteidigung dieser ungewöhnlichen Medizin erläutert der Rödgener, daß Urin schließlich viele Stoffe enthalte, die sich auch in Medikamenten befinden. An organischen Substanzen sind darin beispielsweise Harnstoff und Ammoniak enthalten. Natriumchlorid, Calcium oder auch Magnesium gehören zu den anorganischen Inhaltsstoffen des Urins neben Spuren von Kohlen- und Fettsäure. Zur allgemeinen Stärkung des Immunsystems lasse sich Urin sicherlich gut einsetzen, glaubt der experimentierfreudige Rödgener. Auch Hautprobleme und Fußpilz gehören in den Wirkungsbereich. Gegenargumente, die auf Bakterien in dieser körpereigenen Medizin verweisen, wiegelt er damit ab, daß der Körper gegen seine eigenen Bakterien bereits immun sei. Er vermutet, daß diese Behandlungsmethode so wenig propagiert wird, weil die Pharmafirmen sich vor dieser billigen und problemlosen Konkurrenz fürchten.

Wer Interesse an einer Selbsthilfegruppe hat, kann sich an diese Telefonnummer wenden: 49 36 45. Monatlich am ersten Freitag sind Treffen in der Friedrichstraße 28 um 20.00 Uhr geplant.

Gießener Allgemeine, 1. 12. 1993

Brief von G. J. aus Gießen an die AOK Gießen, 27. 12. 1993:

. . . Sie werden sich sehr wundern über diese Post, die Sie heute erhalten. Nun, es wird so viel über Kostendämpfung oder alternative Medizin geredet. Hier hätte ich einige brauchbare Vorschläge, einen Teil habe ich schon selbst erfolgreich ausprobiert.

Am 1. Dezember 1993 war ein Artikel von mir in der Gießener Allgemeinen Zeitung zu lesen. Kopie liegt bei. Dann wurde eine Selbsthilfegruppe gegründet, die seit 14 Tagen besteht. Das alles bezieht sich auf das Buch „Ein ganz besonderer Saft – Urin" von Carmen Thomas. Auszüge habe ich kopiert und beigefügt. Ich finde, bei dieser Urin-Therapie steckt noch mehr dahinter, das ist eigentlich der Grund meines Schreibens. Es ist schwierig, mit anderen Menschen darüber zu sprechen, man stößt dabei auf einen tiefsitzenden Ekel. Hier müßte eine richtige Aufklärung stattfinden. Das Ganze wissenschaftlich zu untersuchen, sollte das Ziel sein: Wo Eigenurinbehandlung eingesetzt werden kann, oder wo abzuraten ist. Warum wird diese Urin-Therapie nicht gefördert? Sind es die Ärzte, die sich davor fürchten, man könnte ihnen das Wasser abgraben? Eine weitere Forschungsarbeit zur Heilkraft des Urins ist nötig. Deshalb meine Bitte an Sie: Was können Sie dazu beitragen? Gibt es noch mehr Literatur darüber? Oder sind Sie grundsätzlich dagegen?
Vielen Dank für Ihre Bemühungen!

Antwortschreiben der AOK Gießen, 5. 1. 1994:

. . wir danken Ihnen für Ihre ausführliche Information über die Urin-Therapie. Es war überaus interessant, die Erfahrungsberichte über dieses Hausmittel zu lesen, zumal uns eine derartige Therapieform bisher noch nicht bekannt war.

Darüber hinaus können wir als Träger der gesetzlichen Krankenversicherung die Beiträge unserer Mitglieder nur für die gesetzlich vorgesehenen Leistungsausgaben verwenden. Es ist uns untersagt, Gelder für Forschungsarbeiten jeglicher Art zur Verfügung zu stellen. Die Forschungsarbeiten im Bereich der Medizin werden von Krankenhäusern und entsprechenden Forschungsinstituten betrieben. Gelder hierfür stellt in der Regel das entsprechende Bundesministerium zur Verfügung. Da uns die o. g. Therapieform bis heute noch nicht bekannt war, können wir Ihnen auch keine Literaturhinweise über die weiteren Anwendungsmöglichkeiten geben. Wir empfehlen Ihnen, sich bzgl. Ihrer Anfragen an das Bundesministerium für

Gesundheit, Referat Öffentlichkeitsarbeit, Postfach 5 31 08 Bonn, zu wenden.

Wir wünschen Ihnen und Ihrer Selbsthilfegruppe viel Erfolg und Gesundheit im neuen Jahr.

Ein halbes Jahr später, am 29. 7. 94, erschien im *Gießener Anzeiger* folgender Artikel:

Der ganz besondere Saft aus einer eher ungewöhnlichen Hausapotheke
Eigenurin trinken und einreiben hilft bei vielen Krankheiten
Selbsthilfegruppe hilft sich

Ein ganz besonderer Saft ist er, der Urin. Ein oder auch mehrere Gläschen über den Tag verteilt getrunken, helfen bei vielen Krankheiten. Und das Einreiben mit der gelblichen Flüssigkeit ist gut gegen Hautkrankheiten. Von dieser doch etwas ungewöhnlichen Hausapotheke sind die Mitglieder der Gießener Selbsthilfegruppe Urin-Therapie überzeugt. Und sie wissen, wovon sie reden, haben sie doch alle mit diesem speziellen Getränk nur die besten Erfahrungen gesammelt – am eigenen Körper.

Was bei den meisten Menschen Ekel hervorruft, ist für Safttrinker nicht „Abfall, sondern Wertstoff" und hat ihnen, „die vorher schon alles probiert hatten", geholfen. Diese Worte kommen vom Gründer der Selbsthilfegruppe. „Mit meinen offenen Händen und den ständigen Erkältungen bin ich bei vielen Ärzten gewesen, habe Salben benutzt und Pillen geschluckt", erzählt er. Doch nichts habe auf Dauer geholfen. Und dann, Mitte letzten Jahres, wurde er durch eine Fernsehsendung auf die jahrhundertealte Urin-Therapie mit ihren Erfolgen aufmerksam.

...

Er las sich immer mehr Wissen über die Urin-Therapie an, sprach mit der Buchautorin Carmen Thomas, probierte aus. Im Januar fühlte er sich dann soweit als „Experte der Urin-Therapie", daß er die Selbsthilfegruppe gründete. Da für die alternative Heilmethode keine wissenschaftliche Forschung betrieben wird – „daran ist später ja nichts zu verdienen" – ist der Erfahrungsaustausch unter den Safttrinkern wichtig. Inzwischen ist die Gruppe auf 15 Mitglieder angewachsen und die Heilungserfolge sind nicht von der Hand zu weisen.

...

Der Initiator ist jedenfalls von der Wirkung überzeugt und findet es wichtig, selbst etwas für sich tun zu können. „Mein Ziel ist es, Leute zu gewinnen, die mitmachen, sich dafür interessieren und es konsequent durchziehen." Die Selbsthilfegruppe trifft sich jeden ersten Freitag im Monat – nächster Termin 5. August – um 20.00 Uhr in der Friedrichstraße 28. Telefonische Auskunft gibt der Organisator unter (06 41) 49 36 45.

Gießener Anzeiger, 29. 7. 1994

Noch ein knappes Halbjahr später, am 8.11 94, erschien in der *Gießener Allgemeine* ein weiterer Artikel:

Den Ekel haben alle längst überwunden

Anfang diesen Jahres konstituierte sich – wie seinerzeit berichtet – in Gießen die Selbsthilfegruppe „Ein ganz besonderer Saft" zur Urin-Therapie. Was damals klein anfing, hat sich heute vervielfacht, so daß der Initiator zum jüngsten Treffen über 20 „eigenurinerfahrene" Teilnehmer begrüßen konnte. Dazu gesellte sich ein Ehrengast aus Israel, Immanu-El Adiv, die sich seit 15 Jahren im Krankheitsfall mit ihrem eigenen Urin behandelt, ihn täglich trinkt und mit den Gießenern ihre Erfahrungen austauschen wollte. Zudem plant sie, eine ähnliche Selbsthilfegruppe in Jerusalem zu gründen, wofür sie Tips benötigte. Die Adresse der Gruppe hatte Adiv von Carmen Thomas bekommen, der Autorin des Buches

„Ein ganz besonderer Saft – Urin“, das wegweisend für die heimische Gruppe gewesen war.

. . .

In einem Rundgespräch hatten alle Teilnehmer-innen die Möglichkeit, von sich, ihren Anfängen und den Erfahrungen mit dem „besonderen Saft“ zu berichten. Sie ergänzten und unterstützten sich dabei, gaben Büchertips und praktische Anregungen. Ekel vor der „goldenen Fontäne“, wie ein Buchtitel von Coen van der Kroon lautet, haben alle ihrem Bekunden nach nicht mehr.

An alle erging zum Schluß die Bitte des Organisators, die Erfahrungen mit der Urin-Therapie aufzuschreiben, da Carmen Thomas sie gerne für ein neues Buch verwenden würde.

Die Selbsthilfegruppe trifft sich jeden ersten Freitag im Monat in der Friedrichstraße 28 um 20.00 Uhr.

Gießener Allgemeine, 8. 11. 1994

Auch der lokale Rundfunk reagierte schließlich; *Radio FFH* brachte folgenden Beitrag:

Wenn dieses Geräusch ertönt, ist es schon zu spät. Millionen Liter kostbarster Urin rauschen täglich durch die Abflußrohre, um sich schließlich in der Kanalisation zu verpissen. Die reinste Verschwendung sagen die Anhänger der Gießener Selbsthilfegruppe mit dem prikkelnden Namen „Ein ganz besonderer Saft“. Sie benutzen ihren Eigenurin als Universalmedikament.

. . . „Ich trinke jeden Morgen, manchmal auch abends, bevor ich ins Bett gehe. Ich habe meine Krampfadern gut im Griff, ich reibe sie schön ein und auch meinen Herpes habe ich geheilt. Es sind so viele Sachen, ich kann die gar nicht alle aufzählen.“

Die Harnschlecker berichten von unglaublichen Heilerfolgen bei Erkältungen mit Migräne und Fieber. Durch tägliches Einreiben würden aber auch Warzen, Ekzeme, Neurodermitis und Herpes erfolgreich bekämpft. Sonnenbrand, Fußpilz und Prellungen werden praktisch weggepinkelt und sogar auf total verglatzten Greisenhäuptern soll nach der Urinkur das Haupthaar wieder sprießen. Trotzdem hat noch nicht jeder den letzten Ekel überwunden.

. . . „Ich hatte akute Halsschmerzen, und ich habe mit dem Urin gegurgelt, und der Erfolg stellte sich also spontan ein. Nur in dem Moment des Gurgelns habe ich mir vorgestellt: ‚Wenn ich das jetzt schlucken müßte‘, und da habe ich so gedacht, ich glaube dann würde ich wohl doch Brechreiz kriegen.“

Brechreiz bekommen viele schon, wenn sie nur von diesen ungewöhnlichen Behandlungsmethoden hören. Angewidert wenden sie sich ab. Deshalb wollen die zehn Mitglieder der Gruppe im Alter zwischen 25 und 70 Jahren auch anonym bleiben. Dabei schmeckt der ganz besondere Saft offenbar gar nicht so übel, wie manche denken.

. . . „Ich habe erst ein paar Schluck getrunken und dann noch mal ein paar Schluck. Ach, das kannste doch trinken. Das hat doch gar nicht so schlecht geschmeckt. Ich fand also, das muß man erst so langsam anfangen. Es ein bißchen genießen. Dann kommt man auch dahinter.“

Körperwarm und frisch sollte der goldgelbe Trunk schon sein. Besonders gesund ist angeblich der Mittelstrahl des Morgenurins. Frei nach dem Motto: Urinieren geht über studieren, sollten Sie sich jetzt einfach mal ein Täßchen gönnen. Entweder pur oder als schmackhaftes Harnmixgetränk nach einem Rezept der Gießener Selbsthilfegruppe.

. . . „Ich habe da erst so einen Himbeersaft genommen, und dann bin ich jetzt umgestiegen auf Karottensaft. Das fand ich also noch besser. Und das verrühre ich ein bißchen. Ein bißchen Selterswasser drauf. Das kann man machen, ohne Schwierigkeiten.“

Zu Risiken und Nebenwirkungen fragen Sie Ihren Arzt oder Apotheker.

Matthias Jahn, Radio FFH, Gießen

Zitate aus der Presse

In der Zeitschrift *top agrar* erschien folgender Artikel

Heilen mit Urin?

Welche Erfahrungen haben Sie mit Urin als „Heilmittel" gemacht? Das fragten wir die top agrar-Leser-innen in unserer September-Ausgabe. Hier einige Auszüge aus den Leserzuschriften.

Neurodermitis: Weniger Juckreiz
Bei unserem Sohn machte sich im Alter von einem halben Jahr Neurodermitis bemerkbar. Ihm konnte weder Hausarzt, Kinderarzt noch der Hautarzt helfen. Nach langem Zögern sind wir zu einem Heilpraktiker gegangen. Auf sein Anraten hin behandelten wir die befallenen Hautstellen mit Urin. Und zwar habe ich die kranken Stellen zweimal täglich mit meinem Urin betupft. Die Behandlung hatte Erfolg, die eitrigen, blutigen Wunden heilten zu und der lästige Juckreiz ließ nach.

E. S. aus V.

Wirksam gegen Gerstenstaub-Allergie
Ich bin Schweinemäster und allergisch gegen Gerstenstaub. Immer wenn ich mit diesem Staub in Kontakt komme, rötet und spannt sich meine Haut. Mein Hautarzt hat mir eine cortisonhaltige Salbe verschrieben, die wohl hilft. Aber als ich vor vier Monaten von der Eigenbehandlung mit Urin hörte, wurde ich neugierig und probierte den „besonderen Saft" bei mir aus. Die Wirkung war die gleiche wie mit der Salbe: Nach drei Tagen sah meine Haut wieder normal aus. Mittlerweile nehme ich die Salbe nicht mehr. Ich behandle meine Haut jetzt nur noch mit Urin.

F. G. aus H.

Mandelentzündung: Gurgeln mit Urin
Ich hatte früher häufig Last mit Mandelentzündungen. Vor vier Jahren empfahl mir (wieder mal erkrankt) ein Bekannter, mit meinem Urin zu gurgeln. Nach anfänglichem Ekel habe ich mich überwunden: Ich fing morgens meinen ersten Urin auf und gurgelte damit. Und siehe da, nach zwei Tagen war die Entzündung gänzlich abgeklungen. Drei Jahre hatte ich Ruhe mit meinen Mandeln. Als ich aber dieses Jahr wieder die ersten Anzeichen einer Entzündung spürte, gurgelte ich sofort am Morgen mit Urin. Der Erfolg war erstaunlich, schon am Abend hatte ich keine Halsschmerzen mehr.

O. B. aus N.

Unserem Hund half der „besondere Saft"
Der Liebling unserer Familie ist ein Leonberger. Er ist ein großer Hund mit langen, herabhängenden Ohren. Diese Ohren waren vor einiger Zeit plötzlich so schlimm entzündet, daß der Hund nur noch mit den Ohren schlug und jämmerlich jaulte. Vom Tierarzt erhielten wir eine cortisonhaltige Lösung, die wir täglich in die Ohren träufelten. Doch auch nach Wochen trat keine Besserung ein. Schließlich faßte ich den Entschluß, seine Ohren mit meinem Urin zu behandeln – nachdem ich mehrmals von Behandlungen mit diesem Saft gehört hatte. Ich fing zweimal meinen ersten Urin auf und träufelte ihn mit einer kleinen Spritze zweimal im Abstand von einer Woche in beide Ohren. Seitdem scheint es, daß der Hund von seinem Leiden geheilt ist.

U. H. aus H.

Warze: Nach drei Monaten verschwunden
Vor zwei Jahren bekam ich wie aus heiterem Himmel eine riesige Warze – direkt auf meinem Daumenrücken. Da ich höllische Angst vor dem Wegschneiden bzw. Ausbrennen hatte, beschloß ich, zunächst mit meinem Urin zu behandeln. Ich pinkelte jeden Morgen über meinen Daumen. Schon nach vier Wochen war die Warze merklich kleiner und nach ungefähr drei Monaten war sie völlig verschwunden.

U. B. aus A.

Kuh: Offene Wunde mit Urin geheilt
Bei einer Kuh begoß ich eine schlecht heilende Wunde

am Bein mit ihrem frischen Urin. Siehe da: Nach einer Woche war die offene Stelle zu.

S. R. aus F.
top agrar, 2/94

Einen ausführlichen Bericht brachte *Natur & Heilen:*

Heilen mit dem eigenen Saft
Die Eigenharntherapie

Was jahrhundertelang in der Volksmedizin mit großem Erfolg zur Anwendung kam, ist in der heutigen Apparate-Medizin in Vergessenheit geraten. Die Rede ist von der bei uns häufig als unappetitlich und abstoßend empfundenen Eigenharntherapie. Daß diese Therapie jedoch bei vielen Krankheiten rasch und sicher wirkt, zeigt Alva Haasler, Heilpraktikerin und selber begeisterte Anwenderin der Urin-Therapie, im folgenden Artikel.

Unser Körper besteht aus einer perfekten und bestorganisierten Struktur. Die inneren Körperprozesse mit der permanenten Produktion von chemischen Substanzen sind so wunderbar ineinander verwoben, daß sie bis heute von keinem Labor als Ganzes rekonstruierbar sind.

Zu einem solchen äußerst komplizierten Prozeß gehört auch die Entstehung des Urins in den Nieren. Hier durchläuft der flüssige Bestandteil des Blutes in rund einer Million Nephronen (funktionelle Niereneinheiten) einen Filterungsprozeß, in dem der Endharn entsteht. Harn ist also nichts anderes als ein Teil des Blutes, ein Blutserumkonzentrat. Darin sammeln sich Mineral- und teilweise auch Eiweißüberschüsse, Hormonreste und Vitaminbestandteile. Die Harnblase stellt eine Art Überlaufbecken im stets fließenden Serumstrom dar, und ihr Inhalt ist immer individuell zusammengesetzt. Führt man ihn in den Körper zurück, so entfaltet sich dort eine Immunreaktion, ähnlich der Eigenblutwirkung. Dieser Eigenharn stellt das spezifische, individuelle Heilmittel eines jeden Kranken dar. Und es ist immer genau für ihn, nach seinen jeweils momentanen Gegebenheiten und Bedürfnissen hergestellt, da es ja von ihm selbst produziert wurde. So kann der Eigenharn als Umstimmungstherapie eingesetzt werden, um dem körpereigenen Abwehrsystem einen Anstoß zu geben.

Aber der Eigenharn wird nicht nur im Krankheitsfall eingesetzt, sondern auch vorbeugend zur allgemeinen Stärkung empfohlen. Mit der Eigenharntherapie, die in der Anwendung äußerst einfach und billig ist, vertraut der Mensch wieder der Kraft der körpereigenen Natur, dem „inneren Heiler“.

Uralte Tradition

Die Eigenharntherapie beruht auf einer uralten Tradition und gehört von alters her zum Arzneischatz vieler Völker. Sie lebt z. B. in der indischen Medizin bis heute ungebrochen fort. Die ältesten Schriften über die Eigenharntherapie finden wir bei den Ayurweden in Indien. Die 5000 Jahre alte ayurwedische Literatur beruht auf der „Samkhya“-Philosophie der Schöpfung (Samkhya aus dem Sanskrit bedeutet: Sat = Wahrheit und Kya = Wissen). Dieser Heilkunst bedienen sich viele Inder als „Anleitung zum täglichen Leben“. Ayurweda betrachtet Gesundheit und Krankheit aus einer ganzheitlichen Sicht, was ein derzeit praktizierender ayurwedischer Arzt folgendermaßen beschreibt: „Im Westen bezieht sich der Begriff der Diagnose im allgemeinen auf das Identifizieren der Krankheit, nachdem sie bereits in Erscheinung getreten ist, und zwar durch Fragen, Analysieren und logisches Folgern! Im Ayurweda versteht man jedoch unter dem Begriff der Diagnose eine ständige aktuelle Überwachung der Wechselwirkung zwischen Gesundheit (= Ordnung) und Krankheit (= Unordnung) im Körper, d. h. Akzeptieren, Beobachten und Erfahren!“ (Dr. Vasant Lad, USA.)

Die Fähigkeit des einzelnen zur Selbstheilung ist grundlegend für die Sichtweise der ayurwedischen Wissenschaft, und so sollte auch die Eigenharn-Therapie betrachtet werden. Der indische Gott Shiva hat z. B. in einem Dialog mit seiner Frau Parvati praktische Anweisungen und Rezepte zur Durchführung und Wirkung der Eigenharn-Therapie gegeben. Diese altüberlieferte Sanskrit-Arbeit ist im „Damar Tantra" zu finden und heißt bezeichnenderweise „Shivambu Kalpa". „Shivambu" (= der eigene Harn) wird hier als himmlischer Nektar und Zerstörer der Senilität und sämtlicher Krankheiten beschrieben. Die Anwendung ist hier eingebettet in religiöse Rituale, besondere Schlafweisen, Yoga-Übungen etc., was die obengenannte ganzheitliche Sichtweise deutlich macht. Bedeutende indische Politiker wie Mahatma Gandhi und Nawarhal Nehru tranken täglich eine Portion Morgenurin, um sich trotz der dauernden Strapazen gesund zu erhalten. Der ehemalige indische Ministerpräsident, Morarji Desai, 98 Jahre alt und begeisterter Anwender der Urin-Therapie, beschreibt in seinem Buch „Nature Cure" miterlebte Heilungen von Diabetes, Tuberkulose, Augen-, Ohren-, Zahn- und Hauterkrankungen. In „Miracle of Urine Therapy" nennt Dr. Mithal noch viele andere indische und europäische Quellen und Therapeuten, die die Urin-Therapie mit großem Erfolg angewandt haben.

Dr. Yeshi Dhonden, ein Arzt der traditionellen tibetanischen Medizin in Dharamsala (Indien), berichtete 1980 in einem Interview, daß die Urinanalyse noch heute für die Diagnose und Prognose fundamental sei. Die tibetische Heilkunde hat ihre Wurzeln in der ayurwedischen, chinesischen, persischen und griechischen Medizin. Allen gemeinsam sind uralte Überlieferungen von Methoden der Purifikation (= Reinigungsritual) mit menschlichem Urin. So werden auch Metalle und Mineralien, die als Medizin dienen, bis zu zwei Jahren darin präpariert.

Ständig verfügbare Naturmedizin

Auch Indianer benutzen noch heute „das Wasser des Lebens" für ihre heilenden und meditativen Kulthandlungen. Viele Naturvölker wie Eskimos, Ladakhis – aber auch Zigeuner, einsame Bergbauern, Expeditionsreisende – sind mit dieser Heilmethode, die ja überall verfügbar ist, vertraut. Auch für Kriegsgefangene war der Eigenharn häufig Lebensretter, wenn sie das Glück hatten, diese „Medizin" zu kennen. Der Asienforscher Sven Hedin hat bei seinen Wüstendurchquerungen Kamelurin getrunken. Arafat ordnete bei einer Notlandung in der Wüste für den Fall einer verzögerten Rettung Urintrinken an. Bei uns gab es im Mittelalter die sogenannten „Dreck-Apotheken", die fast alle Krankheiten mit Kot oder Urin, vermischt mit Pflanzenextrakten, heilten. (Über die sogenannten „Wasserdoktoren" findet man Berichte und Rezepte in „Vergleichende Volksmedizin" Band I und II, Stuttgart 1907.) In England wurde das Harntrinken schon früh bekannt. J. W. Armstrong, der Vater der derzeitigen westlichen Urin-Therapie, glaubt aus einem Bibelzitat herauszuhören, daß Jesus bei seiner 40tägigen Wüstenmeditation mit seinem Eigenharn gefastet hat: „. . . und trank aus seiner eigenen Zisterne". Armstrong beschreibt in seinem Buch „The Water of Life", wie er seine eigene doppelseitige Lungenentzündung mit einer 45tägigen Urin-Fastenkur plus Wassertrinken restlos geheilt hat. Außerdem finden wir in seinem Werk viele Fallbeschreibungen von geheilten Patienten. Dabei sind die verschiedensten, auch sogenannte unheilbare Krankheiten aufgeführt, z. B. Krebs, Gangrän, Asthma, Gelbsucht, Lähmungen, Epilepsie, Syphilis, Rheuma, Augenkrankheiten aller Art, Colitis, Nephritis etc. Hier wird auch genauestens aufgeführt, wie wichtig Urin-Einreibungen, -Kompressen und -Fasten sind und wie sie durchgeführt werden.

Ingeborg Allmann hat in ihrem Buch „Die Heilkraft der Eigenharn-Therapie" die wesentlichen Anleitungen und Heilerfahrungen Armstrongs übernommen und eigene hinzugefügt. Erst als ich mich selber mit der Urin-Therapie befaßte, hörte ich viele überlieferte und selbsterlebte Geschichten über die wunderbare Heilung mit dem eigenen Saft.

Tabus und innere Widerstände

Wohl jeder von uns wüßte etwas aus eigener Erfahrung von dem Tabu-Thema „Urin" zu berichten. Die kindliche

Sauberkeitserziehung ist nicht umsonst ein wichtiger Problemkreis in der Psychotherapie. Kein Wunder also, daß unser aller Reaktion auf die erste Konfrontation mit der Eigenharntherapie Scham, Abscheu und Ekel ist. Und dies ist verständlich, da in unserem sozialen Umfeld der gesamte Bereich um unsere Exkremente (Blut, Stuhl, Urin, Samen, Ausfluß, Auswurf, ja sogar Schweiß und Atem) als etwas Schmutziges völlig ausgegrenzt wird. Selbst wenn wir die erste Schranke unserer Erziehung überwunden haben, treten oft noch massive andere Zweifel zutage:

Erstens: Wie kann es richtig sein, ein Ausscheidungsprodukt des Körpers demselben wieder zuzuführen?

Wenn wir uns der Natur zuwenden, können wir überall den sogenannten Recycling-Prozeß beobachten: tote Blätter, „Pferdeäpfel" und aller Kompost zurück in die Erde gebracht, lassen Pflanzen, Blumen und Früchte mit bester Qualität gedeihen und übertrumpfen immer noch alle moderne Kunstdüngung.

Zweitens: Es ist außerdem nur eine bloße Vermutung, daß der Körper den Urin als „nutzlos" und als „giftiges Material" ausscheidet. Es gibt keine wissenschaftliche Basis für diese Annahme. Im Gegenteil: Man hat wertvolle Hormone, Enzyme, Mineralien, Salze, Antikörper u. a. im Urin gefunden, wobei die Hormone sogar in der Kosmetikindustrie verwendet werden. Der Urin ist das sterile Restwasser, welches die Nieren aus dem Blut herausgefiltert haben.

Drittens: Ist es nicht riskant, sich auf die Urin-Therapie zu verlassen, obwohl es noch keine wissenschaftliche Forschung darüber gibt?

Kein chemisches Medikament ist in der menschlichen Anwendung sicher und „nur dort" wirksam, wo es dies sein soll. Es gibt immer Nebeneffekte und viele unberechenbare negative Reaktionen im Körper, je nach Giftigkeit und Menge des Medikaments und je nach Dauer der Einnahme. Für die negativen Folgen der gesamten pharmakologischen Therapie gibt es leider nur allzu viele lebende Beispiele. Bei der Urin-Therapie hat es seit Tausenden von Jahren keine Berichte über schädigende Wirkung oder Nebeneffekte gegeben.

Viertens: Riecht oder schmeckt der Urin nicht einfach zu eklig?

Der oft abstoßende Geruch resultiert vor allem aus einer falschen Ernährung. Läßt man nur ein paar Tage die tierischen Eiweiße, Alkohol, Zucker und sonstigen Gifte weg, wird man überrascht sein vom „geringen bis nicht vorhandenen" Geruch und dem angenehmen Geschmack.

Fünftens: Wenn die Urin-Therapie eine so effektive Heilmethode ist, warum ist sie dann so unbekannt?

Ein Zyniker würde antworten: „Genau aus diesem Grund!" Mit dem technischen und wissenschaftlichen Fortschritt hat sich die Menschheit mehr und mehr von der Natur entfernt. Es scheint nur noch das gut und von Interesse zu sein, was kompliziert, wissenschaftlich untermauert und teuer ist. Und niemand ist aus ökonomischen Gründen sonderlich daran interessiert, diese Heilmethode anzubieten.

Sechstens: Ist es nicht möglich, daß die vorzüglichen Erfolge in Wirklichkeit nicht der Urin-Therapie zuzuschreiben sind, sondern dem Fasten bzw. der bewußteren Ernährung und einem starken Glauben?

Natürlich spielen all diese Faktoren immer eine Rolle. Allerdings habe ich von so vielen Kranken gehört, die nur dadurch zur Urin-Therapie gekommen sind, daß sämtliche anderen Therapien erfolglos waren. Zudem beschreibt J. W. Armstrong in seinem Buch „The Water of Life" erfolgreiche Urinbehandlungen von Hunden, Kühen und Pferden. In dem Buch von J. L. Gala „Auto-Urine-Therapy" (Gala Verlag, 1990) las ich über Heilungen von Bewußtlosen und Kindern. Da kann man wohl nicht mehr nur von Placebo-Effekt sprechen.

Zur Anwendung

Für sehr viele Krankheiten tragen wir also die einfachste, billigste und beste Medizin immer bei uns. Wie benutzt man nun dieses Heilmittel?

Um die größtmögliche Sauberkeit zu gewährleisten, wird immer nur der sogenannte Mittelstrahl verwendet, d. h. man läßt die erste und letzte Portion des Urins fortfließen und fängt nur den mittleren Strahl in einem Gefäß auf. Am konzentriertesten und auch am wirkungsvollsten ist der erste Frühurin gleich nach dem Aufwachen. Die tägliche Einnahme dieses ersten Urins reicht zur allgemeinen Prophylaxe völlig aus, um sich Erkältungen und kleine Anfälligkeiten vom Leibe zu halten, sprich: um sein Immunsystem im Gleichgewicht zu halten.

Der Einstieg in die Urin-Therapie wird durch eine vorbereitende Kur mit Rohkost und das Trinken von viel Wasser sehr erleichtert. Auch ist der Nachmittags- bzw. Abend-Urin weniger konzentriert und schmeckt daher nach gar nichts, ähnlich wie Wasser. Je nach Ernährung ist der Geschmack des Eigenharns leicht fade, bitter oder salzig. Als geübter Urin-Trinker wird man sicher die „Sünde" der vorangegangenen Mahlzeit wie Hühnchen, Wein oder Süßes gleich im Morgentrunk wahrnehmen.

Auf die heilende und reinigende Wirkung von speziellen Diäten und besonders von Fasten-Kuren möchte ich hier nicht weiter eingehen, da es darüber ausführliche Literatur gibt. Prinzipiell sollte man während einer Urin-Trinkkur, die zur Heilung bestimmter akuter oder chronischer Krankheitssymptome eingesetzt wird, fasten. Aller ausgeschiedener Urin wird noch warm – verdünnt mit soviel Wasser, wie man möchte – getrunken. Die Dauer des Urin-Fastens richtet sich natürlich nach dem Schweregrad der Krankheit, kann aber grundsätzlich sehr viel länger durchgeführt werden als „normales" Fasten (siehe Erfahrungsberichte von J. W. Armstrong u. a.).

Überhaupt sind der individuellen Experimentierfreudigkeit hierbei keine Grenzen gesetzt. Man sollte auf jeden Fall so lange fasten, bis man sich gesund fühlt. Vorteilhafterweise tilgt Eigenharn den größten Hunger! Daher eignet er sich auch gut bei Eßsucht-Problemen.

Wenn bei beginnender Nahrungsaufnahme wieder alte Symptome auftreten, war die Zeitspanne zu kurz.

Normalerweise werden beim Fasten spezielle Darmreinigungs-Prozeduren vorher und/oder parallel verordnet. Das ist beim Urin-Fasten nicht nötig, da der Urin wie ein psychologisches Abführmittel wirkt. Es geschieht nur schonender und langsamer, dafür aber um so gründlicher. Uralte Schlacken, die sich in den oft zu trägen Darmzotten festgesetzt haben, lösen sich nach Tagen, manchmal Wochen und werden als schwarzknotiger Stuhl ausgeschieden.

Auch sollte bedacht werden, daß die Nierentätigkeit angeregt wird und man in Relation zur eingenommenen Flüssigkeit häufiger Wasser lassen muß, denn der getrunkene Urin wirkt auch wie ein Diureticum. Möchte man also nachts durchschlafen, ist es ratsam, den letzten Trunk nicht später als 2–3 Stunden vor dem Hinlegen einzunehmen.

Es können beim Urin-Fasten durch die Entschlackung der Stoffwechselorgane relativ starke oder schwache Reaktionen auftreten, und zwar folgender Art: Hautausschläge, Furunkel, Unruhegefühl, Herzklopfen, Durchfall, Fieber, Mundgeruch, Blähungen, stark belegte Zunge, Übelkeit und Erbrechen, Kopfschmerzen oder Migräne und Müdigkeit. Je kranker der Patient, desto stärker kann die körperliche Reaktion sein. Die speziellen Urin-Einreibungen sind das beste ausgleichende bzw. mildernde Mittel bei diesen Symptomen. Daher gehört zur innerlichen Therapie auch immer die äußere Anwendung. Es werden täglich ein bis mehrere Male Gesicht, Nacken, Handgelenke und Füße gründlich mit frischem Urin eingerieben. Dazu noch die Körperteile, die besondere Beschwerden bereiten. Bei Gelenkschmerzen sind zusätzliche Urinumschläge sehr hilfreich, ganz besonders auch bei Krampfadern. Alle Formen von Hautkrankheiten wie z. B. Psoriasis, Neurodermitis, Fußpilz u. a. werden so behandelt, und zwar mit frischem oder auch altem Urin. Urin kann in beliebigen Mengen in geschlossenen Behältern beliebig lange aufbewahrt werden. Er wird nicht schlecht, da er Ammoniak entwickelt, das alle Keime abtötet. Daher heilen alle Wunden besonders gut mit altem Urin.

Bei Verbrennungen ist es wichtig, zwecks Vermeidung der Blasenbildung umgehend Urin auf die betroffene Stelle zu tun, selbst wenn es nicht der eigene ist (z. B. beim Kind). Übrigens riecht der eingeriebene Urin nicht mehr, wenn er völlig eingezogen ist. Er wird von der Haut regelrecht „verdaut" und macht sie weich und nach längerer Zeit sogar faltenloser. Regelmäßige Haar-Packungen tragen zur Intensivierung der eigenen Farbe bei und zur Revitalisierung.

Bei Zahnschmerzen und -extraktionen oder anderen Problemen der Mundhöhle, wie z. B. Pilzbelag (= Soor), Parodontose, Herpesinfektionen u. a. sind Mundspülungen mit frischem Urin sehr hilfreich. Leichte Erkältungen oder Entzündungen der Kiefer- oder Stirnhöhlen lassen sich mit der „Neti"-Methode beheben, indem man seine Nase gründlich mit dem Frühurin durchspült.

Die Urin-Therapie ist gut zu kombinieren mit der Homöopathie, mit Kräuterextrakten, Bachblüten und Vitaminergänzungen. Allerdings sollte man von chemischen Arzneimitteln so schnell und so konsequent wie möglich Abstand nehmen.

Erfahrungen mit der Eigenharntherapie

Nach 13jähriger Berufspraxis als Krankenschwester und später als Sozialpädagogin in Uni-Krankenhäusern befand ich mich als „Dreißigerin" bereits in einem gesundheitlichen Teufelskreis. Vom äußeren Erscheinungsbild her funktionierte ich noch einigermaßen, ich nahm keine Krankmeldungen, Operationen oder Kuren in Anspruch, und auch meine Arbeit verrichtete ich meist regelmäßig. Allerdings waren meine Symptome schon mehr als beängstigend und nahmen ständig zu: Schilddrüsenüberfunktion mit Übersensibilität und Nervosität, funktionale Magenkrämpfe bis Gastritis, ständige Zahnprobleme, Zysten im Kiefer, die zu Osteoporose führten, Kiefergelenksdeformation mit Knacken, Ausrenkungen und starken Schmerzen; Otosklerose im rechten Ohr, was zu Tinnitus (= Ohrgeräusche) und erheblicher Hörminderung führte, häufig starke Muskelverspannungen im Nacken und Rücken, so daß ich Kopfschmerzen bekam, Bandscheibenvorfall mit Bewegungsbeeinträchtigung, Hautprobleme mit starker Austrocknung und Jucken und ein langwieriges eitriges Ekzem auf der Stirn, bei dem monatelange medikamentöse Behandlung nicht half.

Bei diesem Ekzem jedoch sprang ich zum ersten Mal über meinen Schatten: Ich verordnete mir selbst Eigenblut-Injektionen, die eine ähnliche Wirkung wie die Eigenharn-Therapie entfalten. Damals gab es darüber noch keine Forschungsberichte und ich habe die Injektionen meines Blutes „heimlich" in völliger Eigenverantwortung mit bestem Erfolg an mir vorgenommen. Sie brachten das Ekzem zum Verschwinden. Ansonsten versuchte ich, alle meine „Streß"-Krankheiten auf schulmedizinische Art und Weise „in den Griff zu bekommen", wie ich es gelernt hatte.

Glücklicherweise hat mir meine Intuition einige ärztlich dringend empfohlene Operationen, Hormon- und sonstige Chemie-Therapien erspart und mich aus dem Streß heraus und nach Asien geführt. Hier konnte ich mir selbst die Erlaubnis geben, nur für meine Gesundheit zu leben:

Eine natürliche Lebensweise mit reinigender Psychotherapie, täglichen Meditationen, Yoga und einfacher Ernährung (ohne Alkohol, Kaffee, Süßigkeiten . . .) ließ mich mich schnell sehr viel besser fühlen. Trotzdem plagten mich noch alle oben genannten Symptome, mal mehr, mal weniger. Aufgrund meines geschwächten Immunsystems zog ich Infektionen an wie Hepatitis, Augen- und Mittelohrentzündungen, Amöben (Darm) und – wie ich erst sehr viel später von einem Röntgenologen erfuhr – eine leichte Lungentuberkulose. Allerdings achtete ich während der ersten Zeit vorrangig auf meine seelisch-geistige Heilung und nahm an, daß die körperliche von alleine folgen würde.

Dennoch blieb mein Körper geschwächt, empfindsam und unstabil.

Zufällig bekam ich seinerzeit zwei indische Bücher über die Eigenharntherapie zu lesen. Sofort machte ich eine kleine Trinkkur (1 Glas täglich nachmittags) und war von dem enormen allgemeinen Wohlgefühl begeistert, das schnell einsetzte. Dann bot sich mir die erste Gelegenheit, diese Therapie im akuten „Ernstfall" auszuprobieren. Ich hatte einen mittelschweren Motorradunfall, wobei beide Beine tiefe, offene, blutende Fleischwunden erlitten, die – medizinisch gesehen – hätten gesäubert und genäht werden müssen. Da ich keine Knochen gebrochen hatte, ließ ich mich nach Hause fahren. Dort reinigte ich sofort und ausschließlich mit meinem frisch gelassenen Urin sämtliche Wunden, wusch kleine Steinchen und Dreck heraus, und umgehend hörte die Blutung auf. Nach dem anfänglich starken Brennen schien sich über die Wunden eine hauchzarte, samtene Haut zu ziehen. Jedesmal nach dem Wasserlassen bestrich ich die Wunden und massierte mir Nacken, Gesicht und Handgelenke. Außer Obst nahm ich nur Wasser und Kräutertees zu mir und hielt Bettruhe. Außerdem fing ich an, meinen Urin für spätere Einreibungen zu sammeln. Schon am vierten Tag konnte man die Schwere des Unfalls nicht mehr erkennen, da die Wunden ohne jegliche Narbenbildung geschlossen waren.

Dieser unglaublich schnelle und direkt sichtbare Erfolg bewog mich, die Urin-Therapie vorsichtig anzupreisen, wobei ich im Himalaya (wo ich damals wohnte), offene Türen einrannte. Alle Patienten, die zu mir kamen, Kashmiris oder westliche Besucher, wurden damit vertraut gemacht, wenn sie ein akutes körperliches Problem hatten. Ein Patient aus Berlin hat seine jahrelangen Knie-Beschwerden damit geheilt und konnte endlich auf die früher immer notwendigen ärztlichen Punktionen verzichten. Außerdem hat sich sein Allgemeinzustand sichtbar verbessert. Er hatte wieder stärkeren Haarwuchs, seine Muskelkraft wurde ohne Fettzunahme gestärkt, auch die sonst bei ihm üblichen Erkältungen gingen mehr und mehr zurück.

Eine Patientin, 46 Jahre alt, hörte vor einem Jahr, daß sie an ihrer Gebärmutter ein Geschwür habe, das der Gynäkologe als Feigwarzen, ein Vorstadium von Krebs, diagnostizierte und sofort herausoperieren wollte. Sie probierte erstmals die Urin-Therapie zusätzlich mit homöopathischen Mitteln. Vier Monate später, bei der gynäkologischen Nachuntersuchung, waren der Arzt und sie selbst mehr als erstaunt über das restlose Verschwinden der „Gewächse". Damit hatte sie sich nicht nur die relativ kleine Operation erspart, sondern auch die daraus resultierende Narbenbildung, die wiederum präcancerös ist.

Bei einem Lagerfeuer am Strand ergriff ich einmal aus der Glut heraus einen Baumstamm, von dem ich annahm, er sei bereits erkaltet. Hinter der weißen Asche glühte er aber noch, und bis ich ihn erschrocken fallen ließ, waren meine rechten Fingerkuppen restlos verbrannt. Ein paar Schritte nebenan im Dunkeln pinkelte ich sofort über die Finger, was höllisch brannte. Diese Prozedur wiederholte ich, so oft ich nur konnte. An den verbrannten Stellen verspürte ich für ein paar Tage ein äußerliches Taubheitsgefühl mit leichter Pergamenthaut-Bildung, aber es entstanden keine Brandblasen oder sonst übliche Verbrennungssymptome.

Eine junge Patientin litt seit frühester Kindheit an Mittelohrentzündungen. Seit ihre Mutter ihr nun jedesmal gleich Urin-Kompressen für zehn Minuten mit dem eigenen noch warmen Harn verabreicht, fehlt sie nicht länger als drei Tage in der Schule und Arztbesuche, Antibiotika und Schmerzmittel sind überflüssig geworden. Zum Trinken konnte das Mädchen sich aus Scham – wie sie selbst sagt – nicht entschließen. Allerdings hat sie ihrer Mutter die wöchentliche „Urin-Haarkurpackung" abgeschaut und meint, daß ihre Haare dadurch weniger brüchig seien.

Seit einigen Jahren befinde ich mich im Klimakterium und mein Hormonspiegel ist durch das Urintrinken immer noch ganz ausgeglichen. Auch sämtliche anderen Beschwerden, die mich früher so geplagt hatten, sind mittlerweile restlos verschwunden.

Natur & Heilen 11/94

In der *Deutschen Apotheker-Zeitung* stand:

Lokaltherapie von Nagelmykosen Welche Vorteile bietet die Nagelablösung mit Harnstoff?

Die Behandlung von Pilzinfektionen der Nägel ist langwierig und erfordert ein hohes Maß an Compliance von seiten des Patienten. Zu den erfolgversprechenden Therapiemöglichkeiten gehört heute die atraumatische Ablösung des infizierten Nagelmaterials mittels Harnstoff. Weltweite klinische Prüfungen und Erfahrungen liegen mit einer Wirkstoffkombination aus 1% Bifonazol und 40% Harnstoff vor. Dieses Therapie-Prinzip hat in Placebo-kontrollierten Studien sowie Anwendungsbeobachtungen zu hohen Heilungsraten bei guter lokaler Verträglichkeit geführt.

Pilzinfektionen der Fuß- und Fingernägel (Onychomykosen) sind keinesfalls nur ein kosmetisches Problem und dürfen nicht verharmlost werden. Aus folgenden Gründen stellen sie ein therapiebedürftiges Krankheitsbild dar:

- Veränderungen aufgrund einer Mykose, z. B. verdickte Nagelplatten, können das normale Laufen behindern.
- Es besteht die Gefahr, daß der Pilz sich auf andere Teile der Haut oder auf die Haare ausbreitet.
- Ein potenter pathogener Keim ist auch auf andere Menschen übertragbar.

Vor Beginn einer Therapie ist die Diagnose mykologisch durch Nativpräparat oder Kultur zu sichern.

Entfernung des pilzinfizierten Nagelmaterials

Voraussetzung für eine antimykotische Behandlung ist die Entfernung des pilzinfizierten Nagelmaterials. Dies geschah früher operativ und war bei den Patienten meist gefürchtet. Eine atraumatische Alternative bietet die chemische Nagelablösung mit einer 40%igen Harnstoffzubereitung. Harnstoff besitzt hydratisierende und keratoplastische Eigenschaften, die den Nagel erweichen und die Penetration eines gleichzeitig applizierten antimykotischen Wirkstoffs verbessern. Die Effekte lassen sich durch Anlegen eines Okklusivverbands noch steigern.

Die Freisetzung von Harnstoff erfolgt in Abhängigkeit vom Vehikel. Besonders günstige Ergebnisse lassen sich mit einer wasserfreien Galenik, wie sie im Handelspräparat Mycospor unter Einsatz eines großtechnischen, patentierten Verfahrens verwirklicht werden konnte, erzielen. Eine rezepturmäßige Herstellung in der Apotheke soll keine vergleichbare Qualität bieten und ist daher abzulehnen.

Deutsche Apotheker-Zeitung Nr. 21,
27. 5. 1993

Anzeige

Bei Neurodermitis und anderen Hautekzemen: Harnstoff für die Haut

Neurodermitis – das ist Haut, die extrem austrocknet, die schuppig wird, verhornt und sich dann auch noch entzündet. Besonders quälend: Der Juckreiz.
Allen, die an Ekzemen und Neurodermitis verzweifeln, bringt eine körpereigene Substanz endlich Hilfe – Harnstoff.

Harnstoff – Was ist das?

Harnstoff entsteht als Stoffwechsel-Produkt in jeder Körperzelle und so auch in der Haut. Und wie gesund und elastisch unsere Haut ist, entscheidet der Harnstoff. Er reguliert ihren Feuchtigkeitsgehalt und beeinflußt damit ihr Aussehen.

Mit Harnstoff gegen Neurodermitis
Bei der Neurodermitis läuft der Harnstoffwechsel nur mit halber Kraft. Die Hautschichten werden nicht mehr abgestoßen, sie verkleben miteinander. Wie ein Panzer verdickt sich die ausgetrocknete Hornschicht auf der Haut.

... Für alle, die sich mit einer Neurodermitis herumplagen und für alle, die unter hartnäckigen Ekzemen leiden: die Hyanit-Salbe mit Harnstoff gibt es in der Apotheke. Rezeptfrei und preiswert.

Aus: Focus 13/94

Noch einen Artikel aus der *Deutschen Apotheker-Zeitung* sandte Prof. Dr. Hans Schadewaldt aus Düsseldorf:

Wirkungen von Kosmetika
Harnstoff ist ein wahrer Tausendsassa

Sind die Wirkungen von Kosmetika ein Geheimnis oder das Resultat ihrer Formulierungen? Dieser Frage ging Dr. Klaus-Dieter Bremecker nach, Pharmazeutischer Technologe und Lehrbeauftragter an der Universität Marburg.

Komplexes Geschehen
Kosmetika versprechen viel: Sie sollen Tiefenwirkung haben, revitalisieren, Falten glätten – können sie das wirklich? Nun, physiologische Prozesse werden sich kaum aufhalten lassen. Eine altersbedingte Faltenbildung, tiefe Dehnungsfalten und ausgeprägte Lichtschwielen werden sich durch Kosmetika nicht beseitigen lassen. Weniger tiefe Fältchen können jedoch zumindest zeitweilig über den Feuchtigkeitsgehalt des Hautgewebes beeinflußt werden. Die kosmetische Wirkung ist weder ein Geheimnis noch beruht sie allein auf der Zusammensetzung der Formulierung. Sie ist, so Bremecker, das Resultat eines komplexen Einflusses verschiedener Faktoren. Dabei läßt sich Einzelstoffen, die in Kosmetika enthalten sind, ebenso eine eindeutige Wirkung zuordnen wie den Zubereitungen.

Als wahren Tausendsassa unter den kosmetischen Wirkstoffen bezeichnete Bremecker den Harnstoff. Harnstoff, aber auch die zur Zeit aktuellen alpha-hydroxy-acids („AHA" oder Fruchtsäuren) eignen sich zur Hydratation der Haut. Harnstoff zeigt außerdem noch andere Wirkungen: Er beschleunigt die Penetration, hemmt die epidermale Proliferation, wirkt keratolytisch, antibakteriell und gegen Juckreiz, außerdem fehlen ihm allergisierende Eigenschaften.

Deutsche Apotheker-Zeitung Nr. 11, 17. 3. 1994.

G. S. Siegmann-Ruland sandte einen Artikel aus der *Ärzte-Zeitung:*

Krebsforschung
Menschlicher Urin hat proliferations- und angiogenesehemmende Wirkung
Körpereigene Östradiol-Metaboliten hemmen offenbar die Tumorbildung

Körpereigene Stoffwechselprodukte des Östradiols sind in Tierversuchen ein wirksamer Hemmstoff der Angiogenese und der Tumorbildung. Wie eine Arbeitsgruppe um Theodore Fontsis von der Universität Heidelberg in Zusammenarbeit mit Wissenschaftlern der Universitäten Genf und Helsinki in der Zeitschrift „Nature" berichtete, ist vor allem oral verabreichtes 2-Methyloxyöstradiol, ein im Urin vorkommendes Stoffwechselprodukt des Steroid-Hormons, bei Mäusen in der Lage, Tumorbildung um 75 Prozent zu reduzieren (368, 1994, 237). Auf die Spur der Östradiolabbauprodukte war die Gruppe gekommen, nachdem sie in früheren Untersuchungen festgestellt hatte, daß auch menschlicher Urin proliferations- und angiogenesehemmende Wirkung besitzt.

Möglicherweise addieren sich mehrere Effekte bei der Wirkung des Östradiol-Metaboliten: Zum einen hat er in in-vitro-Versuchen eine direkt toxische Wirkung auf eine

Reihe von Tumorzellinien. Hinzu kommt, daß es auch für aktiv proliferierende Endothel-Zellen, nicht aber für ruhende Endothel-Zellen giftig ist. Zudem unterdrückt es in vitro die Wanderung von Endothel-Zellen und hemmt ihre Fähigkeit, in Kollagen-Gele einzudringen.

Im Gegensatz zu ebenfalls angiostatisch wirksamen Steroiden aus der Kortikoid-Familie hat 2-Methyloxyöstradiol Effekte ohne die Zugabe von Heparin oder Zyklodextrinen – was auf einen anderen Mechanismus hindeutet. Auch scheint seine Wirkung unabhängig vom Östrogen-Rezeptor zu sein.

Bei Immunfluoreszenzuntersuchungen an 2-Methyloxyöstradiol behandelten Zellen haben die Wissenschaftler Hinweise gefunden, daß die Substanz – ähnlich wie Kolchizin – proliferationshemmend wirkt, weil sie den Mikrotubuli-Aufbau blockiert. Offenbar hemmt sie aber auch indirekt die proteolytischen Vorgänge, die Endoth-Zellen in Gang setzen, wenn sie in ein Gewebe eindringen.

Ob 2-Methyloxyöstradiol auch natürlicherweise im Körper der Frau eine Funktion hat, ist noch unklar: „Möglicherweise", so spekuliert Fontsis, „ist es an der Regulation des Endometriumauf- und -abbaus während des Menstruationszyklus beteiligt."

Ärzte-Zeitung, 18./19. 3. 1994.

Soweit Presse-Auszüge.

Seite 15 oben.

Der erste deutsche Urin-Therapeut-inn-en-Kongreß

Bevor ich mich entschließe, zum ersten Urin-Therapie-Kongreß der Republik zu fahren, möchte ich die Organisatorin Ingeborg Allmann wenigstens telefonisch kennenlernen. Bisher waren alle Kontaktversuche mißlungen. Ich erreiche sie endlich am 19. 2. 1995. Ingeborg Allmann erzählt mir, daß sie bisher 30 000 Exemplare ihres Buches „Die Heilkraft der Eigenharntherapie" verkauft hat. Auch sie erhält sehr viele Zuschriften – positive wie jammervolle. Sie ist zur Zeit dabei, sich eine Datenbank einzurichten. Die gelernte Apothekerin, die gerade in der Heilpraktiker-innen-Ausbildung steckt, um sich ganz der Urin-Therapie zu widmen, steht auch für briefliche Anfragen zur Verfügung. Das mindeste, was sie erhofft, sind frankierte Rückumschläge, und da es inzwischen Hunderte von Briefen sind, erlaubt sie sich, bei komplizierteren Antworten 20,– DM bis 30,– DM Honorar zu nehmen, je nach Finanzlage des Gegenübers. Sie hat inzwischen eine Liste von 150 Adressen gesammelt von Menschen, die mit Urin therapieren oder die daran arbeiten. Sie hält jede Woche Vorträge über das Thema und besucht regelmäßig die Selbsthilfegruppen, die sich inzwischen z. B. in Ulm, Biberach und Rietlingen gebildet haben.

Ingeborg Allmann berichtet, daß sie sich – was die Urin-Therapie betrifft – immer weiter entwickele und Theorien verändere. Sie kenne jetzt z. B. Fälle, wo Krebspatient-inn-en trotz Chemotherapie Urin tränken und weder Haarausfall bekämen, noch die schweren Verläufe erlitten, die man sonst bei Chemotherapie kenne. Coen van der Kroon schiene ihr in seinen Empfehlungen in punkto Medikamente zu ängstlich. Sie selbst sei vorsichtiger bei Hormonen, mache ansonsten jedoch die Erfahrung, daß die Medikamente sozusagen einmal umsonst gegeben werden, wenn sie durch den Urin erneut zugeführt werden. Sie kenne inzwischen viele gute Erfolge auch bei gravierenden Krankheiten. Allerdings könne es zu Erstverschlimmerungen kommen, die sich auch über Wochen hinziehen können. Was die notwendige Menge des Urins anginge, sei sie sich noch im unklaren, die würde schwanken zwischen homöopathischen Dosen und Teelöffelchen bis zum Trinken der gesamten ausgeschiedenen Menge. Das müsse alles noch besser erforscht werden. Das Wichtigste für die Betroffenen sei es auf jeden Fall zu lernen, besser in sich selbst hineinhorchen zu können und festzustellen, was einem-r selbst gut täte.

Mit Dr. Johann Abele hatte ich bereits vor zwei Jahren telefoniert. Mich interessierte, ob er in der Zwischenzeit neue Erfahrungen gemacht hat. Das Telefonat mit ihm am 20. 2. 1995 ergab, daß er sich in den letzten fünf Jahren verstärkt entschlossen habe, Urin auch oral zu verabreichen. Gerade bei Darmcandidose, dieser sehr weit verbreiteten Darmpilzerkrankung, habe er mit Trinkbehandlungen zu 99 % positive Heilwirkung erzielt. Ihm sei ein Fall einer Australierin, deren Krebs durch Urin-Therapie geheilt wurde, bekannt. Ansonsten habe er die meisten Erfahrungen und Erfolge bei Allergien, Asthma und Neurodermitis, bei der Befriedung des Darmepitels, bei Heuschnupfen und Nesselsucht gehabt. 1972 bis 1988 habe er praktisch nur injiziert und danach zaghaft begonnen, die orale Therapie zu empfehlen, da er erst seit 1990 über indische Bücher verfügt habe. Seitdem mehrten sich auch die Erfolgsmeldungen. Er kenne inzwischen auch Berichte über Heilungserfolge bei AIDS aus den USA und über Besserungen von Psychosen, Rheuma und Ekzemen.

Gerade bei Pilzerkrankungen solle viel Urin getrunken werden. Bei Kindern zwischen 6 und 12 Jahren sei es schwieriger, das Trinken durchzusetzen, deshalb empfehle er in dem Fall die Krebssche Methode der Klistiere. Er sehe seine Aufgabe auch darin, andere Ärzte zu schulen und stelle fest, daß sich immer mehr Lai-inn-en für das Thema interessierten. Seine Gebühren liegen nach der Gebührenordnung für Ärzte bei 23,– DM pro Beratung.

Erstes Deutsches Symposium über Eigenharn-Therapie in Neckarzimmern am 11. März 1995

Götz von Berlichingen hat einst in Burg Hornberg in Neckarzimmern gehaust. Wie beziehungsreich für den ersten Urin-Therapeut-inn-en-Kongreß Deutschlands. Ingeborg Allmann, Apothekerin, angehende Heilpraktikerin und Autorin des Buchs „Die Heilkraft der Eigenharn-Therapie“ hat dazu eingeladen. Ein herrliches Ambiente, ein wunderschöner Tag, hoch über dem Neckar in diesen alten und ehrwürdigen Mauern, wo Urin-Therapie vermutlich lange geläufig war.

An die sechzig Menschen sitzen hier in einem wunderschönen Raum, eine sehr gemischte Gruppe, wie sich im Laufe der Veranstaltung herausstellt. Ärzt-inn-e-n, Heilpraktiker-innen, Selbsthilfegruppen-Mitglieder, auch ein paar Betroffene und Interessent-inn-en. Ingeborg Allmann hat Winfrid Ducke aus Neuhof angeworben, einen Vortrag zu halten. Er ist seit elf Jahren Heilpraktiker, hat sich auf Harnschau, wie sie im Mittelalter üblich war, spezialisiert und hat interessante Beobachtungen gemacht. Da die Harnschau von ihm teilweise mit Edelstein-Therapie kombiniert wird, ist das ein Hinweis auf seine eher esoterische Ausrichtung. Er schildert, daß sich bestimmte Erkrankungen ganz deutlich an Art und Beschaffenheit des Urins ablesen lassen, nämlich ob er wäßrig, ölig, trübe-dicht ist, ob sich beim Schütteln Blasen bilden; wie er sich verhält, wenn man ihn stehen läßt – ob er dabei kleinere Löcher bildet; wie sich ggf. eine Schaumkrone ändert, wenn Eiweiß im Urin ist; welche Farbe der Schaum hat, ob er matt oder glänzend ist und welche Art von Ablagerungen sich darin bilden können, wenn er länger steht – fein geflockt, Wolken oder Bällchen.

Winfrid Ducke legt den Zuhörenden nahe, daß es seinen Vortrag anschaulicher machen würde, wenn er Anschauungsmaterial vorweisen könne. Und tatsächlich, nach kurzer Zeit stehen einzelne auf und kommen mit einem Glas zurück, in dem für Außenstehende Apfelsaft zu sein scheint. Tatsächlich ist verblüffend, wie unterschiedlich in Farbe und Anmutung die Urin-Parade sich auf dem Tisch des Vortragsredners nach einer Zeit ausnimmt. Alle Farben von Gelb, teilweise sehr unterschiedliche Formen von Ablagerungen. Was er hier nicht zeigen kann, ist das, was man nur im Reagenzglas sieht, nämlich, daß sich am oberen Rand im Widerschein offenbar aus den Kristallen gefärbte Ringe erkennen lassen. Ducke schildert als seine Erfahrung, daß ein brauner Ring auf Leberstörungen, ein grüner auf Galle, ein blauer auf Darm, ein schwarzer auf Krebs, ein kirschroter auf Darm und ein weißer auf Nierenkomplikationen schließen lasse. Es sei auch aufschlußreich, in welchem Bereich sich die Ablagerungen aufhielten, ob oben, in der Mitte oder unten, ob rechts oder links. Aus den Farbvariationen, sagt Ducke, könne er auch auf den seelischen Zustand der Patient-inn-en schließen: Hell und hellgelb wiese auf Festhalten und Sichwehren zugleich hin; bunte Pünktchen im Urin zeigten, daß die Person sich selbst mehr loben müsse; eine dunkelgelbe Färbung ließe auf Wut und Zorn schließen und auf den Bedarf, besser loslassen zu lernen. Roter Urin weise auf Leber und Lunge hin.

Das Spannende ist, laut Ducke, daß jeder Urin zu jeder Stunde etwas aussage, und zwar immer etwas anderes. Es gehöre viel Erfahrung dazu, die Faktoren Farbe, Konsistenz, Inhaltsstoffe, Ablagerung, den kristallinen Lichtring und die Ausfällungen beurteilen zu lernen.

Was Urin-Therapie betrifft, arbeitet Ducke sowohl mit potenziertem Urin, vor allen Dingen bei Harnwegsinfekten und Neurodermitis, wie auch mit Injektionen. Er habe in den elf Jahren nicht eine einzige Komplikation gehabt und habe erfolgreich bei Heuschnupfen, Schwangerschaftserbrechen und Ekzemen behandelt. Wenn er den Patienten oder die Patientin berate, empfehle er immer, den Strahl beim Wasserlassen nicht zu unterbrechen und mit Heilreaktionen zu rechnen, mit Störungen bei der Ausscheidung, mit Hautkomplikationen und mit Nierenschmerzen. Besondere Erfolge habe er auch bei *Candida,* der stark grassierenden Darmpilzerkrankung, verzeichnen können, wenn Patientinnen und Patienten 1 Liter am Tag 3 Wochen lang tränken.

Winfrid Ducke berichtet, daß es wichtig sei, alle Anregungen für die Patienten selbst ausprobiert zu haben, zum Beispiel zu fasten, bis man gesund ist, auch wenn man zwischendurch eine belegte Zunge hat. Damit – unter anderem bei MS-Patienten – die Säuren aus dem Körper gespült würden, empfehle er grundsätzlich zweimal im Jahr eine Fastenkur. Dabei sei wichtig, während dieser Zeit häufig Kaubewegungen zu machen, auch beim Trinken, da Speiseröhre und Darm wie ein langes Rohr zusammenhingen und deshalb mit den Kaubewegungen auch bereits der Darm in Bewegung gesetzt werde. Es sei auch zu empfehlen, Kaisernatron, 6–7 Gramm (einen Teelöffel) dem Urin zuzusetzen. Zwei Wochen sei für ihn eine besonders gute Zeitspanne.

Einer der Teilnehmer betreibt ein Urin-Therapie-Sanatorium. Er bietet in Kombination Urin-Therapie und Colon-Hydro-Therapie an, das sind Darmspülungen mit Hilfe eines speziellen Gerätes. Eine Stunde lang werden 15–20 Liter kaltes und warmes Wasser unter 0,8 atü in den Darm eingeführt.

Für die äußerliche Anwendung von Urin wird allgemein empfohlen, sich zu duschen und danach mit Urin einzureiben. Der Urin sollte auf der Haut bleiben.

Alle Beteiligten sind sich einig, daß es bei der Urin-Therapie keine Gegenindikation gebe, nur bei Niereninsuffizienz solle man sehr viel langsamer einsteigen. Selbst eine Chemotherapie sei kein Hinderungsgrund, die Urin-Therapie anzuwenden. Es wird von mehreren Fällen berichtet, bei denen nach einer Operation Urin-Therapie neben Bestrahlung und Behandlung mit allopathischen Medikamenten zu guten Erfolgen führte. Es gibt jedoch auch Stimmen, die empfehlen, sich bei Hormon- und Cortisonbehandlungen lieber mit Kinderurin einzureiben, da auch Fremdurin, gerade der von Kindern, nützlich sei. Bei Infektionen werden auch Kuh- und Pferdeurin, die ebenfalls getrunken werden können, nahegelegt. Ein indischer Arzt in der Runde berichtet, daß die Kuh in der indischen Mythologie als zweite Mutter gelte, nicht nur wegen der Milch. Vom Land kenne man noch die Überlieferung, Kuhfladen aufgelöst zu trinken. Auch Lammurin bei Lungenentzündung hätte zu verblüffenden Heilerfolgen geführt.

Am Ende des Vortrags von Herrn Ducke werden unterschiedliche Teilbereiche besprochen. Da geht es zum Beispiel um den Verzehr von Fleisch. Die Mehrheit ist sich einig, daß dies kein Hinderungsgrund sei, allerdings einen bitteren Geschmack nach sich ziehe.

Den Berichten zufolge kommt es manchmal während der Urin-Therapie zu Ödemen, wobei einige der Heilpraktiker der Überzeugung sind, daß die Wassereinlagerungen ein Teil des Heilprozesses seien. Es sei die gesunde Reaktion des Körpers, Keime mit Wasser zu umlagern und damit zu isolieren. Bei schlimmen Ödemen müsse allerdings die Therapie abgebrochen werden.

Besonders gute Erfahrungen haben ein Teil der Kinderärzte, die anwesend sind, mit Klistieren aus reinem Urin gemacht. Auch das Einreiben der Augen habe eine tiefere Wirkung.

Ein junger Mann steht auf und berichtet, daß er zehn Jahre lang unter Psoriasis gelitten habe. Nun habe er mittwochs seinen Urin-Fastentag eingelegt, donnerstags mache er einen Urin-Einlauf und das 3–4mal pro Monat. Er ernähre sich jetzt anders und habe gute Erfolge.

Für die Asthma- und Bronchitisbehandlung von Kindern wird empfohlen, vor dem Anfall einen Einlauf zu machen, der sehr gute Erfolge zeige. Es werden positive Fälle geschildert in punkto Psoriasis, Asthma, Candida. Es sind Fälle bekannt, bei denen die Haare wieder gewachsen sind und auch ihre alte Farbe wieder angenommen haben. Menschen, die besser sehen oder hören, Nagelpilz, Nierenzyste, Halsschmerzen, Gerstenkörner, Harneginfekte, Einnässen konnten durch Umschläge mit Urin erfolgreich behandelt werden. Verstopfung und Blutdruckprobleme ließen sich durch regelmäßiges Trinken beseitigen, ebenso Hyperglykämie und Diabetes: Bei Altersdiabetes soll Urin getrunken werden, die Medikamente könnten dann reduziert werden und Folgekrankheiten verliefen leichter; außerdem würde sich das Sehvermögen verbessern. Manche Therapeut-innen kombinieren die Urin-Therapie mit Hafer und Natron. Durch Urintrinken könne auch das Stillen angeregt werden. Ohrensausen sei beseitigt worden, bei einer MS-Kranken sei durch Eigenblutbehandlung und Urinfasten das Zittern verschwunden, sie nehme zusätzlich Gartenraute als Tee. Gürtelrose sei nach 14 Tagen äußerlicher Behandlung geheilt gewesen, Magen- und Milzprobleme könnten gut mit eigenem Urin behandelt werden, während bei Epilepsie Fremdurin vorzuziehen sei. Bei Fremdurin böten sich Kinder- und Tierurin an.

Jahre alter Urin wird zur Wundheilung empfohlen. Manche Therapeuten berichten auch von Erfahrungen damit, Urin zu kochen und zu spritzen. Erfolge bei der äußerlichen Anwendung gab es bei Akne und Hämorrhoiden: 10–12 Tage sollte man die Haut betupfen.

Auch bei der Behandlung von Krebs gab es Erfolge. Es wird ein Fall von Leber-, Lungen- und Knochenmarkskrebs vorgestellt. Die Patientin hat seit einem Jahr keine Chemotherapie mehr gemacht, sich auf eine basische Diät umgestellt und trinkt all ihren Urin. Auch von Unterleibs-, Darm-, Brust- und Bauchspeicheldrüsenkrebs wird erzählt. Eine Patientin sei gestorben, habe jedoch berichtet, daß sie bis 14 Tage vor ihrem Tod keine Schmerzen gehabt habe.

Der Austausch der Erfahrungen ist lebhaft, und manchmal widersprechen sich die einzelnen auch. Die schulmedizinisch orientierten Therapeut-inn-en bauen offenkundig stärker auf ihr Handwerkszeug: die Spritze und Zusätze von Heilerde, Salzen, Tees etc. Deutlich wird, daß die Schwelle, die der/die Therapeut-in im Herzen trägt, sich auch wortlos den Patientinnen und Patienten mitteilt. Ein Arzt, der selbst noch keinen Urin getrunken hat, berichtet, daß er nie seine Patienten überreden könne, den Urin zu trinken, während sie durchaus bereit seien sich einzureiben. Ein ausgesprochen mutiger Kinderarzt berichtet von äußerst guten Erfolgen bei sämtlichen Arten von Kinderkrankheiten und seinem steigenden Mut, Müttern diese Form der Therapie vorzuschlagen. Ich frage ihn nachher, wie das denn in der Zunft ankomme? Er lächelt und sagt: „Ist der Ruf erst ruiniert, lebt es sich ganz ungeniert." Aber er sei so von der Urin-Therapie überzeugt, daß ihn das Mißtrauen und die Anwürfe von Kollegen und Kolleginnen kalt ließen.

Das Essen im Schloß ist übrigens himmlisch, es wird deutlich, daß vegetarische Ernährung keinen Verzicht auf lukullische Genüsse bedeuten muß. Allgemein bin ich sehr angetan von diesem Treffen: Wie kritisch und nachdenklich der Gedanken- und Erfahrungsaustausch stattgefunden hat, wie mutig die einzelnen ihren Urin zur Harnschau bereitgestellt haben und wie selbstverständlich die Debatte verlief. All das zeigt, wieviel auf dem Sektor Urin-Therapie in Bewegung gekommen ist. Die Selbsthilfegruppengründungen belegen, daß dies sicher eine ausgesprochen wirkungsvolle Methode ist, Wissen und Kenntnisse auf Dauer ohne Scheu und Scham auszutauschen und zu diskutieren. All diese Berichte wirken wieder wie eine Untermauerung des Satzes: Wer heilt, hat recht – egal womit.

Kurz vor Drucklegung dieses Buches – quasi in letzter Minute – kam folgende Zuschrift eines Medizin-Professors über seine Erfahrungen mit der Urin-Therapie:

Prof. Dr. W. Goetze-Claren aus London:
1.) Eine Notiz zur empirischen Notfallbehandlung bei Infektionskrankheiten und immunpathologischen Zuständen mit Hilfe der Urin-Therapie beim Menschen

In der unmittelbaren Nachkriegszeit, 1945, hatte ich in einer Famulatur die Gelegenheit, von Dorfbewohnern in den Bergen Kärntens über die mysteriöse Anwendung von Eigenharn bei den verschiedensten Saisonkrankheiten zu hören. Ich dachte seinerzeit als junger Medizinstudent an die wohlbekannte Großmutterarznei, die uns aus Ostpreußen bekannt war. Allerdings handelte es sich dabei eher um harmlose Anwendungen in der dermatologischen Naturheilpraxis. Es war mir nicht bewußt, daß auch chronisch allergische Symptome durch diese Methode eine Besserung erfahren würden. Es ging also um die sicher sehr unangenehmen Erscheinungen bei Heuschnupfen und Asthma. Es kam mir nicht in den Sinn, daß auch systematische Krankheiten und infektiöse schwere Kinderkrankheiten durch solche Anwendungen überhaupt beeinflußt werden könnten.

Dann ergab sich von heute auf morgen eine ernste Notfallsituation: Es handelte sich um Fälle von Diphtherie und Scharlach, die nicht ohne Serum-Antitoxin behandelt werden konnten. Es gab kein Penicillin. Es war meiner Sorgfaltspflicht geboten, eine Zahl von Diphtherie-Fällen durch die schwersten Tage hindurchzubringen, ehe wir Antibiotika der irischen Befreier bekommen und also anwenden konnten, um diese Kinder zu retten. Als vorbeugende Notmaßnahme erinnerte ich mich an die Tatsache, daß der Blaseninhalt nicht nur Hormonreste in chemisch eindeutigem Nachweis enthielt, vielmehr auch Stoffwechselprodukte aus dem Filtrat der Nieren als Antikörpersubstrat. Natürlich war mir bewußt, daß die Hauptmenge an Harnstoff und Bakterien sowie Vitaminausscheidungen kein wirklich geeignetes Therapeuticum darstellte, das aber in aufbereiteter Form durchaus einen antitoxin-ähnlichen Wirkmechanismus entfalten würde. Unter den Vorsichtsmaßnahmen der bestmöglichen Hygiene wurde ein 2 cc Katheterprodukt über dem Bunsenbrenner ausgefällt, um von diesem Substrat 0,2 bis 0,3 cc intraglutäal (in den großen Gesäßmuskel; Anm. d. Red.) zu injizieren. Es gab bei zwei von acht Kindern im Alter von sechs bis zehn Jahren einen Abszeß, der konservativ mit Perubalsam entleert wurde. Diese Therapie wurde innerhalb von 10 Tagen jeweils mit einem Interimstag durchgeführt.

Als Ergebnis konnte befunden werden, daß diese unter Notfalltherapie beobachteten Patienten sämtlich ad integrum geheilt worden sind. Allerdings konnte keine epikritische (abschließende; Anm. d. Red.) Nachuntersuchung dokumentiert werden. Die Patienten verblieben danach in hausärztlicher Behandlung.

Zusammenfassend ist zu sagen, daß natürlich solche empirischen Therapiemaßnahmen keine Aussage enthalten, die den Beweis für die im Harn ausgeschiedenen Antitoxine oder immunbiologisch wirksamen Substrate erbringen würden.

2.) eine Notiz zur Wirksamkeit der Eigenharn-Therapie bei rheumatoiden und allergenen Zuständen bei Menschen im Symptomkomplex von Kollagenopathien

Als Schiffsarzt hatte ich Gelegenheit, eine Patientin, deren Heimatland eine subtropische Insel der karibischen See war, auf deren ausdrücklichen Wunsch nach „ihrem" Naturrezept bei Gliederschmerzen und Migräne mit der Eigenharn-Therapie zu behandeln. Diese damals international bekannte Künstlerin war meine Patientin an Bord. Wir ankerten für einige Tage vor Santos (Brasilien) und später im Hafen von Montevideo. Frau D. war mir sehr verbunden nach einigen ausführlichen Gesprächen über die Heilkräfte des Voodoo und den Erfahrungen, die sie selber in ihrer frühen Jugend bei Großmutters Arzneianwendungen gemacht hatte, besonders aber mit der Eigenharn-Therapie. Wir kamen darauf zu sprechen, daß die wenig appetitliche orale Anwendung von Harn besonders in der westlichen Welt nicht salonfähig wäre. Ich erklärte ihr meine Bereitwilligkeit, zu helfen, weil ihre chronisch rezidivierenden (in Abständen wiederkehrend; Anm. d. Red.) rheumatischen Schmerzen und eine Arthritis im Handgelenk ihr die Ausführung ihres Berufes oft nur mit Hilfe großer Dosen Aspirins ermöglichten. Ohne Verzug haben wir sodann mit der aufsteigenden Dosierung begonnen, die an Bord aber leider nur 10 Tage lang durchgeführt werden konnte. Frau D. hat danach in den Staaten weitere Sessionen der injektablen Therapie mit gutem Erfolg durchführen lassen. Sie hat seither keine Steroide oder Salicylate nehmen müssen.

3.) Notiz über die Erfahrungen eines Forschungsinstitutes für empirische Therapie in New York

Durch meine Studien des Sanskrit in Tübingen und in späterer Zeit als Assistenzarzt der Universitätskliniken hatte ich Gelegenheit, die alten Schriften im Original zu studieren. In Bombay und Bangalore hatte ich später persönlich erlebt, wie vielfältig die westlich orientierten Ärzte ständig die Volksmedizin neben ihrer Schulmedizin einsetzten. Obwohl ich keinen Kollegen gesprochen habe, der die intramuskuläre Urin-Injektion bei seinen Patienten anwandte, so hat man mir doch etliche Kranke vorgestellt, die ihren Harn direkt in Kerzenstellung wie aus einem Brunnen tranken, und zwar dreimal täglich zur „Stärkung der inneren Abwehrkräfte". Eine bestimmte Diagnose war offensichtlich nicht notwendig, weil alle Krankheiten durch diese „innere Stärkung und Abwehr" behandelt werden konnten. Nach Erklärungen der Ärzte waren die „Resultate" sämtlich „gut", weil es keine wirkliche epikritische Betrachtung gab, die sich nach unseren Vorstellungen nachvollziehen ließe.

Aus der Zeit von 1960 bis 1967 stammen meine Aufzeichnungen und Laborbefunde über Krankengeschichten, die sich mit der Behandlung von Krankheiten des rheumatischen Formenkreises auseinandersetzen, das sind Schmerzzustände des Weichteilrheumatismus, wie z. B. der Arthritis und Polyarthritis. Diese Krankheitsbilder aus der Reihe der sogenannten Colagenopathien haben wir intensiv studiert. Durch den Ersatz der schulmäßigen Behandlung mit Steroiden (Cortisonen) haben wir die Eigenharn-Therapie in aufsteigenden Dosen appliziert, so daß wir ohne die Anwendung von Cortison, jedoch mit der Gabe von Salizylaten, Vitamin C in sehr hoher Verschreibung und einer besonderen Diät ohne tierische Produkte außer Fisch unter dem Konzept der „Swinging Diet" nach WGC und überhöhten Regimen von Vitamin B1, B2 und Lebertran die Patienten ambulant behandeln konnten. Unter der Anwendung von Überwärmungsbädern hatten wir eine leberkontrollierte Besserung bis zur Heilung der Symptomatik und Session der deformierenden Gelenkveränderungen.

Wir können jedoch aus den gewonnenen Krankengeschichten keine eindeutige Sicherheit entnehmen, die uns wissenschaftlich beweiskräftig sein würde, die Eigenharnanwendung anstelle von Corticoiden zu empfehlen. Allerdings, und das ist eine sehr wichtige und interessante Folgerung, die Schmerzbehandlung mit Salizylaten konnte in jedem von insgesamt 14 Fällen abgesetzt werden. Offenbar liegt diese Erfahrung an der sessierenden Wirkung der Urin-Therapie auf den systematischen Krankheitsprozeß.

Der erste Ausflug geht zu unseren direkten Nachbarinne-n, den Niederländer-inne-n.

Urin-Therapie bei europäischen Nachbar-inne-n

Niederlande

Als lebendiges Beispiel der aktiven Urinverwendung soll Ihnen hier die Übersetzung einer elegant aufgemachten Broschüre präsentiert werden. Sie kam mit folgendem Brief, zugesandt von

Frau G. J. aus Heinsberg:

Zunächst einmal möchte ich Ihnen erzählen, daß mein Vater schon in jüngeren Jahren schlecht heilende Wunden so schneller zum Abheilen brachte, und daß bei mir als kleinem Kind auch so verfahren wurde (was ich allerdings nicht wußte). Dieses erzählte meine Mutter, nachdem ich ihr das Buch zur Lektüre gegeben hatte. Auf Ihr Buch wurde ich durch den Kinderarzt meines Sohnes aufmerksam gemacht. In der hiesigen Bücherei ist es zu entleihen. Mein Sohn, der an Neurodermitis leidet (2½ Jahre alt) wird nun damit behandelt – er schreit zwar fürchterlich, wird dann an den betroffenen Hautpartien knallrot, kratzt 10 Minuten – hat dann aber einen angenehmen Tag und auch eine verbesserte Nachtruhe. Jetzt kratzt er oft den ganzen Tag nicht mehr. Die Abheilung ist ähnlich wie bei Meersalz-Bädern – wohl auf den Salzgehalt des Urins zurückzuführen. Als mein Sohn geboren wurde, lebte ich noch in den Niederlanden, wo ich auch Naturheilmedizin studierte. Auch in den dortigen Lehrbüchern wird über den Urin gesprochen – allerdings mehr über die Farbe als über die Heilungschancen per Eigenurin-Behandlung. Dennoch sind sie gerade in den Niederlanden dem „besonderen Saft" wohl gesonnen – während meiner Schwangerschaft wurde von einer Organisation „Moeders voor moeders" jede Woche der gesammelte Urin (Spezialbehälter!) bei mir abgeholt – allerdings nur die ersten vier Monate – da in dieser Zeit ein Hormon im Urin ist, das – isoliert und in Tablettenform gebracht – anderen Frauen helfen kann, auch schwanger zu werden. Diese Organisation nimmt, nachdem bei einem Arzt die Schwangerschaft festgestellt wurde – Kontakt mit einem auf – fragt, ob man dazu bereit sei – schenkt einem ein Buch über die Schwangerschaft/Geburt oder aus dem ersten Lebensjahr des Kindes. Nach den vier Monaten bekommt man sogar noch ein Geschenk fürs zukünftige Baby – bei mir war es ein Eßservice fürs Kind. Durch diesen Anreiz sind natürlich dementsprechend viele zukünftige Mütter dazu bereit.

. . . Die niederländische Organisation „Moeders voor Moeders" – zu deutsch „Mütter für Mütter", hat ihren Sitz in Klosterstraat 6, NL-5349 AB oss, Tel. (06) 0 22 80 70. Meine Ansprechpartnerin während meiner Schwangerschaft war eine Hostess dieser Gruppe – da sie in jeder Region der Niederlande vertreten sind.

. . . Es ist also sehr gut, daß es diese Organisation gibt, denn einer verzweifelten Frau helfen zu können – durch seinen Urin – auch Mutter zu werden, das ist doch nur eine Kleinigkeit.

. . . Schon damals machte ich mir Gedanken darüber, wieso es in Deutschland nichts Vergleichbares gab?!

Die Broschüre:

Natürliche Grundstoffe für Glück „Mütter für Mütter"

Einleitung

Eine von zehn Ehen bleibt ungewollt kinderlos, was für die betroffenen Paare eine große Enttäuschung bedeutet und viel Kummer. Jedoch in bestimmten Fällen kann die Unfruchtbarkeit mit Hilfe von Hormonen behandelt werden. Diese Hormone werden dem Urin von schwangeren Frauen und Frauen ab 55 Jahren entzogen. „Mütter für Mütter" sammelt diesen Urin. Dafür ist eine effiziente Organisation notwendig, die beinahe Tag und Nacht arbeitet. Das macht „Mütter für Mütter" zu einem kommerziellen Betrieb, der rohe Grundstoffe liefert für ein ideelles Ziel.

Wer ist „Mütter für Mütter"?

Die Organisation „Mütter für Mütter" ist ein Teil von Diosint BW in Oz, ein chemisch-pharmazeutischer Betrieb, der Hormone aus dem Urin gewinnt. Diosint liefert Grundstoffe für die pharmazeutische Industrie in die ganze Welt und ist selber wieder ein Unternehmen der Pharmadivision von Axo. Für „Mütter für Mütter" arbeiten 360 Menschen als Fahrer, Informanten, Stabs- und Administrationsmitarbeiter.

Ein wenig Geschichte

„Mütter für Mütter" wurde 1931 gegründet und hieß damals „Die Urin-Sammel-Organisation". Männer in schwarzen Anzügen holten mit Pferd und Wagen den Urin bei schwangeren Frauen ab. Weil die meisten Menschen damals noch kein Telefon hatten, stellte man eine Zeitung ins Fenster, so daß erkennbar wurde, wo Urin abgeholt werden konnte. Da konnte es allerdings geschehen, daß an warmen Sommertagen, wenn viele Menschen ihre Pflanzen mit Zeitungen gegen die Sonne abschirmten, die Kutscher durcheinander kamen und so manche Frau beweisen mußte, daß sie nicht schwanger war. Nach dem Krieg wurde vieles verändert. Die schwarzen Anzüge wurden durch eine neutrale Kleidung ersetzt. Die Zeitungen im Fenster waren durch das Telefon überflüssig geworden und das Pferd wurde bald durch das Auto ersetzt.

Seit 1963 holten die Fahrer auch Urin bei älteren Frauen, nach der Menopause, ab. Dafür wurden Absprachen mit Klöstern in Brabant und Limburg getroffen, und die älteren Nonnen lieferten genügend Urin, um die Nachfrage zu befriedigen. Durch den Erfolg der medizinischen Behandlungen stieg die Nachfrage ständig an. Die Organisation mußte sich vergrößern und der Name wurde verändert in „Mütter für Mütter". Ein kleiner Teil der hCG-Produktion wurde auf dem veterinären Sektor gebraucht. Seit 1985 werden die Grundstoffe von „Mütter für Mütter" ausschließlich in der Humanmedizin angewandt, also für den menschlichen Gebrauch. Die heutigen Teilnehmerinnen können sich darauf verlassen, daß wir ihren Urin nur zu diesem Zweck abholen. Zur Zeit verfügen wir über ein großes Netzwerk von Teilnehmerinnen, das sich über das ganze Land erstreckt, und können doch kaum die Nachfrage nach hCG und hMG befriedigen.

Teilnehmerinnen bei „Mütter für Mütter"

Frauen, die mitmachen wollen, melden sich auf verschiedene Weise bei uns an. Solche, die erst seit kurzem schwanger sind, sehen beispielsweise unsere Broschüre bei ihrem Hausarzt oder eine Anzeige in einer Zeitschrift. Ältere Frauen kommen durch unsere Anzeigen mit uns in Berührung oder werden durch Freundinnen, die bereits bei uns teilnehmen, dazu angespornt, mitzumachen. Allgemein gilt übrigens, daß die meisten Frauen über Mund-zu-Mund-Propaganda zu uns kommen. Über eine Gratis-06-Telefonnummer melden sie sich bei uns; durch eine Informantin erhalten sie die allerwichtigsten Informationen über ihre Teilnahme.

Die Gründe, warum schwangere und ältere Frauen teilnehmen, liegen nicht weit auseinander. Schwangere wollen das Glück, das sie in ihrer Schwangerschaft erleben, auch gerne an andere Frauen weitergeben. Die älteren Damen gönnen den jüngeren Frauen das Glück, Kinder zu bekommen, und finden es angenehm, daß sie auf diese Art und Weise einen Beitrag liefern können. Beide Gruppen von Frauen tun das gerne.

Wichtige Schaltstellen bei der Werbung von und Information an neue Teilnehmerinnen sind unsere Informantinnen. Diese Frauen arbeiten als freie Mitarbeiterinnen. Sie erzählen den neuen Teilnehmerinnen, wie und warum „Mütter für Mütter" arbeitet, bestimmen den hCG-Wert durch einen Schwangerschaftstest, erklären den Gang der Dinge und sind ansprechbar, wenn es vonnöten ist. Auch Hausärzte, Geburtshelfer und Pfleger aus den Stadtbezirken werden von ihnen über die Arbeit von „Mütter für Mütter" informiert. Unsere Hauptverwaltung sorgt dafür, daß die Information der Teilnehmerinnen bei den Informantinnen und den Fahrern ankommt. Unser Telefon wird von zwei Damen bedient, die die Anmeldungen entgegennehmen und Informationen geben. Sie regeln auch den Versand von Geschenken und anderen Gütern aus unserem Lager. Alle Angaben von unseren Teilnehmerinnen werden übrigens vertraulich behandelt. Dies bedeutet auch, daß wir Angaben von Ex-Teilnehmerinnen vernichten.

Was geschieht mit dem Urin?

hCG-Urin wird einmal in der Woche abgeholt und hMG-Urin zweimal in der Woche. Dies geschieht in unauffälligen grauen Behältnissen. Die Fahrer haben also regelmäßig Kontakt mit den meisten Frauen. Eine Anzahl von älteren Damen hält Ausschau nach einem wöchentlichen Gespräch an der Tür. So bestimmen unsere Fahrer in einem ganz wesentlichen Teil das Gesicht von „Mütter für Mütter". Die Fahrer liefern leere Flaschen ab, worin ein ganz klein wenig Konservierungsmittel ist, und nehmen die vollen Flaschen mit zum Depot. Im Depot werden die Flaschen auf einen großen Lastwagen geladen und danach zur Fabrik in der Nähe von Boxtel gebracht. Von morgens früh bis abends spät halten dort Lastwagen mit hCG- oder hMG-Urin. In der Fabrik in Boxtel werden die Flaschen in große Becken geleert, extra für hCG und hMG, denn die beiden dürfen nie zusammengefügt werden.

Großbritannien

Aus Großbritannien liegen zwei Beispiele vor. Das erste wurde uns zusammen mit einem Brief zugesandt von *Toni Schwiering aus Lübeck:*

. . . Hier noch der Kuriosität halber ein anderer Aspekt zum Thema „Urin". Ich fand das Buch im Nachlaß meiner Eltern und weiß nicht, ob es heute noch aufgelegt wird:

Der Harn aller Kranken wurde gesammelt, kam in das Laboratorium ihres Mannes und wurde dort filtriert. Das auf verhältnismäßig bequeme Weise zurückgewonnene Penicillin half weiteren Kranken wieder gesund zu werden.

„Wunderdrogen – die abenteuerliche Geschichte der Heilpilze"
von Helmuth M. Böttcher,
Verlag Kiepenheuer & Witsch, o. J.

Bei dem zweiten Beispiel handelt es sich um eine Buchveröffentlichung, die hier kurz zusammengefaßt wiedergegeben wird.

Arthur Lincoln Pauls
„Shivambu Kalpa
The Ancient Healing Way of the Self . . . By the Self with Medicine of the Self",
Ortho-Bionomy Publishing, England 1978, 146 S.

Arthur Lincoln Pauls wurde 1929 in Kanada geboren, er lebt seit 1957 in England. Nach Ausübung verschiedener Berufe studierte er Osteopathie und erwarb in diesem Fach einen Doktortitel. Er hat sich auf alternative Heilmethoden spezialisiert, insbesondere auf einen

Ansatz, der Ortho-Bionomie heißt. „Krankheit“ bedeutet bei diesem Ansatz, daß der Körper aus dem Gleichgewicht geraten ist; die Ortho-Bionomie hilft ihm, seine eigenen Hilfskräfte zu aktivieren, die ihn wieder zum Gleichgewicht zurückführen.

Pauls hält die Eigenurin-Therapie für eine ganz wichtige Methode der Gesundheitserhaltung (der Krankheitsvorbeugung) und auch der Heilung. Er hat diese Methode durch das Buch von Armstrong kennengelernt. Nach der Beschäftigung auch mit indischer Literatur zur Urin-Therapie, der gegenwärtigen wie der alten Sanskrit-Texte, hat er beschlossen, sein Buch und die Eigenurin-Therapie selbst mit dem alten indischen Namen zu bezeichnen: „Shivambu Kalpa Vidhi“ oder einfacher „Shivambu Kalpa“ – denn ihm ist bekannt, daß schon das Wort „Urin“ bei manchen Menschen so viel Ekel auslöst, daß sie sich nicht einmal in Gedanken auf diese Heilmethode einlassen können. Der sehr viel poetischere Terminus „Shivambu Kalpa“ bedeutet „Wasser des Shiva“, also „Göttliches Wasser“.

Pauls befaßt sich in den ersten Kapiteln seines Buches zunächst einmal mit dem bestehenden Gesundheitssystem in den westlichen Ländern: Der Doktor, der eigentlich ein Führer oder Helfer für die Patienten sein sollte, der ihnen beratend zur Seite steht, ist ein bloßer Pillenverschreiber (Dr. Pille) geworden. Statt, wie es erforderlich wäre, den Menschen klarzumachen, inwiefern und wodurch ihr körperliches Gleichgewicht außer Balance geraten ist, und ihnen zu erklären, daß bestimmte Symptome wie Fieber, Schmerzen, Ausschläge und Entzündungen wichtige Reaktionen des Körpers sind, mit denen er versucht, sich von Giften freizumachen und sein Gleichgewicht wiederherzustellen, statt die kranken Menschen auf die Ursachen für ihre Gesundheitsstörungen aufmerksam zu machen und ihnen zu gesunder Lebensweise und richtiger Ernährung zu raten, verschreibt „Dr. Pille“ bloß Medikamente, die die Symptome unterdrücken. Damit werden auch die Selbstheilungsprozesse des Körpers gestört, sein Gleichgewicht wird noch mehr in Unordnung gebracht, so daß bald danach an irgendeiner Stelle andere Symptome auftreten, gegen die die Schulmedizin wiederum einen Feldzug beginnt – ein Teufelskreis, der den Menschen im Laufe seiner Jahre immer kränker macht.

Pauls ist davon überzeugt, daß der größte Teil der Krankheiten mit einer falschen – d. h. einer denaturierten – Ernährung zusammenhängt. Er befaßt sich in mehreren Kapiteln mit der Ernährung und den verschiedenen Ansätzen zu einer natürlichen Ernährung (Vegetarier, Makrobiotiker, Rohköstler, Anhänger einer „schleimfreien“ Diät usw.). Alle diese Richtungen hat er selber im Zuge seiner eigenen Lebens- und Krankheitsgeschichte erprobt (er hatte starkes Übergewicht und viele Krankheiten). Aber seine wichtigste Entdekkung für die eigene Gesundheit war die Eigenurin-Therapie.

Nachdem er mit Armstrongs Buch vertraut geworden war, begann er eine Urinfastenkur, die seinen ganzen Körper entgiftete, sein Gewicht auf ein normales Maß reduzierte und dazu führte, daß er seine starke Anfälligkeit gegenüber sämtlichen Infektionskrankheiten verlor. Seitdem empfiehlt Pauls die Eigenurin-Therapie auch seinen Patientinnen und Patienten, die ihn als Therapeuten aufsuchen. Seit 1976 reist Pauls und hält in verschiedenen Städten und Ländern Vorträge über gesundes Leben und Shivambu Kalpa, die Eigenurin-Therapie. Seine eigene Praxis des Umgangs mit Urin besteht darin, daß er morgens zwei Gläser seines Mittelstrahlurins trinkt, manchmal mit ein bißchen Wasser. Den Rest bewahrt er für die Körpermassage auf, und er reibt sich ein wenig Urin in die Augen. Meistens nimmt er noch eine Mischung aus Urin und Wasser als Prise zum Schnupfen (der Yogabrauch des „Neti“, des Aufziehens von Flüssigkeit durch die Nase, um die Atmungsorgane zu reinigen). Außerdem bürstet er seine Zähne mit Urin, um sie und das Zahnfleisch gesund zu erhalten. Pauls frühstückt nicht. Er nimmt einen leichten Lunch, bestehend aus Obst oder Ziegenmilch oder Yoghurt (keine pasteurisierten Milchprodukte) oder Brot aus Vollwertmehl zu sich. Im allgemeinen trinkt er noch ein zweites und gelegentlich auch ein drittes Glas Urin, jeweils eine bis eineinhalb Stunden nach den Mahlzeiten. Einmal in der Woche legt er einen Urinfastentag ein, an dem er seinen Urin vollständig trinkt, der dann so klar wie Wasser wird. Am Tag nach diesem Fastentag ißt er nur Rohkost. Manchmal, wenn er das Gefühl hat, daß sein Körper es braucht, verlängert er das Urinfasten auf drei bis vier Tage. Pauls ist der Ansicht, daß jede-r selbst herausfinden muß, welche spezielle Kombination von Urintrinken, Massage, Fasten usw. ihm/ihr bekommt. Er ist kein Dogmatiker, der eine bestimmte starre Routine für unerläßlich hält. Bevor er mit der Eigenurin-Therapie bei sich selbst begonnen hatte, mußte er ungefähr dreißig Tabletten am Tag einnehmen, auch Vitamine und Minerale – heute braucht er gar nichts mehr. Alles, was er benötigt, ist in seinem Urin enthalten.

Auf seinen Vortragsreisen führt Pauls sein Publikum zugleich vorsichtig und sehr direkt an die Sache heran. Sehr oft trinkt er während seiner Rede oder in der Pause ein Glas Eigenurin, überläßt es aber dem Publikum zu fragen, was das sei. Manchmal trinkt er auch den Urin anderer, um ihnen zu zeigen, daß das mit keinerlei Ekel verbunden ist. Manchmal lachen die Leute, manchmal gibt es Zwischenrufe: „Wie ekelhaft!“, aber meistens bewirkt sein Verhalten, daß andere ebenfalls aufstehen und erzählen, welche Erfahrungen sie mit ihrem Eigenurin gemacht haben. Pauls rät „Noviz-inn-en“ zunächst mit ein bißchen Eigenurin auf der Hand zu beginnen, es zu verreiben, daran zu riechen. So wird man feststellen, daß der Geruch angenehm und keinesfalls widerlich ist. Wenn man mutiger geworden ist, soll man ein bißchen im Gesicht, im Nacken, auf den Füßen, in den Haaren verreiben, dann in der Badewanne sitzend sich ganz damit einreiben. Schließlich traut man sich vielleicht auch, etwas Urin mit der Zunge zu lecken – und dann kann man mit dem Trinken beginnen.

In einem Kapitel behandelt Pauls die von ihm als „Deutsche Methode“ bezeichnete Therapie der Eigenurininjektion. Viele Menschen hätten weniger Schwierigkeiten mit dem Gedanken, daß ihnen Eigenurin gespritzt wird, weil das unter ihrer Ekelschwelle liegt. In Deutschland wurde diese Methode in den dreißiger Jahren von den Ärzten Dr. Krebs und Dr. Herz angewandt.

Pauls widmet ein eigenes Kapitel der Krebserkrankung. Krebs ist für ihn mehr als andere Krankheiten Ausdruck des aus dem Gleichgewicht gebrachten Organismus – eine typische Zivilisationskrankheit, bei der sich alle vorherigen Attacken der Schulmedizin gegen die Selbstheilungsprozesse des Körpers rächen. Seiner Meinung nach gibt es gute Chancen, Krebserkrankungen mit der Eigenurin-Therapie vorzubeugen und zu heilen. Offiziell darf das aber kein Therapeut tun, denn er würde sich strafbar machen. So etwas kann nur gelingen, wenn die Betroffenen selbst beschließen, diese Methode anzuwenden.

Der größte Feind der Selbstheilung und Selbstbehandlung ist laut Pauls unsere eigene Panik bei Ausbruch verschiedener Symptome. Wenn wir Schmerzen haben, Fieber, Funktionsstörungen, Ausschläge usw. geraten wir in Panik und laufen zum Arzt, damit er uns etwas gibt, das diese Symptome verschwinden läßt. Wir wollen gar nicht geheilt werden, wir wollen die Symptome beseitigt haben und nicht mehr daran erinnert werden, daß etwas mit uns und unserem Körper nicht stimmt.

Schweiz

Folgender Artikel mit Brief kam von ***Dr. Christian Tal Schaller, Editions Vivez Soleil, Genf:***

. . . Ich habe erst vor kurzem von Ihrem Buch „Ein ganz besonderer Saft – Urin“ gehört und wäre sehr an einem Kontakt interessiert, da wir selbst ein Buch mit dem Titel „Amaroli“ zu diesem Thema veröffentlichen (s. Seite 83) . . .

Dazu ein Artikel aus der Zeitschrift *Medecine Naturelle:*

Dr. Christian Tal Schaller ist Anhänger der Urin-Therapie und gleichgerichteter Therapien und ist Mitbegründer der „Fondation Soleil“, die sich der Verbreitung natürlicher Heiltherapien widmet. Als er zum ersten Mal von der Urin-Therapie hörte, empfand er allerdings „wissenschaftliche Zurückhaltung“ und starke psychologische Abwehr gegenüber einer derart „albernen“ Therapie. Doch einer seiner Patienten heilte durch Urinfasten seine schwere Psoriasis. Das überzeugte Dr. Schaller und nahm ihm sein Vorurteil. „Schließlich habe ich selbst Amaroli – das ist der indische Name für Urin-Therapie – ausprobiert und die Wirksamkeit hat mich überrascht. Nicht nur, daß der Körper entschlackt und entgiftet wird, Amaroli befreit uns vom Ekel, der uns anerzogen wurde. Außerdem ist diese Therapie ökologisch, denn so recycelt jeder Mensch seine eigenen „Abfälle“. Solches „Recycling“ empfiehlt sich selbst dann – und gerade dann –, wenn der Körper stark verschlackt ist. Denn in dem Fall arbeiten die Nieren schlecht und scheiden nicht nur die „Abfälle“ aus, sondern auch Vitamine, Hormone . . . kurz gesagt, Stoffe, die der Körper noch benötigt. Indem man „recycelt“ gleicht man Mängel aus. Es ist dies eine Technik, die sich über Tausende von Jahren bewährt hat, wogegen die „chemische“ Medizin vergleichsweise noch sehr jung ist – eben erst einige Jahrzehnte . . .

„Urin-Therapie ist die Zukunft . . . denn sie wurzelt in der Vergangenheit!“

Dr. Thierry Hertogue ist auf Hormontherapie spezialisiert, doch ist er nicht ohne Vorbehalt bereit, seinen Patienten zur Urin-Therapie zu raten. „Urin enthält verschiedene Mineralien, Hormone und Vitamine, die eine positive Wirkung auf den Gesundheitszustand haben. Toxische Substanzen in geringen Dosen verabreicht, können das Immunsystem stimulieren. Und allein die Tatsache, daß man sich mit seinem Körper beschäftigt, daß man sich selbst so weit akzeptiert, seinen Urin zu trinken, kann heilende Energien freisetzen. Aber meiner Ansicht nach überwiegen die Argumente „dagegen“. Zunächst hat unser Urin kaum etwas mit dem der tibetischen Lamas gemeinsam, denn er ist mit Pestiziden, Lösungsmitteln usw. belastet. Wenn nun eine geringe Menge toxischer Substanz dem Organismus nützlich sein kann, so schadet ihm eine zu starke Dosis auf jeden Fall. Damit die Urin-Therapie wirklich nützt, müßte man sich ausschließlich von biologisch angebauten Produkten ernähren, dürfte nichts braten und müßte in einer sauberen Umwelt leben. Hinzu kommt, daß heutzutage immer mehr Menschen große Verdauungsprobleme haben. Bei einer Urin-Therapie würde dies bedeuten, daß wir all die Schadstoffe – seien es Blei und Quecksilber bis hin zu Arsen – erneut unserem Organismus zuführen, der ganz andere Behandlung dringend benötigte . . .

Medecine Naturelle, Mai/Juni 1993;
„Urin-Therapie: die Kunst der Wiederverwendung“

Dr. Soleil
Erfahrungen mit den Fünf „Tibetern“
Integral, 1991

Eine Gruppe von Ärzten aus der Schweiz stellt in dem Buch „Erfahrungen mit den fünf ‚Tibetern‘“ ergänzende Methoden zur Erhaltung und Wiederherstellung von Gesundheit und Wohlbefinden vor. Sie bestätigt die Beobachtung, wonach die Entschlackung (Entgiftung) des Körpers und eine neu verstandene Ernährung dabei unverzichtbare Schritte sind. Einige dieser Vorschläge werden uns vielleicht „nicht schmecken“. Sie ergeben jedoch einen Sinn für diejenigen, die ihren Weg kompromißlos gehen wollen – oder, vielleicht aus schwerwiegenden gesundheitlichen Gründen, eine nicht alltägliche Möglichkeit entdecken und für sich nutzen. Dr. Schaller und sein Forschungsteam arbeiten seit 15 Jahren unter dem Namen „Dr. Soleil“ als Pioniere einer ganzheitlichen und menschenzentrierten Medizin. Im Verlag Editions Soleil, Genf, sind zahlreiche Sachbücher erschienen, darunter auch die französischsprachige Ausgabe der Fünf „Tibeter“: Die Tiefe des Jungbrunnens. Weitere Geheimnisse des Jungbrunnens und des langen Lebens vom Forschungsteam „Dr. Soleil“.

Neben den Methoden Fasten, spezielle Diätkuren, Traubenkur, Gemüsekur, Obstkur und Darmeinlauf stellt das Autorenteam auch die Urin-Therapie als Entschlackungsmethode des Körpers vor: . . . „Amaroli, das Wasser des Lebens“ (Urin-Therapie). Indem man die Beziehung zum eigenen Körper transformiert, ihn immer wieder als etwas Neues begreift, wird es möglich, seine Funktionen und Strukturen zu verändern. Die natürlichen und naturgemäßen Heilverfahren – und die Eigenharnbehandlung im besonderen – fördern diesen Prozeß der Transformation ganz beträchtlich. Bei all diesen Methoden geht es um die Lenkung und Steigerung der natürlichen Abwehrregulationen. Im Gegensatz zu anderen therapeutischen Maßnahmen wird hierbei nicht brutal mit künstlichen Mitteln in das Leben unserer Zellen eingegriffen. Die Eigenharnbehandlung ist eine therapeutische Maßnahme, bei der der eigene Urin in unterschiedlichen Mengen getrunken wird. Der Darm entscheidet, welche Bestandteile des zugeführten Urins für den Körper nützlich sind. Der Rest (insbesondere alle Schlacken, die ausgeschieden werden müssen) verbleibt im Verdauungstrakt und wirkt ähnlich wie Glaubersalz als „Abführmittel“, das den Darminhalt durch Wasseranziehung aus dem Darm verflüssigt und somit den Darmtrakt reinigt.

Viele Menschen reagieren mit Erstaunen, wenn sie von der Urin-Therapie hören, doch wohl nur, weil sie den einfachen Tatbestand noch nicht kennen, daß der Körper nur das aufnimmt, was für ihn von Nutzen ist. So filtert der Dünndarm zum Beispiel alle Substanzen, die ausgeleitet werden müssen, heraus und verhindert, daß sie in die Blutbahn gelangen. Andererseits absorbiert er Vitamine, Hormone, natürliche Antibiotika (Stoffe, die aus dem biologischen Stoffwechsel stammen), Enzyme und Vitalstoffe, die der Körper verwerten kann.

Bei der Urinkur wird über einen Zeitraum von mehreren Tagen soviel Urin wie möglich getrunken. Dadurch wird der Stoffwechsel extrem angekurbelt, was sich in einer erhöhten Harnmenge äußert. Es wird dann zusehends schwieriger, die produzierte Harnmenge dem Körper zuzuführen. Es geht hier jedoch nicht um die Einhaltung von starren Prinzipien. Vielmehr sollte man auf seinen Körper hören und sich von ihm leiten lassen.

Der Geschmack des Urins ist ein Gradmesser für den Zustand des Organismus. Werden die Schlacken ausreichend abgeleitet, schmeckt der Urin angenehm aromatisch. Im umgekehrten Fall, wenn der Körper durch eine zu fette Ernährung oder durch ein Übermaß an denaturierten Nahrungsmitteln stark verschlackt ist, schmeckt er abscheulich. Es ist interessant zu beobachten, wie sich der Geschmack des Urins im Laufe einer Kur verändert. Die Harnausscheidung wird hierbei kräftig angekurbelt, und es werden große Harnmengen abgeleitet, die im Geschmack zunehmend neutraler sind. Darin zeigt sich auch die Wirksamkeit dieser Entschlackungsmethode, die auf diese Weise im Körper eine gründliche Reinigung vornimmt.

Dieser gesundheitsfördernde Trunk gilt übrigens nicht nur bei den tibetischen Lamas, sondern auch in verschiedenen anderen Kulturen als ein Geheimtip für Vitalität und langes Leben. Die Entschlackung des Körpers kann natürlich auch durch viele andere Maßnahmen zusätzlich gefördert werden. Dazu gehört unter anderem die körperliche Betätigung in Form von Sport und gymnastischen Übungen, bei denen die „Schlacken verbrannt werden", sowie die Rückbesinnung auf bewährte gesundheitsfördernde naturheilkundliche Mittel aus den verschiedensten Ländern. Was diese Ansätze miteinander verbindet, ist eine ganzheitliche Betrachtungsweise und eine übereinstimmende Auffassung von Krankheit und dem Alterungsprozeß der Zellen.

Dr. Christian Tal Schaller
Amaroli
Editions Vivez Soleil 1993

Zusammenfassung des Buches „Amaroli" von Dr. Christian Tal Schaller:
1993 erschien bei dem Schweizer Verlag Editions Vivez Soleil unter dem Titel „Amaroli" das Buch des Arztes Dr. Schaller, in dem er seine Erfahrungen mit der Urin-Therapie schildert und den Weg beschreibt, der ihn von der Schulmedizin zur Urin-Therapie führte.

„1970 hatte ich einen 32jährigen Psoriasis-Patienten. Die Behandlungen mit allopathischen Medikamenten hatten keinen dauerhaften Erfolg, so versuchte ich es mit einer homöopathischen Therapie und einer Diät. Zwar ließ sich eine Verbesserung feststellen, aber keine vollständige Heilung. Einige Monate später trafen wir uns zufällig auf der Straße. Er erklärte mir, geheilt zu sein, und als ich erstaunt Näheres wissen wollte, gestand er mir leicht verlegen, daß er J. W. Armstrongs Buch ‚The Water of Life' gelesen und die Urin-Therapie ausprobiert habe. Er habe zwei Wochen mit Urin gefastet und nach einer ersten starken Heilreaktion habe sich sein Zustand rasch verbessert. Inzwischen sei er völlig gesund."

Dr. Schaller war beeindruckt und seine Neugier besiegte die „wissenschaftliche Zurückhaltung". Er experimentierte selbst mit Urin und fühlte sich rasch insgesamt vitaler. Seitdem empfiehlt er diese Therapie denjenigen seiner Patienten, bei denen die psychologische Hemmschwelle nicht zu hoch ist. Im Lauf der Jahre wurde seine Einstellung chemischen Medikamenten gegenüber immer kritischer, und er wendete sich verstärkt ganzheitlichen Heilmethoden zu, deren Ziel es ist, die körpereigenen Abwehrkräfte zu stärken.

„Ist es nicht merkwürdig, wenn wir bedenken, daß ein Großteil der pharmazeutischen Bemühung darin besteht, auf synthetischem Wege Stoffe herzustellen, die der Körper alle selbst produziert und die, nebenbei bemerkt, im Urin enthalten sind (z. B. Hormone, Vitamine, Enzyme, Antibiotika . . .)."

Doch nicht nur der übliche Umgang mit dem Heilmittel wird von ihm kritisch in Frage gestellt, auch die

Auffassung von Krankheit und die Einstellung zum eigenen Körper beleuchtet Schaller eindringlich. Krankheit müsse als Signal des Körpers aufgefaßt werden. Symptome zu unterdrücken, heiße nicht heilen, sondern sei Augenwischerei. Nur wenn man sich mit den Ursachen – physischen, psychischen und mentalen – auseinandersetze und sich Zeit dazu nehme, könne eine echte, dauerhafte Heilung erfolgen. Fasziniert schildert er die Fähigkeiten und Möglichkeiten des menschlichen Organismus, sich selbst zu heilen, und fordert den Leser auf, im Falle von Krankheit seine Lebensweise zu überdenken, dem Körper zu vertrauen und die eigenen Bedürfnisse zu erspüren, denn jeder müsse für sich selbst den Weg finden, um seine Gesundheit und Ausgeglichenheit bewahren bzw. wiederherstellen zu können.

Schaller empfiehlt in seinem Buch, den Mittelstrahl des Morgenurins auf nüchternen Magen zu trinken, wenn der Geschmack zu stark sei, könne man mit Frucht- oder Gemüsesäften verdünnen, oder auch den zweiten Urin verwenden. Ansonsten weist er darauf hin, daß der Geschmack des Urins stark von der Ernährung abhängt. Er empfiehlt vegetarische, vollwertige Ernährung und möglichst Verzicht auf raffinierte Lebensmittel, Alkohol, Zigaretten und Kaffee.

Vor einer Urinfasten-Kur zur Entschlackung oder aus therapeutischen Gründen müsse auf jeden Fall 3–4 Tage die Ernährung allmählich umgestellt werden. Rohkost, Säfte und leichte, fettarme Kost, wenig tierisches Eiweiß. Zu der Vorbereitung gehören außerdem Ganzkörpermassagen mit einem Massagehandschuh und Waschungen mit verdünntem Urin (3–4 Gläser Urin auf 2 Liter Wasser). Während der Kur soll nur Urin und Wasser zu sich genommen werden, man soll möglichst den gesamten Urin zu sich nehmen. Je besser der Körper entschlackt ist, desto klarer und angenehmer wird der Urin. Mit zunehmender Entschlackung verändert sich auch der Schweiß. Personen, deren Nierenfunktion geschwächt ist, transpirieren an Händen und Füßen; je belasteter der Organismus, desto unangenehmer der Geruch des Schweißes. Die Urin-Therapie aktiviert die Nieren, so daß über das Filterorgan Haut weniger Giftstoffe ausgeschieden werden. Dies ist auch einer der Gründe dafür, warum eine Trinkkur kombiniert mit Urin-Einreibungen bei Hautreizungen, Psoriasis, Ekzemen u. ä. zur Heilung verhilft.

Grundsätzlich sei immer der eigene Urin zu verwenden. Fremdurin kann z. B. bei einem Unfall auch verwendet werden. Es ist möglich, Urin homöopathisch zu verwenden bzw. herzustellen, wobei Schaller darauf hinweist, daß bei solcher Anwendung die Wirkung eher auf emotionaler, geistiger und spiritueller Ebene zum Tragen kommt. Es spricht nichts dagegen, daß Frauen während der Regel ihren Urin weiter benutzen.

Seit einem Jahr hatte ich vor, mit Dr. Schaller zu telefonieren. Aber mein Französisch ist nicht so grandios, daß ich damit über Urin-Therapie fachsimpeln könnte. Im Februar'95 muß es aber sein. Mich interessiert sehr, welche Erfahrungen er gemacht hat bzw. welche Veränderungen er sieht. Als ich also endlich in Genf anrufe, stellt sich heraus, daß Dr. Schaller sehr gut deutsch spricht. Bei unserem Gespräch erzählt er: Er behandelte seit 25 Jahren Patient-inn-en mit Urin-Therapie. 1993 veröffentlichte er das Buch „Amaroli", von dem er innerhalb von vier Jahren 10 000 Exemplare verkaufte. Er bemerkt, daß das Thema in Frankreich und in der Schweiz auf viel Widerstand stoße und im Fernsehen nicht seriös präsentiert werde. Die Journalist-inn-en würden sich in erster Linie darüber lustig machen. In Kanada habe er mit einer Broschüre mehr Erfolg. Er stelle jedoch fest, daß sich immer mehr Kolleg-inn-en für das Thema interessierten. Es sei ganz klar eine Sache der Erziehung und der Kenntnis, zum Beispiel, daß die Erstverschlimmerung oft mit dazugehöre.

Er hat in seiner Praxis gute Erfolge bei schweren und schwersten Erkrankungen. Zum Beispiel kennt er den Fall eines Prostata-Krebs-Patienten, der Urin von seiner Frau bekommen hat und positive Ergebnisse damit erzielte.

Dr. Schaller hält viele Seminare zu Themen ganzheitlicher Medizin ab und stellt fest, daß das Interesse daran von Tag zu Tag wächst.

Kennenlernen können Sie nun per Zeitungsbericht einen anderen zeitgenössischen Pionier der Urin-Therapie:

Bruno von Arburg sprach mit Ulrich Erwin Hasler über die AL-Therapie. Ein Schluck Morgenurin als Medizin

Ob Sie es glauben oder nicht, die körpereigene Harnflüssigkeit wird seit alter Zeit in der Volksmedizin als Heilmittel eingesetzt, nicht selten mit großem Erfolg. Da vielerorts die Urin-Therapie als unappetitlich und abstoßend empfunden wird, führt sie in den westlichen Ländern eher ein Schlummerdasein. Der Mediziner Ulrich Erwin Hasler hat jedoch die AL-Therapie, wie sie heutzutage bezeichnet wird, der Vergessenheit entrissen und darüber ein informatives Buch verfaßt mit dem Titel „AL – Eine eigene Apotheke in dir". Im nachfolgenden Gespräch berichtet er über seine eigenen Erfahrungen mit dieser alten Volksmethode.

***N.**: Herr Hasler, wann haben Sie die AL-Therapie aufgegriffen und wie ist es dazu gekommen?*

U. H.: Im Jahre 1953 bei einer Ausbildung in einem homöopathischen Spital kam ein deutscher Chefarzt und erzählte erstmals von dieser Methode. Er war im Krieg gegen Rußland Chef eines großen Verwundeten-Lazaretts. Russische Panzer kamen ins Lager und vernichteten sämtliche Medikamente zur Demoralisierung der Truppe. Der Arzt überlegte und erinnerte sich, daß in seiner Heimat in Norddeutschland eine Kräuterfrau die Urin-Therapie empfohlen hatte. Er hatte das immer abgelehnt und dachte, das sei Unsinn. Aber er könne es nicht befehlen, weil er nicht wisse, ob es helfe oder nicht. Er war erstaunt, wie viele Verwundete diese Idee aufgriffen und noch mehr erstaunt, wie oft das half.

Ich war damals dreißigjährig, habe das abgelehnt und gedacht, das sei ein völliger Placebo-Effekt. Im Jahre 1987 weilte ich an einem Seminar in Thailand und hörte wieder von dieser Therapie in sehr begeisterten Worten. Da entschloß ich mich, diese Kur bei mir selbst durchzuführen, las entsprechende Literatur und hörte und las viel Erstaunliches.

***N.**: Seit wann ist die AL-Therapie in der Volksmedizin bekannt?*

U. H.: Seit vielen tausend Jahren. Erstaunlicherweise sind Überreste davon in allen Kontinenten anzutreffen. Anläßlich eines Ärzte-Kongresses in Griechenland sprach ich in einem Vortrag über die Neuraltherapie. Ich schaute, was andere Redner vortrugen und fand, daß ein Ehrendoktor der Medizin aus Indien über die Uro-Therapie in Indien sprach. Ich hörte gespannt zu: Wiederum war er voll des Lobes. (Ich konnte es nicht glauben, daß es eine Methode geben soll, die in allen Fällen hilft, das fand ich unkritisch.) In der abschließenden Diskussion teilte ich mit, daß ich diese Therapie gelegentlich in der Schweiz durchführe. Es war außerordentlich erstaunlich, was hernach geschah. Es kam ein Doktor aus Rußland und sagte: „Ich mache das in Rußland und bin sehr zufrieden." Dann kam jemand aus Korea mit dem gleichen Resultat, dann jemand aus Formosa, dann ein japanischer Arzt, er sei zufrieden. Dann meldeten sich Ärzte aus Südafrika, sie seien sehr zufrieden, aus Südamerika auch. Das war für mich erstaunlich; wenn ich weiß, daß sich eine Volksheilmethode etliche

Jahre am Leben erhalten kann, muß nach meiner Meinung immer etwas Positives daran sein. Da wir jetzt gerade im Paracelsus-Gedenkjahr leben, erinnere ich an einen Ausspruch dieses jetzt anerkannten Arztes. Auf seinen Reisen fand er manche Ratschläge von der Volksmedizin: „Nichts von vornherein ablehnen, wenn es einem vernünftig erscheint. Ob es von einer Kuhmagd oder von einem Roßknecht her stammt."

***N.**: Warum bezeichnen Sie die körpereigene Harnflüssigkeit als AL?*

U. H.: Ich habe bald bemerkt, daß der Name Urin für einige Patienten schockierend ist. So habe ich eine Neuschöpfung erfunden. A kommt aus dem griechischen „autos" und heißt „selbst", L kommt vom lateinischen „liquidum" und heißt „Flüssigkeit", also „eigene Flüssigkeit". Wenn ich also frage: „Haben Sie die AL geschluckt?" wissen das vorderhand wir und für die anderen ist es nicht so schockierend.

***N.**: Welches sind die wichtigsten Inhaltsstoffe der Harnflüssigkeit, und wie ist ihre Wirksamkeit?*

U. H.: In einem Buch über wissenschaftliche Tabellen der Firma Ciba Geigy vom Jahre 1977 sind tatsächlich 50 Seiten nur über die Inhaltsstoffe der Harnflüssigkeit angegeben. Es sind sämtliche bekannten Mineralien darin, es sind Enzyme darin, Hormone, Vitamine, sicherlich körpereigene spezifische Antikörper. Das ist vermutlich bedeutungsvoll für die spezifische Wirksamkeit.

***N.**: Sind in der Harnflüssigkeit nicht auch giftige Stoffe enthalten, die sogar schädlich sein könnten?*

U. H.: Sicherlich müssen einige Stoffe von den Nieren ausgeschieden werden. Aber wenn wir diesen Recycling-Prozeß betrachten, denken wir an die Homöopathie von „simile similibus". Noch wichtiger erscheint mir der Vergleich mit einer Impfung, wo wir abgeschwächte Erreger einspritzen und erwarten, daß das Immunsystem des Patienten ganz spezifische Antikörper bildet. So wird die Schädlichkeit aufgehoben, weil diese Stoffe im Magen und Darm zu unschädlichen Stoffen abgebaut werden.

***N.**: Handelt es sich bei der Wirksamkeit von AL nicht um einen Placebo-Effekt?*

U. H.: Nein. Es sind gute Resultate bei Tieren bekannt. Ich behandelte z. B. die Pferde eines Reitstallbesitzers. Der hatte ein Pferd, das „humpelte"; dieses Pferd hatte ihm etliche tausend Franken eingebracht, weil es so gut springt. Man hat das Tier vier Wochen in einer Universitäts-Veterinär-Klinik gehalten – ohne Effekt. Es war bei einigen Veterinären zu Hause ambulant, ohne Effekt. Der Besitzer wollte das Pferd auswechseln, da sagte ihm ein alter Pferdeknecht, er möchte doch folgendes versuchen: Man sollte während einiger Zeit täglich einmal einen Umschlag über das erkrankte Gelenk anlegen, mit dem Pferde-Urin. Der Besitzer war einverstanden. Nach etwa vierzehn Tagen hinkte das Pferd weniger, und nach drei Wochen war die ganze Störung vorbei. Das Pferd habe ihm seither wieder gute Gewinne eingebracht. Das spricht sicherlich gegen den Placebo-Effekt. Es spricht auch dagegen, daß Säuglinge gesund werden von Hautausschlag, von Nabelkoliken usw.

***N.**: Welches sind die Anwendungsmöglichkeiten von AL?*

U. H.: Es gibt verschiedene Applikationsarten:

1. Die Aufnahme durch den Mund – oral,
2. Umschläge,
3. Injektionen,
4. Einläufe,
5. Schnupfmethode wie die Yogi (Neti, Anm. d. Red.),
6. Fastenkur.

Die Anwendungsmöglichkeiten sind sehr groß, angefangen bei der Revitalisierung, zur Prophylaxe von Altersbeschwerden, bei Entzündungen, bei Infektionskrankheiten, bei Schwellungen, nach Unfällen, bei Verletzungen im Haushalt, bei kleineren Wunden, Verbrennungen, Insektenstichen und noch vielem mehr.

***N.**: Kann man die Harnflüssigkeit auch homöopathisch zubereiten und wie wird sie eingesetzt?*

U. H.: Man kann das. Man kann 1 ml der AL-Flüssigkeit nehmen, mit entsprechender Verdünnung die D1 davon machen, wieder 1 ml, dann die D2 usw. Oder man kann 1 ml AL nehmen und 99 ml Wasser oder Alkohol dazugeben und dann z. B. die C6 oder auch Hochpotenzen geben. Man behauptet, die AL-Flüssigkeit in der Urpotenz wirke mehr auf den Körper, die AL-Flüssigkeit in der Hochpotenz mehr auf das Geistige. Ich persönlich habe mit homöopathischen Potenzen noch keine besonderen Erfahrungen, weil ich die AL-Flüssigkeiten in der Urpotenz vorziehe.

***N.**: Wirkt der körpereigene Urin als Trinkflüssigkeit nicht ein bißchen anstößig?*

U. H.: Nein, wenn man den eigenen Körper liebt, findet man es nicht eklig. Es ist eine Angelegenheit der Erziehung, daß wir meinen, all dies sei eklig, unanständig, unsauber, unseriös.

***N.**: Wie empfehlen Sie die AL-Therapie für die Selbstmedikamentation?*

U. H.: Man kann eine Prophylaxe durchführen, indem man jeden Tag eine geringe Menge dieser AL-Flüssigkeit einnimmt. Man kann damit einen therapeutischen Effekt bei vielen Krankheiten erzielen. In Asien erhielt ich folgende Anwendungsweise erklärt: Man soll am Morgen den Urin in drei Teile teilen. Vom Mittelstrahl soll man nehmen: die 1. Woche einen halben Deziliter, die 2. Woche einen ganzen Deziliter, ab der 5. Woche 2mal einen Deziliter. Man kann die Flüssigkeit verdünnen mit Tee oder etwas Fruchtsaft. Des weiteren kann man mit Vorteil Massagen durchführen. Es ist übrigens auch ein gut wirksames kosmetisches Mittel; es wird behauptet, adelige Damen aus dem alten China hätten auf diese Weise ihren Teint sehr schön gehalten.

***N.**: Gibt es auch Untersuchungen über AL betreffs Krebserkrankung?*

U. H.: Es gibt etliche Berichte von Ärzten und Heilern, die behaupten, sie hätten damit Krebskranke geheilt. Die angegebenen Krankheiten sind noch nicht so wissenschaftlich untersucht. Ich finde es z. B. nicht richtig, wenn man einen Brustknoten, der durch äußere Anwendung und durch das orale Einnehmen verschwindet, einfach als Krebs bezeichnet. Es ist mir nicht unbekannt, daß vorher entsprechende Untersuchungen durchgeführt wurden. Aber ich hoffe, daß mein Buch eine Anregung gibt, daß man das heilende Agens findet, das bei so vielen verschiedenen Krankheiten spezifisch wirkt. Ich jedenfalls hoffe, daß Wissenschaftler eine Möglichkeit finden, dieses Agens anzureichern. Vermutlich ist es irgendein Aminokörper, ein Peptid oder ein Neurotransmitter. Wenn es gelingt, diesen zu finden und anzureichern, haben wir sicherlich auch bei schwersten Krankheiten ein gutes, nebenwirkungsfreies Medikament. Ich war kürzlich in Moskau und Leningrad und hielt dort Vorträge über die AL-Methode. Das Publikum war sehr positiv eingestellt. Es gab sehr viele Fragen, es kamen auch Ärzte, die mir sagten, diese Methode sei ihnen bekannt, und sie seien sehr zufrieden.

Natürlich Nr. 11, 1993

Ebenfalls aus der Schweiz:

Rudolf Merkel aus Obfelden/Zürich:
Vielleicht haben Sie Interesse an meinen Erfahrungen. Für Erwachsene, aber insbesondere auch für Kinder empfehle ich eine „volkstümliche“ Anwendung, d. h. nicht genau abgemessene 1:100 etc. potenzierte Form mit Tränenflüssigkeit, Speichel, Urin oder auch Muttermilch. Ich gebe dies an Patienten weiter bzw. unterrichte es im Rahmen der Kinesiologie-Ausbildung in Zürich. Für Kinder empfehle ich, lieber ohne Muskeltest zu arbeiten. Ich übersende Ihnen hiermit die Unterlagen, so wie ich sie jetzt habe, als Teil meiner Kursunterlagen.

Aus dem *Zentrum für angewandte Ökologie, Schattweid,* kam folgender Vorschlag,
zugesandt von Thomas Rohrer:
. . . Mit großem Interesse habe ich Ihr Buch „Ein ganz besonderer Saft – Urin“ gelesen. Da ich mich

beruflich mit Komposttoiletten beschäftige, liegt mir auch die umweltfreundliche, pflanzenbauliche Verwertung von Urin am Herzen. Angesport von Ihrem Buch, habe ich in verschiedenen Zeitungen und Zeitschriften den beiliegenden Leserbrief veröffentlicht. Er sollte der Auftakt für ein angewandtes Forschungsprojekt im Bereich der Urinanwendung im Pflanzenbau sein. Ich schicke Ihnen ebenfalls das von mir angestrebte Forschungsprojekt. Der von mir kontaktierte WWF hat mir zu diesem Projekt leider eine abschlägige Antwort gegeben. Trotzdem: sie ist aufschlußreich und widerspiegelt den unpäßlichen Umgang mit dem Thema . . .

Leserbrief: Urin als Pflanzendünger
Zur Zeit wird über die Anwendung von menschlichem Urin vor allem in der Erfahrungsmedizin diskutiert. Neben seiner Wirkung als Heilmittel könnte die Anwendung von Urin im ökologischen Pflanzenbau eine wichtige Rolle spielen (Anwendung im Gemüsegarten, auf Rasenflächen oder bei Zimmerpflanzen). Das Zentrum für angewandte Ökologie, Schattweid bei Wolhusen (Lu), möchte das Thema „Urin als Pflanzendünger" in einem angewandten Forschungsprojekt aufgreifen. Da wir überzeugt sind, daß – vor allem bei der älteren Generation – ein vielfältiges Erfahrungswissen zu diesem Thema vorhanden ist, möchten wir alle Leserinnen und Leser, die entsprechende praktische Erfahrung besitzen, bitten, uns diese mitzuteilen. Unsere Anschrift: Zentrum für angewandte Ökologie, z. Hd. Herrn Rohrer, CH-6114 Schattweid, Steinhuserweg. Vielen Dank.

Brief des Ökozentrums Schattweid an den WWF Schweiz, 29. 7. 1994:

WWF-Bodenkampagne

Urin als natürlicher Flüssigdünger für Zimmerpflanzen und im Hausgarten

Umweltbezug von Urin für Zimmerpflanzen und im Hausgarten hat einen sehr konkreten und anwendungsorientierten Bezug zum Thema Boden. Die Urinanwendung stellt einen Beitrag zur Schließung natürlicher Kreisläufe dar und weist einen umwelterzieherischen Aspekt auf. Die Thematik zeichnet sich im weiteren durch folgende Punkte aus:

- *Urin ist in jedem Haushalt vorhanden,*
- *Jeder Haushalt verfügt über Zimmer- und Balkonpflanzen,*
- *Urin ist ein natürlicher stickstoffhaltiger Ergänzungsdünger zum Kompost,*
- *Urin ist einfach zu gewinnen.*

Projektbeschreibung
Am Ökozentrum Schattweid werden Praxisversuche mit Urinanwendung bei Zimmer- und Gartenpflanzen gemacht. Sie sollen Aufschluß über Lagerung, Dosierung, konkrete Anwendung und Geruchsemission geben. Das Ökozentrum verfügt über die notwendigen Infrastrukturen, personellen Ressourcen und Erfahrungen, um die notwendigen Untersuchungen vorzunehmen.

Projektziel
Die Ergebnisse des Projektes werden in Form von konkreten Anwendungsempfehlungen festgehalten. Sie sind eine konkrete Grundlage für entsprechendes Informationsmaterial, das dem entsprechenden Zielpublikum in der WWF-Bodenkampagne zugänglich gemacht wird. Das Projekt umfaßt folgende Teilschritte:

A) Literaturabklärung und Umfrage
B) Praxisversuche mit Urin
B1) Vorversuche

Mit vorhandenem Pflanzenmaterial werden erste empirische Erfahrungen gesammelt.

B2) Hauptversuch über 6 Monate

B2.1) Test mit drei verschiedenen Pflanzensorten und drei Varianten: Eine gängige Gemüsesorte, eine sensible Zimmerpflanze, eine häufige Zimmerpflanze. Varianten: Null Kontrolle, handelsüblicher Flüssigdünger, Wochenurin 1:10 mit Wasser verdünnt. Jeweils 3 x 5 Pflanzen pro Pflanzensorte und Variante in randomized Blocks.

B2.2) Beurteilung
Kontrolle von Auge zum allgemeinen Wachstum, Bonitierung Wachstum (Wuchshöhe, Blattverfärbung, Pflanzenmasse, Blütenbildung) Kontrolle Topfballen, Wurzelverfärbung.

B2.3) Lagerungsversuch Urin: Geruchsfreie Lagerung mit zwei Gewinnungsarten (Urin ab Strahl, Urin ab Separierungstoilette).

C) Auswertung/Schlußbericht/Anwendungsempfehlungen/Projektaufwand/Kosten

A) Literaturstudium, Umfrage	*5 d*
B1) Vorversuch, Durchführung	*4 d*
B2.1) Hauptversuch (6 Monate)	*10 d*
B2.2) Beurteilung, Bewertung, Kontrolle, Bonitierung	*8 d*
B2.3) Urinlagerung	*1 d*
C) Auswertung, Schlußbericht, Anwendungsempfehlung	*10 d*
Total Arbeitsaufwand	*38 d*
in Stunden	*323 h*
Projektkosten:	
Versuchsmaterial	*Fr. 1 000,–*
Benutzung Infrastruktur	*Fr. 500,–*
Unvorhergesehenes	*Fr. 1 000,–*
A und C à Fr. 100,–/h	*Fr. 12 750,–*
B1 und B2 à Fr. 756,–/h	*Fr. 14 660,–*
Totalkosten	*Fr. 29 910,–*

(. . .)

Finanzierung
Die Finanzierung des Projektes sollte über die WWF-Bodenkampagne gesichert werden.

Antwort des WWF Schweiz an das Ökozentrum Schattweid:

. . . Ihr Projektvorschlag zur WWF-Bodenkampagne ist schließlich auf meinem Tisch gelandet. Wie Sie bereits von Brigitte Stucki wissen, wird der WWF Schweiz keine finanzielle Unterstützung für das Projekt leisten. Der Form halber teile ich Ihnen diesen Entscheid noch schriftlich mit Es tut mir leid, daß Sie sich so lange auf eine Antwort von unserer Seite gedulden mußten. Bei einer internen Vernehmung habe ich die Kommentare zu Ihrem Urin-Projekt eingeholt und möchte Ihnen nicht vorenthalten, daß Ihr – offenbar durchaus ernstgemeinter – Vorschlag da und dort im Betrieb allgemeine Erheiterung ausgelöst hat. Bitte nehmen Sie es mir nicht übel, aber auch ich glaube kaum, daß Ihre Idee von der Urindüngung jemals eine breitere Anwendung finden wird und somit nicht von Relevanz für die Bodenproblematik ist. Unsere beschränkten Ressourcen müssen wir selbstverständlich da investieren, wo wir eine möglichst breite und maßgebliche Wirkung erhoffen.

Zur Resonanz auf das Thema Urin-Therapie in der Schweiz wurde von Maria Tzaut aus Bottens folgender Zeitungsbericht zugesandt:

Der gelbe Saft schafft Kraft

Mit ihrem Buch über das Urintrinken als Heilmittel schrieb Carmen Thomas einen deutschen Bestseller. Nun stößt dieses scheinbar unappetitliche Thema auch in der Schweiz auf Interesse.

„Urinbehandlungen sind zwar kein Allerweltsheilmittel“, erläutert Ulrich Erwin Hasler, „sie sind aber eine seit undenklichen Zeiten bekannte Methode, um menschliche Krankheiten zu bessern und zu heilen.“ Der Schulmediziner, der in St. Gallen eine Praxis betreibt, setzt sich nach einem Ausbildungsseminar in Thailand für die Wiederentdeckung der Eigenharn-Therapie ein.

...

Vollkommen ungefährlich

Fachleute anerkennen, daß Behandlungen mit Eigenurin ungefährlich sind.

Im Standardwerk zur Eigenharnbehandlung, der sogenannten Auto-Uro-Therapie, versichert der deutsche Schulmediziner Kurt Herz, daß die Methode der „Rückverleibung kleinster Mengen frisch ausgeschiedenen Urins grundsätzlich vollkommen ungefährlich“ sei: Sie hinterlasse im allgemeinen keine örtliche Reaktion und führe zu keinen Störungen des Allgemeinbefindens.

Obwohl etwas irritiert über das Thema – „das gehört zu den Raritäten“ –, erklärt auch der Baseler Professor Georg Rutishauser, Chefarzt der Urologischen Klinik im Kantonsspital, daß das Trinken und Verwenden der körpereigenen Flüssigkeit Urin „ungefährlich“ sei.

Gleicher Meinung ist Ernst Schneider, Präsident des Naturärzte-Verbandes der Schweiz (NVS): „Es ist allerdings unsinnig, gleich deziliterweise Urin zu trinken. Um krankhafte Prozesse günstig zu beeinflussen, genügen Tröpfchen von Urin.“

COOP Zeitung Nr. 21, 26. 5. 1994.

Letztes Zitat aus der Schweiz:

E. S. aus St. Gallen:

... Ich bin heute 37jährig und habe bis vor kurzem an einer seit meiner Kindheit bestehenden Neurodermitis gelitten. Meine Krankheitskarriere kann ich als klassisch bezeichnen: Seit Geburt Milchschorf und ca. ab dem 3. Lebensjahr Neurodermitis. Ich folgte so von Arzt zu Arzt und von Kur zu Kur. Bis 1989 bestand meine Therapie nur aus Kortison. Ende 1989 bekam ich eine Art Medikamentenvergiftung, war von Kopf bis Fuß knallrot und hatte eine extrem trockene Haut. Ich dachte schon, dies sei nun wohl das Ende meiner fast 30jährigen Kortison-Karriere und verlor trotz meiner damals 3 Monate alten Tochter jeglichen Lebensmut. Ich beschloß, die Medikamente stufenweise abzubauen, und habe mich in der Folge ab 1990 einer homöopathischen Behandlung unterzogen. Ohne großen Erfolg, geschweige denn Aussicht auf Heilung oder wenigstens Linderung.

Im Frühjahr 1993 merkte ich, daß sich in meinem Inneren etwas veränderte. Ich bekam innert weniger Stunden große, juckende Beulen im ganzen Gesicht, Hals und Nacken. Ich dachte schon, der Teufel selber wolle aus mir herausbrechen. Innert zwei Tagen war mein Gesicht vereitert und aufgeschwollen. Es sollte einen ganzen Monat dauern, bis ich mich wieder unter die Leute wagte und auch wieder arbeitsfähig war. Wahrscheinlich haben die homöopathischen Mittel bewirkt, daß so der erste große Entgiftungsvorgang ausgelöst wurde. Mein Problem mit der Krankheit war aber dadurch noch lange nicht gelöst. Die weiteren homöopathischen Behandlungen brachten keinen weiteren Erfolg, und so kratzte ich mich weiter durchs Leben, bis ich Ende 1993 mich einer Selbsthilfegruppe für Hautkranke anschließen konnte. Dank neuer Produkte aus Deutschland (Goldnerz) konnte ich den Entgiftungsvorgang mit Er-

folg weiterführen (heute vermute ich, daß in diesen Naturprodukten Harnstoffe enthalten sind). So richtig glücklich konnte ich aber dabei nicht werden, weil mir das Problem des Kratzens und der extrem trockenen Haut treu geblieben ist.

Im März 1993 hat unsere Leiterin ein Buch kursieren lassen: „Ein ganz besonderer Saft – Urin". Ich schmökerte ein wenig darin herum und habe mir am folgenden Tag dieses Werk besorgt. Nach intensivem Studium habe ich bemerkt, daß dies für mich genau den Anknüpfungspunkt darstellt, welchen ich seit jeher gesucht habe. Ich muß dazu anmerken, daß ich, obwohl ich vorher noch nie etwas über die Urin-Therapie gehört habe, kein Ekelgefühl empfunden habe. Irgendwie fühlte ich in mir sofort, daß es sich hier um eine höhere Kraft handelt. Ich begann also sofort mit meinen ersten Versuchen. Mein Körper war ja prädestiniert dafür. Ein einziger riesengroßer Experimentierkasten, mit allem Drum und Dran: Wie Neurodermitis, Asthma, Allergien jeglicher Art, Hornhaut an den Füßen und eine kleine Warze am rechten Nasenflügel. Mit dieser Warze habe ich begonnen. Ca. 2 Wochen mit Wattestäbchen und frischem Urin, und ich hatte das Problemchen ohne Narbe beseitigen können.

Da im Sommer mein Gesundheitszustand stabiler war als im Winter, habe ich vorerst diese Therapieart auf die Seite gelegt, bis ich mir Anfang September 1994 bewußt geworden bin, daß ich mich wieder ziemlich stark kratzte und meine Arme und Kniekehlen wieder in alter Blüte offen waren. Per Zufall sah ich in einer Gesundheitssendung im Schweizer Fernsehen einen Beitrag von Dr. U. E. Hasler, St. Gallen, welcher die Urin-Therapie vorstellte. Diese Sendung hat mich nun richtiggehend zur Urin-Therapie gepeitscht, welches ich als Zeichen einer höheren Macht erachte. Ich besorgte mir weitere Fachliteratur über dieses Thema (Coen van der Kroon, Dr. U. E. Hasler, Hans Höting) und begann Mitte September diese Therapie mit allem, was dazugehört. Ich nehme nun seit diesem Zeitpunkt jeden Morgen den Mittelstrahl zu mir und reibe meine Haut mit frischem Urin ein. An manchen Tagen trinke ich den ganzen Tagesurin und nehme erst am Abend etwas zum Essen. Am Abend massiere ich meinen Körper wieder mit frischem Urin ein und trinke den Rest. Seitdem habe ich einen sprichwörtlich göttlichen Schlaf und fühle mich viel vitaler und ausgeglichener. Meine Haut wurde immer mehr zu einem wunderschönen Organ, und nur noch vereinzelt zeigen sich einzelne Giftbeulen. Seit kurzem wende ich auch Klistiere an, welche mir ein unheimlich gutes Gefühl vermitteln. Ich fühle mich wie neugeboren, als ein Mensch mit einem zweiten, geschenkten Leben. Endlich leben zu können und nicht mehr vegetieren zu müssen ist ein unbeschreibliches Gefühl, welches sich auch sehr positiv auf das Umfeld auswirkt. Meine Frau jedenfalls staunt

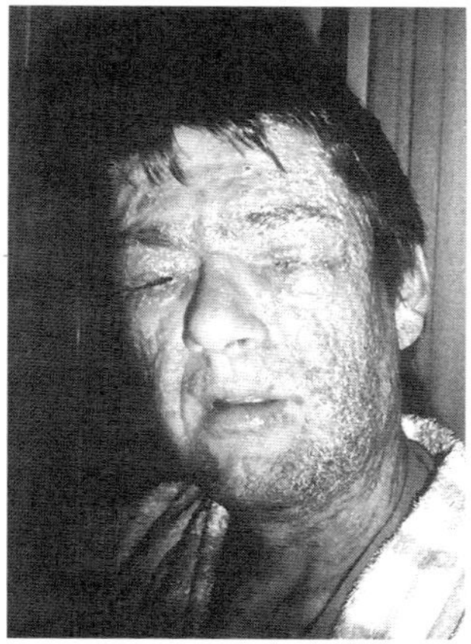
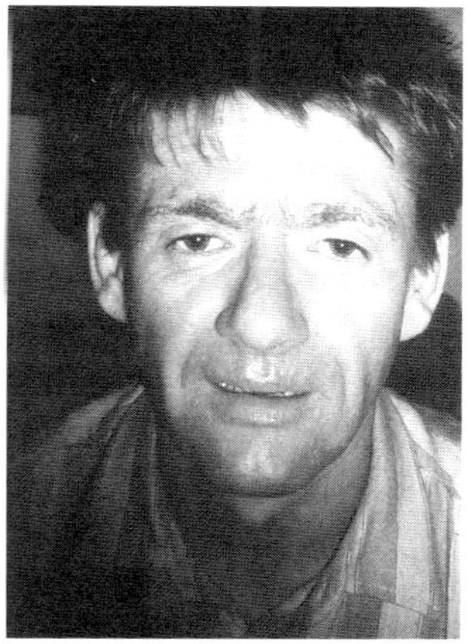

Seit über 30 Jahren litt Herr E. S. an einer schlimmen Neurodermitis. Nachdem er zwei Jahre lang die Urin-Therapie angewandt hatte, war die Neurodermitis verschwunden.

nur noch über meine Fortschritte und über mein „neues“ Wesen und Wissen. Was die Schulmedizin in 35 Jahren nicht beheben konnte, wurde innert 2 Jahren durch die Zugehörigkeit zu einer Selbsthilfegruppe und vor allem durch die Urin-Therapie weggeblasen.

Ich erachte es als einen humanitären Akt, diese Therapie an meine Mitmenschen weiterzugeben. Für mich ist die Urin-Therapie zu einem Evangelium geworden. Ich bin im Moment dabei, mit Persönlichkeiten und gleichgesinnten Fachärzten Kontakt aufzunehmen, um im Rahmen eines Konzeptes gezielte Öffentlichkeitsarbeit zu leisten. Als Endziel sehe ich die Gründung eines Urin-Therapie-Zentrums in der Schweiz, wo Informations-, Beratungs- und Forschungsarbeit auf diesem Gebiet betrieben werden könnte. Ich sehe darin auch einen Schritt, daß mit der Zeit dieses Heilverfahren bei der WHO diskutiert und anerkannt werden kann.

Österreich

Zugesandt von ***Michael Walder aus Steyr, Österreich:***
... Auf der letzten Seite Ihres Buches wird um Beiträge ersucht für ein weiteres Buch. Ich darf Ihnen hiermit fünf Seiten übermitteln: Auf den Seiten 20–24 des Buchs „AIDS im Blut“ ist etwas über den „basen-säuren-neutralen Speiseplan“ zu erfahren. Dies kommt all jenen Menschen zugute, die sich für die bestmögliche Urinzusammensetzung interessieren. So, daß daraus ein wünschenswerter „Zaubertrank“ werden mag, in dem die schädlichen Schlackenstoffe möglichst neutralisiert sind, und die guten Inhaltsstoffe besser zur Wirkung gelangen.
Persönliches:
Ich wurde als Kind erstmals von der Großmutter auf die Heilwirkung des Urins bei äußerlicher Anwendung aufmerksam gemacht. Sie selbst verwendete ihn offenbar bei aufgesprungenen, rissigen Händen, kleinen Hautverletzungen, frostroten Hautstellen, Frostbeulen. Sie verwendete aber auch Salz und auch gekochtes Wasser, in dem Salz zur Desinfektion aufgelöst war.

Im Kindesalter habe ich, wenn sich beim Spielen oder Herumtollen in freier Natur Hautabschürfungen, Kratzer, kleine Beulen oder Insektenstiche einstellten, Speichel oder Urin verwendet. Beides wirkte lindernd, heilend.

Der Salzgehalt im Urin wirkt in der Wundbehandlung sterilisierend und zusammenziehend. Die Zuckeranteile im Harn, die Hormone, Vitamine und anderen Stoffe wirken heilsam. Daher geht die Wundheilung beschleunigt vor sich, im Vergleich zur unbehandelten Verletzung. Die Schlackenstoffe im Harn dürften zur Verstopfung der Wunde beitragen, so wie das Salz im Urin verengend, zusammenziehend auf die verletzten Äderchen einwirkt. Dies kommt den Blutplättchen in ihrer Verstopfungswirkung entgegen und trägt zur Blutstillung bei.

So wie die Zuckeranteile des Harns, so wirkt auch der Honig mit seinen vielen heilsamen Inhaltsstoffen günstig auf die Wundheilung ein. Von Zuckerkranken ist bekannt, daß die Wundheilung verzögert vor sich geht. Der Zuckerüberschuß drängt aus der Wunde heraus. Daher ist die Heilung der Wunde nicht gut möglich. Erst wenn der Zuckergehalt des Blutes normalisiert ist, geht die Wundheilung vor sich. Zucker steht auf der säurebasenüberschüssigen Ernährungsseite. Dem wäre mit der basenüberschüssigen Ernährungsweise zu begegnen. Durch die Schlackenstoffe und das Salz im Harn ist auch eine lähmende Wirkung in der Wundbehandlung gegeben, zumal das Salzbrennen verhältnismäßig schnell abklingt. Die Lähmung lindert den Schmerz oder hebt ihn auf.

Griechenland

Professor Schadewaldt aus Düsseldorf, Medizinhistoriker und Koautor des Buches „Ein ganz besonderer Saft – Urin“, beschaffte die folgende in Griechenland durchgeführte Untersuchung aus dem Jahr 1974, die in der Zeitschrift *THE LANCET* vorgestellt wurde:

HARNSTOFFBEHANDLUNG VON HAUTKREBS

Hautkrebs kann auf unterschiedlichste Weise behandelt werden, wobei chirurgische und strahlentherapeutische Methoden wie auch die Curretage, das elektrische Ausbrennen der Melanome, die gängigsten sind. Für all diese Methoden sind allerdings eine technische Ausrüstung und speziell ausgebildetes Personal notwendig. Ermutigende Ergebnisse bei der Harnstoff-Behandlung von Leberkarzinomen im Früh- und auch fortgeschrittenen Stadium veranlaßten die Autoren, diese Therapie auch bei Hautkrebs anzuwenden, denn hier sind die krankhaften Stellen für Injektionen leicht zugänglich und gut zu beobachten.

Die beiden Ärzte haben zwischen Juni 1970 und Juni 1973 am Krebsinstitut der St.-Savvas-Klinik in Athen 112 Patienten, die an verschiedenen Typen von Hautkrebs litten, mit Harnstoff behandelt. Die Patienten, deren Durchschnittsalter bei 69 Jahren (38 bis 95 Jahre) lag, stammten meist aus ländlichen Gegenden in einiger Entfernung von Athen.

Während der ersten beiden Jahre bestand die Behandlung in subcutanen und intracutanen Injektionen von zwei bis sechs Millilitern einer zehnprozentigen Harnstofflösung (in einer 0,9prozentigen Salzlösung). Jeden zweiten und vierten Tag wurde diese Lösung in zwei bis drei Stellen der gesunden Haut um den Tumor herum injiziert. Im dritten Jahr wurde die Therapie ergänzt durch das Aufbringen von Harnstoffpuder auf abgetragene oder eiternde Läsionen. Die Wunde wurde mit Gaze verbunden. Auch der Versuch, zusätzlich Injektionen von zwei bis drei Millilitern 50prozentiger Harnstofflösung direkt in große und schnellwüchsige Tumore einzubringen, war erfolgreich. Manche Formen reagierten sogar allein auf das Auftragen einer Harnstoffsalbe.

Manchmal schien ein Melanom nach zwei bis vier Injektionen verschwunden zu sein, doch sind etwa 16 bis 20 Injektionen notwendig, um einen negativen histologischen Nachweis zu erhalten. Entzündungen der Haut wurden vor Beginn der Harnstofftherapie beseitigt. Bei Hautschäden durch Strahlentherapie oder Narben sind Heilerfolge durch die Harnstoffbehandlung sehr selten; wenn die unter dem Melanom gelegenen Knochen ebenfalls betroffen sind, ist es aussichtslos. Leichte Infiltrationen des darunterliegenden Gewebes sind dagegen keine Gegenanzeigen, und die Harnstoffbehandlung führt ohne Verlängerung oft zum Heilerfolg. Um einen Rückfall zu vermeiden, sollten die Patienten nach der 40- bis 50tägigen Injektionsbehandlung mindestens für ein Jahr die betroffenen Stellen mit einer Harnstoffsalbe behandeln, die zu 50 Prozent aus Harnstoff, 25 Prozent Eucerin und 25 Prozent aus Wasser besteht.

Nach zwei Jahren wurden auf diese Weise 73 Prozent, nach drei Jahren 91 Prozent der Hautkrebspatienten von ihrem Leiden geheilt, wobei die Tumorgröße, die meist bei ein bis zwei Zentimetern lag, keinen Einfluß auf den Heilerfolg hatte. Auch der histologische Typ des Karzinoms war nicht ausschlaggebend für den Heilerfolg, wohl aber in bezug auf die Empfindlichkeit gegenüber der Therapie: Basalzellkarzinome reagierten schneller auf die Harnstoffinjektionen als Karzinome im höhergelegenen Plattenepithel.

Im Vergleich zu den ähnlich erfolgreichen konventionellen Behandlungsmethoden bei Hautkrebs zeigt die Harnstofftherapie demnach folgende Vorteile:

1. Sie ist einfacher und billiger, da keine spezielle Ausrüstung des Labors und keine spezielle Ausbildung des Behandlungspersonals notwendig sind.
2. Sie ist ungiftig und ohne Nebenwirkungen, so daß sie bei einem Rückfall oder erneutem Auftreten von Hautkrebs beliebig wiederholbar ist.
3. Die Haut wird nicht geschädigt, so daß bei einem Mißerfolg eine Operation ohne Probleme möglich ist.
4. Die Patienten sind mit Hilfe der Harnstoffsalbe zu einer von der Klinik unabhängigen Nachbehandlung in der Lage.
5. Insbesondere bei Hautkrebs auf Augenlidern, in Augenwinkeln, Nase, Ohren etc. erhält man bei der Harnstoffbehandlung bestmögliche funktionale und kosmetische Heilerfolge.

Daß die Harnstofftherapie bei gutartigen Tumoren nicht wirksam ist, belegt nach Meinung der Autoren die Wirkung von Harnstoff als spezifisches Anti-Krebsmittel.

Auf Seite 132 derselben Ausgabe der Zeitschrift THE LANCET berichten dieselben Autoren in einem Brief an den Herausgeber über die Regression von Leberkrebs bei oraler Harnstoffbehandlung:

Die Autoren behandelten insgesamt 18 Leberkrebs-Patienten im Alter von 50 bis 73 Jahren mit oralen Gaben von Harnstoff. Ihr Ziel war es, über den Blutstrom der Leberpfortader in der Leber eine hohe lokale Harnstoffkonzentration zu erreichen. Die Leber von acht Patienten befand sich noch im Frühstadium, die übrigen zehn Patienten wiesen bereits Lebermetastasen auf und litten ursprünglich an Magen-, Darm-, Eierstock-, Brust- oder Hautkrebs.

Die Patienten erhielten vier- bis sechsmal täglich (als Kapsel, Sirup oder Pulver) 2 bis 2,5 Gramm reinen synthetischen Harnstoff und sollten eine zwei- bis dreimonatige Bettruhe einhalten. Bei Leberzirrhose, Gelbsucht und Nierenversagen wurde keine Harnstofftherapie eingeleitet. Krebs im fortgeschrittenen und Metastasen-Stadium mit mehr als 30 bis 35 Prozent zerstörtem Lebergewebe waren ebenfalls Gegenanzeigen.

Zwei der Patienten mit Leberkrebs, der in der Regel sehr schnell zum Tode führt, im Frühstadium lebten bereits weitere 57 und 36 Monate. Die übrigen sechs dieser Gruppe starben: zwei an Lungenentzündung bzw. Herzinfarkt, vier nach Meinung der Autoren aufgrund des frühzeitlichen Abbruchs der Therapie. Die durchschnittliche Lebensdauer nach Abschluß der Behandlung betrug 26,5 Monate.

In der Patientengruppe, die Lebermetastasen besaß, kann man die Wirkung der Harnstoffbehandlung wegen der gleichzeitigen Krebserkrankung anderer Organe (die vermutlich nicht durch Harnstoff beeinflußt werden) nicht an der Überlebenszeit messen. Daher zogen die Autoren den Zustand der Leber zur Beurteilung heran: Bei allen Patienten war nach der Harnstofftherapie eine Reduktion ihrer Lebervergrößerung festzustellen. Vier Patienten lebten zum Zeitpunkt des Erscheinens der Zeitschrift immer noch; zwei, die an Brust- bzw. Darmkrebs litten, lebten in guter Verfassung noch 19 bzw. 13 Monate nach der Behandlung; zwei mit Melanomen leben in gutem bzw. in mit leichten Einschränkungen gutem Zustand 17 bzw. 40 Monate nach der Behandlung.

Evangelos D. Danopoulos, Iphigenia E. Danopoulou,
Rigillis 26, Athen 138, Griechenland,
THE LANCET, 26. Januar 1974.

Rußland

Im November 1994 kam folgender Brief von ***Dr. Vitaly Kashtanov aus Petersburg:***

... Ich hörte von Ihrer Sendung über Urin-Therapie. Vielleicht beschäftigt Sie das Thema auch heute noch. Falls ja, könnte es Sie interessieren, die Bekanntschaft von Dr. Gennady Petrovich Malakhov zu machen, der in

Rußland eine anerkannte Autorität auf dem Gebiet der Urin-Therapie ist. Er ist Leiter des Clubs „Bodrost" (Frohsinn). Er hat sich stark für Urin-Therapie eingesetzt und auf dem Gebiet sehr große Erfahrung. Er beantwortet zahlreiche schriftliche Anfragen von Patient-inn-en, die die Urin-Therapie anwenden. Dr. Malakhov ist Autor mehrerer Bücher. Er hat ein Programm entwikkelt, das sich von allen anderen Therapien unterscheidet: Er berücksichtigt in der Urin-Therapie den Biorhythmus. Seine Heilerfolge sind mehr als erstaunlich, sie grenzen ans Wunderbare. Sicher wäre es auch für deutsche Patient-inn-en hilfreich, zu Dr. Malakhovs Programm Zugang zu bekommen. Vielleicht könnten Sie den Menschen dabei helfen.

Hier nun eine Zusammenfassung von Dr. Malakhovs Veröffentlichungen:

Einleitung

Die Wurzeln der Urin-Therapie reichen Jahrtausende zurück. Man verwendete neben menschlichem Urin auch den Urin von Tieren. Aus alten Quellen geht eine zweifache Verwendung hervor:

1. zur Stärkung der Gesundheit und der Vitalität,
2. zur Entwicklung geistiger – besonders auch übernatürlicher – Fähigkeiten.

Viele religiöse und heilkundliche Bücher erwähnen die Urin-Therapie: das Mahabharata, die Bibel, „Quelle der ewigen Freude", „Unnötiges für ungebildete Menschen" von Amirdovlat Amasiazi aus dem 15. Jahrhundert. Die älteste und vollständigste Quelle zur Urin-Therapie ist das „Shivambukalpa" („Praxis der Urinanwendung zur Wiederherstellung des Körpers").

Neben dem eigenen Urin haben unsere Vorfahren auch Tierurin benutzt. Zitat aus Amirdovlat Amasiazi, „Unnötiges für ungebildete Menschen":

Der Urin eines jeden Lebewesens entspricht seiner Natur. Am besten ist Kinderurin wegen seiner reinigenden Eigenschaften. Ziegenurin nützt bei Nervenkrankheiten und Krämpfen, bei verdorbenem Magen und bei Wassersucht; Kamelurin heilt Flechten und Pickel, Geschwüre am Körper und im Ohr. Bei Hämorrhoiden ist es hilfreich, sich in Kuhurin zu setzen; Kuhurin hilft auch bei Flechten auf dem Kopf und bei Scheckhaut. Schweineurin löst Steine.

Wenn man Hundeurin dickflüssig werden läßt und sich die Haare damit wäscht, werden sie schwarz, ein gutes Haarfärbemittel. Er hilft auch Warzen zu entfernen. Wildschweinurin hilft bei Augenstar. Wenn man ihn trinkt, löst und zerstört er Steine in der Harnblase. Eselurin heilt Nierenkrankheiten.

Menschenurin hilft bei Kahlköpfigkeit, bei Schwellungen im Rachen, auch bei Geschwüren in der Lunge, stoppt Blutungen und soll bei vergrößerter Milz verwendet werden. Er hilft bei Ekzemen, Juckreiz, Lepra, beim Biß eines tollwütigen Hundes oder eines Skorpions.

Kinderurin, mit Honig in einem Tongefäß gekocht, hilft bei Augenkrankheiten, weißem Star und bei Trübung der Augen.

In einem anderen Buch aus dem Jahre 1665 mit dem Titel „Tausend hervorragende Kleinigkeiten" wird Urin-Therapie bei allen innerlichen und äußerlichen Krankheiten als ausgezeichnetes Universalmittel empfohlen. Auch heute wird Urin-Therapie vielfach angewendet. Beispiele: In einem modernen Buch zur Urin-Therapie, „Wasser des Lebens", beschreibt der Autor John W. Armstrong: *Die Urin-Therapie bewirkt, was man mit einer einfachen Fastenkur und Einnahme von Wasser und Fruchtsäften niemals erreichen kann.*

In Indien trinken die Mitglieder der bekannten Sekte Saddhu auch heute regelmäßig den eigenen Urin. Auf dem 1. Internationalen Kongreß der Veteranen Estlands vom 4. bis 5. Mai 1991 propagierte G. A. Vojtovic, Spezialist für Heilfasten, die Kombination von Fasten und Urin-Therapie.

Verschiedene Arten des Urins

1. Urin von Neugeborenen:
Reagiert stark sauer; ein großer Teil des Stickstoffs wird als Harnstoff ausgeschieden; der Urin ist reich an Informationen über sich schnell entfaltende Lebensprozesse. Er ist gut geeignet zur Bekämpfung von Fäulnis- und Gärungsprozessen im Organismus. Beim Altersgeruch (äußeres Anzeichen der Fäulnis) ist dieser Urin zu trinken. Bei bakteriellen Störungen im Dickdarm etc. soll ein Klistier verwendet werden. Ausgezeichnet bei faulenden, schwer heilenden Wunden, Gangrän etc.

Wegen des hohen Harnstoffgehaltes dient dieser Urin als natürliches harntreibendes Mittel; zur Druckverminderung der Gehirn- und Rückenmarksflüssigkeit, des intrakraniellen (im Schädel; Anm. d. Red.) und intraokulären (innerhalb des Auges; Anm. d. Red.) Drucks; bei Nierenbeschwerden (insbesondere Infektionen); zur Förderung der Verdauungsprozesse; zur Eindämmung verschiedener Infektionskrankheiten; bei Hypinose (die Sehnen betreffend; Anm. d. Red.); in der Onkologie (Krebsbehandlung; Anm. d. Red.). Anzuwenden in Form von Trinkkur und Kompressen.

2. Kinderurin (1 Monat bis 12/13 Jahre):
Reich an Immunkörpern, gut bei Infektions- und Viruserkrankungen etc.; dient der Stärkung des Immunsystems, der Reinigung der Zellen des Organismus durch Urin-Fastenkuren.

3. Urin von Erwachsenen (18–30 Jahre):
Ausgewogene hormonelle Zusammensetzung, vorzugsweise zur Korrektur der Körperfunktionen von Menschen im Alter von 35 bis 50/60 Jahren. *Zur Heilung von Krankheiten ist nur der eigene Urin zu verwenden. Zur Stimulierung des eigenen Organismus sind aber auch „Urinspenden" möglich.*

4. Urin von alten Menschen:
Am wenigsten geeignet, wegen schwächerer Immunität von alten Menschen, Ungleichgewicht der hormonellen Funktionen etc.

5. Urin von Männern und Frauen:
Bei „Urinspenden" soll der Betreffende wegen der unterschiedlichen hormonellen Zusammensetzung des Urins dasselbe Geschlecht haben. In seltenen Ausnahmen und für kurze Zeit kann auch der Urin des anderen Geschlechts verwendet werden. (Ausnahme: Kinderurin, wegen geringerer Anzahl der Geschlechtshormone, aber nur bis zu 1 bis 3 Monate.)

6. Urin von schwangeren Frauen:
Sehr nützlich, wegen der strukturellen und funktionellen Veränderungen in den Nieren und den Harnwegen während der Schwangerschaft, deren Maximum in der 20.–35. Woche erreicht wird. „Nahrhafter Cocktail" (Glukose, Aminosäure, Vitamine); wegen des erhöhten Anteils an Harnstoff ist dieser Urin ein gutes harntreibendes Mittel; hilft bei Krebsleiden, bei Anämie durch blutbildungs-stimulierenden Faktor. Dieser Harn ist ein Universal-Urin, stärkt die Abwehrkräfte, heilt viele Leiden.

7. Frisch ausgeschiedener Urin:
Sehr gut; direkt nach dem Ausscheiden zu verwenden. Dient der Krankheitsprophylaxe, zur Unterstützung des hormonellen Gleichgewichts, Ökonomie der energetischen und materiellen Ressourcen des Organismus. Der

Urin eines kranken Menschen kann als Universalmedizin verwendet werden.

8. Alter Urin:

Bereits erkaltet, erste Anzeichen der Zersetzung der Eiweißstoffe, Ammoniakgeruch. Wichtige Besonderheit: allmählicher Verlust des „Magnetismus". Bei Verwendung dieses Urins (trinken, Massage) zieht er die Energie des Organismus an, um seine ursprünglichen Eigenschaften wiederherzustellen.

Warnung der alten Yogis: Verwende nie Urin zur Massage, ohne vorherige Reduzierung der Menge auf ein Viertel durch Verdampfung.

9. Sehr alter Urin:

Ammoniakgeruch ist Anzeichen der Zersetzung der Eiweißstoffe, Veränderung des pH-Wertes von sauer nach alkalisch. In sich zersetzendem Urin entstehen biogenetische Stimulatoren. Das Maximum ist nach 3–7 Tagen bei einer Temperatur von 20° Celsius erreicht.

Armstrong: „Zum Einreiben ist alter Urin am besten geeignet, oder alter mit frischem gemischt."

Mittel zur Stärkung und Anregung des Organismus, Öffnen der Hautporen und das bessere Eindringen des Urins in den menschlichen Organismus. Stärkung der Leistungsfähigkeit. Den alten Heilkundlern zufolge dient dieser Urin zur Entgiftung (wegen Öffnung der Poren), Geruch = Toxine.

Gegen Wurmbefall der Eingeweide, zur Reinigung der Gefäße, bei Verstopfungen. Reinigung des Dickdarms von Parasiten: Anwendung eines Klistiers mit 1 Liter altem Urin mit leichtem Ammoniakgeruch. Nicht länger als 3 bis 5 Tage bei einer Temperatur von 20° Celsius aufbewahren.

Zur Reinigung der Gefäße und Beseitigung von Verstopfungen: Kompressen. Auch zur Reinigung von Wunden und Beseitigung von abgestorbenen und verhornten Stellen. Kompressen zur Auflösung von Salzablagerungen.

10. Durch Verdampfung auf ein Viertel der ursprünglichen Menge reduzierter Urin:

Im altindischen Text „Shivambu Kalpa" wird dieser Urin besonders empfohlen. Herstellung: Urin in einem Email- oder Glasgefäß (kein Metall) auf ein Viertel der ursprünglichen Menge herunterkochen.

Herausbildung von biogenetischen Stimulatoren in großer Anzahl, keine Veränderung des pH-Wertes. Verlängerung des Lebens, der aktiven Schaffensperiode.

Zitat aus „Shivambu Kalpa": „Wer seinen Körper mit Shivambu dreimal am Tag und dreimal in der Nacht einreibt, erhält seine Zeugungsfähigkeit lange. Seine Gelenke werden gekräftigt; er überwindet seine Krankheiten und erlangt Glückseligkeit . . . Wer täglich Shivambu trinkt und seinen Körper drei Jahre lang damit einreibt, bekommt einen Körper voller Kraft und Glanz, Kenntnisse in den Künsten und Wissenschaften, die Gabe der schönen Rede und lebt so lange, wie Mond und Sterne am Himmel existieren."

11. Gekühlter Urin:

Frisch ausgeschiedenen Urin kalt (–3° C bis –4° C) und dunkel aufbewahren. Auch hier bilden sich biologisch aktive Stoffe heraus; die Reduzierung auf ein Viertel der ursprünglichen Menge durch Verdampfung ist aber die beste Variante.

12. Mit verschiedenen Stoffen angereicherter Urin:

Aus den alten Quellen „Shivambu Kalpa", „Ayurweda", „Czud-si" geht hervor, daß man die „Parameter" des Urins bedeutend verändern kann, indem man verschiedene Stoffe beimischt. Die spezifischen Eigenschaften werden so verstärkt: z. B. kann Urin in Verbindung mit einem goldenen Gegenstand für Kompressen bei Nierenerkrankungen verwendet werden. Verschiedene Kräuter: Zusätzliche Erhöhung des Bestandes an Mikroelementen des durch Kochen auf ein Viertel der Menge reduzierten Urins; Anreicherung des Organismus mit Mikroelementen. Z. B. kann man bei der Dampfbehandlung 2 Teelöffel getrocknete Algen hinzugeben; Kompressen zur Mineralienzufuhr, ein Wannenbad zur allgemeinen Verjüngung. Zur Gewöhnung kann man den Urin durch Zugabe von Honig oder Zucker geschmacklich verändern; dient auch der Stimulierung der körperlichen und geistigen Leistungsfähigkeit.

13. Aktivierter Urin:

Die Eigenschaften des Urins sind auf verschiedene Art und Weise zu aktivieren, z. B. durch ein Magnetron. Um die durch Kochen des Urins erhöhte Energie zu bewahren, muß man den Urin abkühlen lassen (Temperatur kuhwarmer Milch) und direkt danach einnehmen, sonst zerfällt die Struktur schnell. Magnetisierter Urin ist am besten äußerlich anzuwenden, für Wannenbäder, zur allgemeinen Steigerung der Vitalität (bei Steifheit der Glieder, Austrocknung). Stark gekühlter Urin dient der ständigen Anwendung, z. B. in der Onkologie (trinken, Kompressen); auch in Verbindung mit Dampfbehandlung und Magnetron.

14. Morgen-, Tages-, Abend- und Nachturin:

Hier gibt es große Unterschiede. Zwischen 3.00 bis 15.00 Uhr – saure Phase, zwischen 15.00 bis 3.00 Uhr alkalische Phase. Der erste Urin dient zur Heilung von Wunden, zur Beseitigung von Geschwulsten, wirkt normalisierend bei zu starkem alkalischem Milieu im Organismus.

Morgenurin ist reich an Hormonen. 2 Stunden vor dem Aufwachen wird der Hypothalamus aktiviert, dann die Hypophyse, dann alle anderen Drüsen. Besonders gut bei Frauenkrankheiten (trinken, Tampons), wirkt schmerzlindernd und läßt die geschädigten Schleimhäute der Geschlechtsorgane besser heilen.

In der zweiten Tageshälfte und abends ist der Urin reich an Nährstoffen, Produkten des Stoffwechsels.

Der Nachturin soll früh morgens verwendet werden. Direkt nach dem Aufwachen ausgeschieden, ist er in jeder Hinsicht der beste, in allen Fällen anwendbar, bei Krankheiten, zur allgemeinen Kräftigung. Zur Normalisierung der Funktion eines bestimmten Organs ist es wichtig, die Zeit seiner Aktivität zu kennen. In dieser Zeit soll der Urin gesammelt, aktiviert (kalt oder kühl aufbewahren oder kochen und abkühlen) und dann verwendet werden, wenn das betreffende Organ aktiv ist.

15. 1. Strahl, Mittel- und letzter Strahl; gerade und ungerade Anzahl von Schlucken:

Im „Shivambu Kalpa“ wird empfohlen, nur vom Mittelstrahl des Urins zu trinken. Der Urin wird mit einer Schlange verglichen, deren Gift im Kopf und im Schwanz enthalten ist. Am besten ist, den Urin in einem Zug zu trinken oder eine ungerade Anzahl von Schlukken zu machen.

16. Einfluß von Ernährung, Denken, Emotionen und der individuellen Verfassung des Menschen:

Der Urin ist ein Indikator für die Ernährung. Am besten ist er nach Verzehr von Gemüse, Früchten, Brei, Nüssen, Honig, Kräutertees. Nahrung, die Hämoglobin (Farbstoff der roten Blutkörperchen) enthält, wirkt ungünstig, beeinträchtigt den Verstand und macht aggressiv. Fleisch, Eier, Milch, Kartoffeln und Quark kann man in geringer Menge zu sich nehmen. Am schlechtesten wird der Urin bei Verzehr von raffinierten, gesalzenen, synthetischen Lebensmitteln und bei Mischkost. Einzigartiger Urin entsteht während des Fastens. Er wirkt entschlackend.

Nach der ayurwedischen Philosophie spielen Denken und Emotionen eine wichtige Rolle für die Qualität des Urins. Zum Beispiel bewirkt die Angst einen Adrenalinschub, Freude bewirkt die Herausbildung von Endorphinen etc. Diese Stoffe haben unterschiedliche Wirkung auf die Physiologie des Körpers. Sie gelangen natürlich auch in den Urin. Negative Emotionen führen zur Herausbildung schädlicher Stoffe im Urin, die bei Anwendung des Urins zu Vergiftungserscheinungen führen können. Im „Shivambu Kalpa" wird den Anwendern der Urin-Therapie empfohlen, ihre Gefühle zu kontrollieren. Durch positives Denken bildet der Körper heilende Stoffe, die dann mit dem Urin noch einmal genutzt werden können. Nach emotionalen Erschütterungen, Leid, Haß, Beleidigungen etc. darf Urin nicht eingenommen werden, erst 1–2 Tage später. Laut Ayurweda sind Störungen der Verbindung zwischen Bewußtsein und materiellem Körper durch transzendentale Meditation, durch Einnahme von auf die individuelle Konstitution abgestimmte Ernährung und Urin-Therapie zu beseitigen.

17. Einfluß des Mondzyklus:
Auch die vier Mondphasen beeinflussen die Funktionen des menschlichen Organismus. In der 1. und 3. Phase nimmt der Organismus bestimmte Stoffe besonders gut auf. Reinigungskuren hingegen sind am besten in der 2. und 4. Phase vorzunehmen. Um eine Urin-Therapie zielgerichtet und effektiv durchzuführen, muß das betreffende Organ in der Phase seiner größten Aktivität (im biologischen Rhythmus bestimmte Stunden am Tag, laut chinesischem Kalender jeweils 72 Tage im Jahr) behandelt werden, unter Berücksichtigung des Mondeinflusses.

Urin-Therapie in der Praxis
Orale Anwendung:

Bei der oralen Anwendung von Urin sind einige Grundregeln zu beachten. Es ist nur der Mittelstrahl zu verwenden, wobei der Urin in einem Zug getrunken werden soll. Morgenurin (3.00–4.00 Uhr) ist am wertvollsten. Man soll täglich mindestens 1 Liter Flüssigkeit zu sich nehmen. Während einer medikamentösen Behandlung soll Urin nicht angewendet werden. Es empfiehlt sich 2–4 Tage abzuwarten. Bei intensiver Anwendung (3mal täglich und öfter) ist in besonderem Maße auf die Ernährung zu achten: salzfreie Kost, wenig Eiweiß. Zu vermeiden sind Zucker, raffiniertes Mehl, Konserven, Wurst, Käse, stark gewürzte Speisen, die Geruch und Geschmack des Urins unangenehm machen.

Über die Speiseröhre (wo er reinigend und sanierend auf die Speiseröhrenschleimhaut wirkt) gerät Urin in den Magen und Darm.

1. Sanierung von Mundhöhle und Mandeln:
In der Mundhöhle wirkt Urin sanierend und desinfizierend. Er hemmt Fäulnisprozesse. Spülungen von Mund und Rachen mit Urin (1–5 Minuten) helfen bei Zahnkaries und wirken desinfizierend auf die Mandeln. 0,5 bis 2 Minuten mit frischem Urin spülen. Bei starker Schädigung der Mundschleimhaut und bei eitrigen Mandeln nach einer einminütigen Spülung mit frischem Urin nochmals mit Urin spülen, der durch Kochen auf die Hälfte bis ein Viertel der ursprünglichen Menge reduziert wurde (bei bewußter Ernährung und wenn der Urin nicht so salzhaltig ist). 50 Gramm bis zur Temperatur von kuhwarmer Milch erwärmen und damit spülen.

2. Zur Festigung des Zahnschmelzes:
Bei 30minütigen Spülungen mit frischem Urin (es kann auch durch Kochen reduzierter Urin sein) wird der

Zahnschmelz gestärkt. Urin kann auch anstelle von Zahnpasta verwendet werden. Gesundung der Zahnwurzeln, Kräftigung der Zähne, Heilung von Stomatitis (Entzündung der Mundschleimhaut; Anm. d. Red.). Diese Methode ist am besten abends vor dem Schlafengehen anzuwenden.

3. Zur Sanierung von Magen und Zwölffingerdarm:
Auf nüchternen Magen 2–3mal täglich je 100 Gramm trinken. Frischem Urin wird allmählich auf die Hälfte der ursprünglichen Menge heruntergekochter Urin beigefügt, wobei der Anteil des frischen Urins von Tag zu Tag verringert wird. Zu verwenden ist auch Kinderurin oder durch Kälte aktivierter Urin. Die Reinigung des Magens von Schleim lohnt sich wegen der lösenden Eigenschaften. So wird eine Sanierung der Schleimhäute vorgenommen und die Sekretzellen des Magens werden ausgespült. Durch die sauren Eigenschaften werden Geschwürbildungen im Magen gehemmt. Gute Resultate bei der Behandlung von Zwölffingerdarm-Geschwüren.

Es ist sehr wichtig, gleichzeitig Ernährung und Lebensweise zu kontrollieren. Wenn die Ursache der Erkrankung nicht gefunden wird, kann der Effekt nicht von langer Dauer sein.

4. Bei Polypen und verschiedenen Tumoren in Magen und Dünndarm:
Urin, der durch Kochen auf ein Viertel seiner ursprünglichen Menge reduziert wurde, wird allmählich frischem Urin beigegeben.
Man soll nur Naturkost zu sich nehmen.

5. Bei bakteriellen Störungen im Dünndarm:
2–3mal täglich vor dem Essen 5–100 Gramm frischen Urin trinken (auch kälteaktivierten Urin oder Kinderurin). Keine Hefeprodukte zu sich nehmen.

6. Bei Gallenstein- und Leberleiden:
3mal täglich vor dem Essen 50–100 Gramm in einem Zug trinken.

7. Bei Infektionskrankheiten:
In akuten Fällen 50–100 Gramm in einem Zug trinken.

8. Zur Stärkung des Immunsystems und bei hormonellen Störungen:
2–3mal täglich 50–100 Gramm trinken.

9. Bei Nierenleiden:
Siehe Punkt 8. Anwenden bis zur vollständigen Heilung.

10. Als Ernährungszusatz und zur Prophylaxe:
2–4mal täglich 100–200 Gramm trinken.

11. Zur schnellen Reinigung des gesamten Magen-Darm-Trakts:
Den ganzen an einem Tag gesammelten Urin im Verlauf von 2–4 Tagen trinken. Prozedur nach einer Woche wiederholen. Anwendung soll in der 2. und 4. Mondphase durchgeführt werden. Zur Verstärkung des Effektes kann auch durch Kochen auf ein Viertel der ursprünglichen Menge reduzierter Urin beigefügt werden.

12. Als harntreibendes Mittel und bei Herzkrankheiten:
Anwendung siehe Punkt 8., bis der gewünschte Effekt erreicht ist.

Anwendung eines Klistiers

Urin ist ein ausgezeichnetes Mittel für Klistiere. Während die orale Einnahme von Urin hauptsächlich auf den oberen Teil des Magen-Darm-Traktes wirkt, kann die Anwendung von Klistieren auch den Dickdarm beeinflussen. Die kombinierte Anwendung von Trinken des Urins und Klistieren bietet die Möglichkeit, den gesamten Magen-Darm-Trakt zu behandeln.

1. Zur Reinigung des Dickdarms:
Desinfizierende Wirkung, Normalisierung des pH-Wertes, gut für die Schleimhäute, gegen Parasiten; Erhöhung der Energien.

Eigenen frischen Urin vor Gebrauch erwärmen, alten Urin aufkochen und bis zur Temperatur von kuhwarmer Milch abkühlen lassen. 500–1000 Gramm für eine Prozedur anwenden. Nach 10–15 Anwendungen am Tag – dann genausooft, auch mit durch Kochen auf die Hälfte oder ein Viertel der Menge reduziertem Urin. Die Menge in Abhängigkeit von der Verträglichkeit langsam erhöhen. Der Urin kann auch mit Salzen und Mikroelementen, z. B. Algen, angereichert werden.

2. Zur Heilung des Organismus, Zufuhr von Mikroelementen, Stimulierung der Energien:
Anwendung von Mikroklistieren (20–50 Gramm), die den Sud von Kräutern, Algen etc. enthalten.

3. Gegen Polypen, Parasiten, bei verschiedenen Krankheiten des Dickdarms:
Siehe Punkt 1.

4. Zur Vorbeugung gegen Verstopfung, zur Stimulierung der Peristaltik (Darmbewegungen) des Dickdarms:
Anwendung von Mikroklistieren mit Urin, der auf ein Viertel der ursprünglichen Menge reduziert wurde, 100 Gramm täglich, bis zur Normalisierung des Stuhlgangs. Wichtig sind Ernährung und Lebensweise. Klistiere mit durch Kochen reduziertem Urin sind maßvoll anzuwenden. Siehe Punkt 1.

Einnahme von Urin durch die Nase:
Die Spülung des Nasenrachenraums, indem man den Urin durch die Nase einzieht und dann durch den Mund ausspuckt (Reinigungsprozedur der Yogis), ist ein sehr gutes Heilmittel für den menschlichen Organismus. Die im Urin enthaltenen Stoffe können über die Nase ins Gehirn gelangen, von wo aus sie eine stimulierende Wirkung auf den ganzen Organismus entfalten.

1. Zur Prophylaxe und Behandlung des Organismus:
Spülung des Nasenrachenraums 1–2mal täglich und öfter, in Abhängigkeit davon, wie stark der Organismus angegriffen ist. Wenn die Salzkonzentration sehr hoch ist und den Nasenrachenraum reizt, kann der Urin mit warmem Wasser verdünnt werden. Zur Prophylaxe ist eigener frischer Urin am besten geeignet, auch Kinderurin und kälteaktivierter Urin (vor Anwendung erwärmen). Zu Heilzwecken kann auch durch Kochen auf ein Viertel, ein Drittel oder die Hälfte reduzierter Urin, auch gemischt mit frischem Urin, verwendet werden.

2. Reinigung des Gehirns, Wiederherstellung der Sehkraft, des Geruchssinns, des Erinnerungsvermögens:
Verschiedene Arten von Urin in die Nase tropfen, mehrmals täglich 5–20 Tropfen.

3. Wiederherstellung der Hörkraft und zur Prophylaxe von Ohrenkrankheiten:
Mehrmals täglich 5–10 Tropfen Urin (verschiedene Arten) in die Ohren tropfen.

4. Einatmen der Dämpfe des Urins:
Alter Urin (mit leichtem Ammoniakgeruch) wird zur Stimulierung der Leistungsfähigkeit des Organismus verwendet. Einen Wattebausch mit Urin tränken und mehrmals daran riechen.

Zur Heilung von Infektionen in der Lunge und zur Beseitigung von Schleim in der Lunge die Dämpfe von altem Urin 5–15 Minuten einatmen. Zur Aktivierung der Kreativität ist das Aroma von Urin, der auf ein Viertel seiner Menge reduziert wurde, einzuatmen. In den alten Texten wird gesagt, daß der Urin eines sehr reinen Menschen oder eines Erleuchteten geeignet sei. Das Aroma erinnere an den Duft der besten östlichen Wohlgerüche (Sandelholz, Weihrauch etc.). Das Einatmen der Dämpfe von frischem Urin eines Vertreters des anderen Geschlechts oder das Einziehen durch die Nase kann die Libido steigern. So haben z. B. die Kurtisanen im mittelalterlichen Europa die Sekrete ihrer Geschlechtsorgane als Parfum benutzt, um Kunden anzuziehen.

Anwendung von Urin auf der Haut:
In den alten Texten wird der Massage oder dem Einreiben mit Urin eine größere Bedeutung als der oralen Urineinnahme beigemessen, insbesondere mit Urin, der auf ein Viertel seiner ursprünglichen Menge reduziert wurde. Eine Massage mit Urin soll energisch, bis hin zu leichtem Schmerz durchgeführt werden. Nur so kommt es zu einer optimalen Reaktion des Nervensystems und der inneren Organe (Reflexzonen, Akupressurpunkte).

Die Zufuhr von Urin über die Haut ist die effektivste Art der Anwendung.

Urin-Therapie und Schlammkuren:
Am besten wirken Schlammkompressen auf die Haut. Wenn sie mit Urin getränkt werden, vergrößert sich der Effekt bedeutend. Diese Behandlung (alte tibetanische Empfehlung) wird schon sehr lange bei Knochenerkrankungen angewendet. Dient der Entgiftung.

Schlamm mit Urin (verschiedene Arten) mischen. Konsistenz soll nicht flüssig sein. Baumwollstoff oder seidenen Stoff damit anfeuchten, auf die betroffene Stelle legen, darauf eine 2–3 cm dicke Schicht Schlamm geben. Mit Stoff belegen, umwickeln und mit elastischer Binde befestigen. Je nach Art der Erkrankung werden die Kompressen kalt oder warm aufgelegt.

1. Zur Reinigung des Organismus über die Haut:
Massage oder Einreiben mit Urin, der durch Kochen auf ein Viertel der ursprünglichen Menge reduziert wurde. Das Auftreten von Ausschlägen zeigt an, daß der Reinigungsprozeß begonnen hat (Entschlackung). Mit der Massage oder dem Einreiben des Körpers fortfahren, bis zur vollständigen Reinigung. Wenn der Ausschlag zu stark wird, 1–2 Tage abwarten, dann die Massage wieder aufnehmen. Darüber hinaus können Dampfbäder den Reinigungsprozeß beschleunigen.

2. Zur Anregung der Energien und der Zufuhr von Mikroelementen:
Massage, Einreiben und Wannenbäder mit Urin. Dauer: 5 Minuten bis 2 Stunden. Kompressen auf die Fußsohlen stimulieren die allgemeinen Energien des Körpers ausgezeichnet. Zu Heilzwecken ist durch Kälte aktivierter Urin, Kinderurin und alter Urin am besten geeignet. Durch die Schärfe von sehr altem Urin werden die Hautporen geöffnet, und die hohe Salzkonzentration fördert die Beseitigung von Ablagerungen im Organismus.

Zur Stimulierung des Organismus dient Urin, der durch ein Magnetfeld aktiviert wurde, oder eingedampfter Urin; eine Kombination ist ebenfalls möglich.

3. Zur zielgerichteten Behandlung geschädigter Organe:
Massage der Körpersegmente, Kompressen. Man kann verschiedene Arten von Urin verwenden. Einreiben der Haut oder Massage unter Berücksichtigung des biologischen Rhythmus.

4. Nutzen der biologisch aktiven Punkte:
Besonders viele Akupressurpunkte gibt es im Bereich der Hände und Füße, am Kopf, im Gesicht und am Hals. Über diese Punkte ist Urin dem Körper sehr gut zuzuführen.

5. Kosmetische Zwecke:
Am besten frischer, aktivierter oder auf ein Viertel eingedampfter Urin. Gesicht, Arme und Hals einreiben. Nach dem Trocknen soll diese Prozedur mehrmals wiederholt werden. Danach mit warmem Wasser ohne Seife

abwaschen, beim letzten Mal mit kühlem Wasser. 20 bis 30 Gramm sind ausreichend.

Zur Anregung des Haarwachstums ist alter Urin, Kinderurin oder aktivierter Urin am besten geeignet. Das Einreiben von Urin in die Haarwurzeln sowie Kompressen fördern die Normalisierung der Pigmentbildung und die Wiederherstellung der natürlichen Haarfarbe. Auch verbessert sich die allgemeine Struktur der Haare.

6. Zur Verjüngung des Organismus:
Massage, Einreiben oder Wannenbad mit Kinderurin. 500 Gramm Kinderurin oder mehr ins Badewasser geben.

Eine Urin-Therapie wird am besten mit Beginn des Mondzyklus begonnen. Dies gilt vor allem für Männer und Kinder. Frauen sollten ihre Menstruation abwarten und 1–2 Tage danach mit der Therapie beginnen.

Bei der Urin-Therapie ist neben der physiologischen Seite auch der psychologische Effekt von Bedeutung. Ängste, die mit der Anwendung von Urin verbunden sind, können Folge von sexuellen Problemen sein. Urin wird mit Verbot assoziiert. Aus Unterdrückung und moralischen Verboten können Neurosen entstehen, die wiederum Störungen der natürlichen Energiezirkulationen bewirken. Somit kann ein freierer Umgang mit Urin ein großer Schritt zur Beseitigung von geistigen und psychischen Blockaden sein. Nach Überwindung der psychologischen Barriere ist der nächste Schritt, sich davon zu überzeugen, daß eine Urin-Therapie ungefährlich, effektiv und einfach anzuwenden ist.

Magen-Darm-Trakt:
Beispiel: Mein Vater heilte in seiner Jugend ein Magengeschwür, indem er einen Monat lang morgens Urin trank. Er nahm nicht nur den Mittelstrahl, sondern den gesamten Urin. Er trank ein Glas und spülte mit süßem Tee nach.

- Zwölffingerdarmgeschwür
- Schilddrüse
- hartnäckige Verstopfung
- erhöhte Azidität
- Verwachsungen, Narben nach Operation des Blinddarms.

Infektionskrankheiten:
Beispiel: Als ich an Fieber und Schüttelfrost erkrankte, ich war vollkommen allein und hatte keine Medikamente, erinnerte ich mich an die Urin-Therapie. Mutter Natur hat uns die beste Medizin gegeben. Ich nahm ein Glas Urin und trank es in einem Zug aus. Nach 5 Minuten war ich gesund. Das war um 2 Uhr nachts (1988). Danach bin ich nicht wieder krank geworden.

Es geschah während des Krieges: Es gab keine Medikamente gegen Malaria, und den Ärzten zufolge mußte der Kranke sterben. Ein einziger Krug Urin, in einem Zug getrunken, brachte den Kranken wieder auf die Beine. Die Symptome der Malaria kamen nicht mehr wieder. (A. N. Maslennikov: „Das geheime Getränk der Götter".)

Pilzinfektionen der Haut:
- Lymphofibrose
- Fußnagelinfektion
- Flechten, Abszesse.

Nierenkrankheiten:
- Nierenversagen
- Nierenentzündung

Beispiel: Die Nieren meiner Tante waren voller Steine. Sie wurde operiert. Aus der einen Niere entfernte man die Steine, aus der anderen nicht. Der Chirurg sagte, er werde die Steine in der anderen Niere in einem halben Jahr entfernen, wenn die erste Niere gut verheilt sei. Jemand gab der Tante den Rat, daß man die Steine mit Urin entfernen kann. Und so begann sie, den Urin meines fünfjährigen Sohnes zu trinken. Nach einem halben Jahr betrachtete der Chirurg die Röntgenaufnahmen und wunderte sich: „Wo sind die Steine in der anderen Niere geblieben?" Meine Tante fühlt sich gut. Jetzt hat sie Probleme mit der Niere, die operiert wurde, die Niere hingegen, die der Chirurg unangetastet ließ, funktioniert normal (Maslennikov).

Anmerkungen und Empfehlungen: Wenn beide Nieren voller Steine sind, zeugt das von einem Infektionsprozeß in den Nieren, der die Steine „festklebt". Am ehesten ist dies Folge einer Infektion des Dickdarms. Deshalb ist es notwendig, Ernährung und Funktion des Dickdarms zu normalisieren. Die erstaunliche Wirkung des Urins eines fünfjährigen Kindes erklärt sich durch die lösenden Eigenschaften, wie auch durch die immunisierenden Eigenschaften.

Die zusätzliche Immunisierung durch den Kinderurin stoppte den Infektionsprozeß in den Nieren, der die Steine „festklebte". Die Steine lösten sich von alleine. Was ist mit der operierten Niere zu tun, damit es keine weiteren Komplikationen gibt? Erstens: Kompressen aus durch Kochen reduziertem Urin auf die gestörte Niere auflegen, zweitens häufiger kurze Urinfastenkuren einlegen (3–7 Tage), drittens auf die Ernährung achten.

Augenkrankheiten:

- Metallsplitter im Auge
- Hornhautentzündung
- Augenstar.

Geschwulstkrankheiten:

Beispiel: Vor vier Jahren hat meine Frau sich versehentlich ein Muttermal auf dem Rücken aufgekratzt. Es bildete sich ein kleines Geschwür, das in den ganzen Jahren nicht verheilte. Alle möglichen Behandlungsmethoden blieben ohne Erfolg. Mal bildete sich eine Kruste, dann öffnete es sich wieder. Es hatte eine ungesunde dunkelrote Farbe mit einem bläulichen Schimmer. Nach einer Behandlung mit Kompressen mit durch Kochen reduziertem Urin verschwand das Geschwür. Die Haut, die sich neu bildete, hat eine gesunde rosige Farbe. Wir sind überrascht und erstaunt über dieses unerwartete Ergebnis.

- Hämorrhoiden
- Verhärtung der Brust
- Eigenstockzyste
- Mastopathie
- Lymphknotengeschwulst in der Leistengegend
- Harnblasengeschwür.

Beispiel: Voller Freude schreibe ich Ihnen, denn ich hatte eine bösartige Geschwulst von der Größe einer Erbse in der rechten Ecke des linken Auges. Ich behandelte sie mit durch Kochen reduziertem Urin, wobei ich den Urin nicht einrieb, sondern nur leicht auftupfte. Ich kann Ihnen gar nicht sagen, in wie vielen Tagen die Geschwulst verschwand, aber in der zweiten Woche habe ich eines Morgens bemerkt, daß sie verschwunden war.

- Geschwür im Mastdarm
- Polypen, Geschwulst in der Brust
- Kehlkopfkrebs
- Blutkrebs
- Lymphknotenkrebs.

Beispiel: Die Patientin R. ist ca. 30 Jahre alt. Ihr Zustand: Blutarmut, Untergewicht, eine hühnereigroße Verhärtung in der einen Brust. Die Diagnose lautete

Krebs. Man empfahl der Kranken, sich kurzfristig operieren zu lassen, was sie aber ablehnte. Sie machte eine Hungerkur und trank ihren Urin. Sie trank täglich 1 Liter 420 Gramm kaltes Leitungswasser. Ihr Mann rieb sie täglich 2 Stunden lang von Kopf bis Fuß mit Urin ein und sie legten Urinumschläge rund um die Uhr auf beide Brüste. Ihr Zustand besserte sich in zehn Tagen. Am 12. Tag nach der ersten Visite ging sie zu ihrem früheren Arzt, der noch nicht einmal Spuren irgendwelcher Störungen in der Brust feststellen konnte. Außerdem überwand die Patientin ihre Blutarmut. Sie wurde vollständig gesund. (Armstrong).

Anmerkungen und Empfehlungen: Die Kombination zweier stark sauer wirkender Mittel, einer Hungerkur und einer Urintherapie mit derart gezielter Einwirkung auf die Haut kann tatsächlich Wunder bewirken. Man könnte diese Behandlung noch durch Kompressen und Massagen mit durch Kochen reduziertem Urin verbessern sowie durch die Reinigung des Dickdarms mittels Klistieren.

- Hämangiom am Kopf
- Halsgeschwulst.

Erkältungskrankheiten:

- chronische Mandelentzündung
- starker Husten
- Ohrenschmerzen, Eiter
- Stenose der Ohrenarterien, Ischämie der Blutgefäße im Kopf.

Hautkrankheiten:

Beispiel: Ende letzten Jahres erkrankte ich an Gürtelrose. Nach einer Woche medikamentöser Behandlung gab es keine besonderen Anzeichen einer Wirkung. Ich begann eine Fastenkur und Urin zu trinken. Das Trinken ließ ich bald sein, weil der Urin einen bitteren und salzigen Geschmack hatte. Im Laufe der ganzen Krankheit rieb ich die Pickel mehrmals am Tag ein, was die Schmerzen entscheidend verringerte. Die schmerzlindernde Wirkung des Urins war stärker als der Kräuterextrakt, den die Phytotherapeuten für mich herstellten. Eine Woche machte ich die Urinfastenkur. Gegen Ende des Monats verschwanden die Pickel ohne Medikamente.

Anmerkungen und Empfehlungen: Die Fastenkur beschleunigte in diesem Fall den Reinigungsprozeß und förderte eine stärkere Säuerung des Organismus, was die Heilung begünstigte.

- Seborrhöe
- Herpes
- Schuppenflechte
- Schmetterlingsflechte
- Leukodermie.

Polyarthritis

Leberkrankheiten

- schwarze Galle, Steine
- Hepatitis.

Diabetes

Erkrankungen des kardiovaskulären Systems:

- Herzstörungen.

Beispiel: Ich bin 54 Jahre alt, schon Rentnerin und fühlte mich sehr schlecht. Zweimal im Jahr habe ich Injektionen erhalten (ich habe Endocarditis rheumatica, Herzgeräusche, Gelenkrheumatismus). Zufällig habe ich Ihr Buch „Urin-Therapie, alte Methoden, Interpretation, Praxis“ in die Hände bekommen. Wie dankbar ich Ihnen bin. Ein halbes Jahr schon bekomme ich keine In-

jektionen mehr, trinke Urin, reibe mich ein, mache ein- bis zweimal monatlich eine Fastenkur. Ich fühle mich sehr viel besser.
- rheumatische Polyarthritis, Geschwulst im abdominalen Bereich der Schlagader
- Hypertonie.

Lungenkrankheiten:
- Rippenfellentzündung, Eiter im Brustkorb
- Bronichtis, Tuberkulose
- Asthma.

Geschlechtskrankheiten:
- Syphilis, Schuppenflechte
- Entzündung der Hoden.

Gängrän, schwerheilende Wunden, Quetschungen. Brand-, Biß- und Stichwunden:
- Fisteln, Entzündung des Mastdarmgewebes
- Kopfschmerz nach Kopfverletzung
- Leberquetschung
- Insektenbiß, Wespenstich
- Krätze.

Beispiel: Mit durch Kochen reduziertem Urin heilte ich in anderthalb Tagen eine Brandwunde am Arm (Innenseite, von den Fingern bis zum Ellenbogen). Statt Blasen und einer faulenden Wunde bildete sich ein angetrockneter dunkelroter Hautfilm. Einen Tag und eine Nacht lang legte ich Kompressen auf. Dann rieb ich den Urin einfach ein. Jetzt ist der fünfte Tag. Es juckt ein bißchen. Vielen Dank.

Frauenkrankheiten:
Beispiel: Ich bin 45 Jahre alt, eine Zyste am Eierstock wurde operativ entfernt. Ich habe drei Monate lang Urin getrunken. Der Menstruationszyklus hat sich normalisiert: die Schmerzen sind verschwunden.

Bei Erosion des Gebärmutterhalses ist folgende Heilmethode anzuwenden. Kinderurin bis zum Kochen erhitzen, dann bis zur Temperatur kuhwarmer Milch abkühlen und Spülungen machen.

Anmerkungen und Empfehlungen: Zu verwenden ist der Urin eines Kindes bis zum Alter von 10 Jahren (je jünger, desto besser). Wenn der Urin erhitzt und stark abgekühlt wird, reichert er sich besonders mit Energien an.
- Vergrößerung der Gebärmutter (Fibromyom)
- Eierstockentzündungg
- Fibrome in der Gebärmutter
- Eierstockzystom
- Endozervizitis
- Gebärmutterfibrom
- beidseitige Entzündung der Gebärmutteranhänge
- Sterilität.

1. Wenn die Sterilität Folge einer Erkrankung der weiblichen Geschlechtsorgane ist, wirken Spülungen, Reinigung des Dickdarms, Tampons mit Urin normalisierend.
2. Ist die Sterilität durch eine Störung des Hormonhaushaltes bedingt, sind diese Probleme zu beseitigen, indem man den Körper mit Urin massiert, Urin trinkt und Sitzbäder macht.
3. In schwierigen Fällen ist eine Urinfastenkur (2–4 Wochen) anzuwenden. Dies gilt vor allem für Frauen, die bereits ein Kind haben, aber beim besten Willen kein zweites bekommen können.

- Fehlgeburt
- Urin zur Empfängnisverhütung.

G. P. Malakhov „Heilkräfte, Bd. 3, Lehre vom Biorhythmus und Urin-Therapie", St. Petersburg 1994

Israel

Immanu-El Adiv sandte aus Jerusalem die im folgenden zusammengefaßte Broschüre, die sie im Eigenverlag in englischer Sprache herausgegeben hat:

Die Alchimie von Urin
Vom Hexengebräu zum Goldenen Elixier
Ein Tagebuch

Die Broschüre ist ein sehr persönlicher Erfahrungsbericht, der im wesentlichen den durch mentales Training und Urin-Fasten begleiteten Genesungsprozeß der Autorin beschreibt, einer heute schätzungsweise 45–55 Jahre alten Frau und Mutter mit einer gläubigen, deutlich esoterisch eingefärbten Geisteshaltung, die beispielsweise bei wichtigen Entscheidungen regelmäßig ein Pendel einsetzt. Dem eigentlichen Tagebuch der Erkrankung vorangestellt sind drei Kapitel, in denen sie ihren geistigen Weg zur Urin-Therapie eingängig und humorvoll beschreibt.

In Kapitel 1 berichtet die Autorin von Erfahrungen, die sie zum „positiven Denken" brachten, eine Einstellung, die sie von da an immer zu erreichen versuchte.

In Kapitel 2 wird nur eine kurze Meldung aus dem Jahr 1970 erwähnt, derzufolge ein Ehepaar sich in der judäischen Wüste verirrte und nur überlebte, weil die beiden ihren Urin tranken und zum Schutz gegen die Sonne ihre Gesichter damit einrieben. Immanu-El war davon deshalb so beeindruckt, weil ihr nicht nur diese Art von Selbst-Rettung bewundernswert mutig – weil eigentlich abstoßend – erschien, sondern schon allein die Veröffentlichung dieser Hilfsmaßnahmen.

Kapitel 3 gibt ihren ersten Kontakt mit der Urin-Therapie wieder – begleitet von den üblichen Symptomen: 1979 war sie von der Botschaft des Armstrong-Buches „Vom Wasser des Lebens" derartig schockiert und angeekelt, daß sie zögerte, das Buch überhaupt in die Hand zu nehmen. Erst nachdem sie erfuhr, daß Indiens Premierminister Morarji Desai täglich Urin trank, war sie bereit, sich damit zu beschäftigen. Eine Blasenentzündung veranlaßte sie dazu, Urin-Fasten und -Massagen auszuprobieren, was ihr allerdings nicht leicht fiel, denn anfangs würgte und erbrach sie wegen ihres Ekels. Doch die Infektion verschwand.

Die Überwindung des Ekels, die geistige Öffnung gegenüber einem anerzogenen Tabu – aus dem „dreckigen" Urin mach „reine Heilkraft" – brachte Immanu-El zu der Erkenntnis, daß wir nicht nur die geistige Macht zur Selbständigkeit und Unabhängigkeit haben, sondern auch körperlich autark sein können („self-sufficiency"). Das beste Beispiel dafür ist ihrer Meinung nach das Prinzip des „Urin-Recycling". Sie entwickelte das Bild von mentalen „Schrauben" im Kopf, die man – über Gewohnheiten hinweg – auf „Positives Denken" justieren kann, um im Chaos des Alltags die Balance nicht zu verlieren. Urin-Therapie ist also auch ein wirksames mentales Training.

Kapitel 4 entspricht der eigentlichen Tagebuchaufzeichnung über das Verschwinden ihrer Krebserkrankung: Im Dezember 1987 litt Immanu-El unter blutenden Hämorrhoiden, die von zwei verschiedenen Ärzten mit zwei gegensätzlichen Diäten behandelt wurden – und verschwanden. Beide Ärzte sahen das Trinken von Urin als die Ursache der Erkrankung an. Ein Arzt bemerkte, daß etwas mit ihrer Leber nicht in Ordnung wäre.

Ein halbes Jahr später – ohne in dieser Zeit Urin getrunken zu haben – litt die Autorin unter leichter Temperaturerhöhung, Mattigkeit und Schmerzen unter dem rechten Rippenbogen beim Atmen. Als nach einer Woche Bettruhe die Symptome nicht verschwunden waren, konsultierte sie einen Arzt, der Urin- und Bluttests, Ultraschalluntersuchungen von Leber und Gallenblase und eine Röntgenuntersuchung der inneren Organe anordnete. Gleichzeitig erfuhr sie von der Krebserkrankung ihrer Schwester, nachdem der Bruder bereits fünf Wochen zuvor an Krebs operiert worden war.

Bei der Ultraschalluntersuchung stellte man eine hühnereigroße Zyste an der Leber fest. Ihre Gefühle (und ihr Pendel) sagten ihr, daß es sich um Krebs handelte. Nach dem ersten Schock war sie fest entschlossen, ab dem folgenden Morgen mit einer neuen Meditationsart gegen die tödliche Krankheit anzugehen. Sie nahm sich vor, ihren Körper mit Hilfe einer langen Fastenkur (symbolische 40 Tage) zu reinigen. Nur Urin wollte sie trinken, im festen Glauben, er enthielte genau die Stoffe, die der Körper eigentlich brauchte, aber im Moment nicht in der Lage gewesen war, zu absorbieren.

Für eine Computertomographie ihrer inneren Organe mußte Immanu-El am dritten Fastentag iodiertes Wasser trinken, ansonsten nahm sie zwischen ihren Meditationen nur Urin zu sich. Sie stellte sich plastisch vor, wie die Zyste an der Leber festsaß und wie sie sie abtrennte. Nach einem selbstgemachten Einlauf am vierten Fastentag und dem Trinken von Rizinusöl in Vorbereitung auf die am folgenden Tag angesetzte Röntgenuntersuchung, hatte Immanu-El unter schweren Krämpfen durchfallartige Anfälle, die kleine gelbe, schwammartige Klümpchen hervorbrachten, obwohl sie seit Tagen nichts gegessen hatte.

Während ihres neuntägigen Aufenthaltes im Krankenhaus setzte sie ihre Urin-Fastenkur fort, ruhte viel und fing erst allmählich wieder mit regelmäßiger Bewegung an. Mittlerweile stellte sich bei der Computertomographie, wiederholten Ultraschalluntersuchungen und einer Lebertomographie heraus, daß die Zyste verschwunden war. Die Ärzte waren einhellig der Meinung, daß es wohl doch kein bösartiges Geschwür gewesen war, daß die erste Ultraschalluntersuchung wohl mißinterpretiert worden war. Keiner von ihnen wollte an den Einfluß des Urins glauben: Was immer dort auch gewesen war, wäre ihrer Meinung nach ohnehin von selbst verschwunden. Wieder zu Hause, begann Immanu-El am 19. Fastentag mit dem zusätzlichen Trinken von Gemüsesaft und Aloe-vera-Saft sowie regelmäßigem Schwimmen. Den letzten Fastentag schloß sie mit einem 4-Kilometer-Schwimmen über den See von Galilea ab.

Eine Ultraschalluntersuchung am 47. Tag nach Beginn ihrer Fastenkur ergab keinen Befund. Der Arzt meinte, es könnte also kein Krebs gewesen sein, doch Immanu-El ist immer noch überzeugt, daß es so war. Im Rückblick macht sie die Arbeit auf geistiger, esoterischer, mentaler, emotionaler und physischer Ebene (Urin-Fasten) für die erfolgreiche Bekämpfung ihrer Krebserkrankung verantwortlich. Schließlich appelliert sie an die Leser-innen, ihren Geist zu öffnen und diese wunderbare, von Gott gegebene Medizin zu nutzen.

In einem kurzen Anhang zählt die Autorin noch einige Fälle von erfolgreicher Urin-Anwendung gegen Angst, Streß und allgemeine nervliche Anspannung auf, die ihr aus Marokko berichtet worden waren:

„Ein junger Mann von marokkanischer Abstammung, eines von sieben Geschwistern, erzählte mir, daß jedesmal, wenn eines der Kinder weinte, die Mutter dem Kind Urin zu trinken gab, um es zu beruhigen. Es half immer. Ein älterer Mann, in Marokko geboren, berichtete, daß er im Alter von sieben Jahren sehr von einem großen Hund erschreckt worden war und in der Folge an schweren Alpträumen litt. Seine Großmutter gab ihm an sieben aufeinanderfolgenden Tagen Urin zu trinken – die Alpträume hörten auf, und er fürchtete sich auch nicht mehr vor Hunden. Eine junge Frau, ebenfalls aus Marokko, litt stark unter der Angst vor einem Turnier, auf das sie sich lange vorbereitet hatte. Da nahm ihr Großvater ein Gefäß, ließ alle Familienmitglieder hineinurinieren und gab ihr das Gebräu zu trinken. Sie trank es – und gewann das Turnier."

Immanu-El kommt daraufhin zu folgender Schlußfolgerung: „In den drei Sprachen, die ich beherrsche – Deutsch, Englisch und Hebräisch – existieren Redewendungen wie ‚Sich vor Angst in die Hose machen', ‚Das geht einem an die Nieren' u. ä., die eine Verbindung zwischen den Nieren und Furcht herstellen. Im Hebräischen bedeutet das Wort *mussar klayot* (schlechtes Gewissen) wörtlich ‚Moral der Nieren'. Krankheit ist oft indirekte Folge von Angst. Wer weiß, vielleicht funktioniert die Urin-Therapie bei solchen Symptomen nach dem Prinzip der Homöopathie: Gleiches mit Gleichem zu heilen. Könnte da nicht eine Beziehung bestehen zwischen Urintrinken und Angst heilen?"

Zusätzlich sandte die Autorin uns aus Jerusalem folgende Informationen:

Ein Artikel in der Tageszeitung *Ha'aretz* vom 17. 10. 1991 kündigte den Bericht über ein internationales Symposium zur Onkologie (Teilbereich der Medizin, auf dem man sich mit den Geschwülsten befaßt) mit folgender Schlagzeile an: „Proteine heilen Krebs". Dies als Hinweis darauf, daß ein Protein, das die Bildung roter Blutkörperchen anregt, von Anämie heilen kann. Dieses Protein ist speziell von Nutzen bei Patienten, deren Nierenfunktion durch Krebs oder durch eine Krebstherapie beeinträchtigt ist.

Die Tageszeitung *Yedi'ot Aharonot* veröffentlichte am 14. 1. 1992 einen Artikel unter der Überschrift „Proteine neutralisieren tödlichen Einfluß". Darin berichtete man, daß am Weizmann-Institut in Rehovot eine wichtige Entdeckung gemacht worden sei: Die Wissenschaftler hatten zwei Proteine im Urin entdeckt, die pathologische Einflüsse eines Hormons auf das Immunsystem neutralisieren können. Dieses Hormon, das gewisse bösartige Krebszellen zerstören kann, entsteht in den weißen Blutkörperchen und hat starken Einfluß auf bestimmte Zellgewebe, zum Beispiel bei starker Blutvergiftung oder ähnlichen Gefährdungen wird dieses Hormon verstärkt produziert, um die Krankheit zu bekämpfen. Doch wenn die Konzentration des Hormons zu groß wird, kann es die Zerstörung von gesundem Gewebe verursachen, die im Extremfall sogar zum Tod führt. Die Wissenschaftler, unter der Leitung von Dr. Davis Wallach vom *Department of Investigation of Membranes and Biophysis* am Weizmann-Institut vermuten, daß diese im Urin gefundenen Proteine möglicherweise helfen können, das Hormon zu kontrollieren, ja sogar den AIDS-Virus zu bekämpfen, der bei übergroßer Ausschüttung des Hormons aktiviert wird. Die Proteine vermögen außerdem Gewebe, das durch das Hormon im Fall von extremem Gewichtsverlust aufgrund von AIDS, Krebs und Tuberkulose geschädigt wurde, wiederherzustellen.

Persien

Folgender Brief kam von Frau Pary P. aus Köln:

. . . Ich schreibe Ihnen über Urin-Therapie in Persien. Haarausfall und Glatze werden mit Urin behandelt.

Wenn eine Frau sich die Liebe ihres Mannes erhalten will, muß sie jeden Tag etwas Urin in Getränke und Speisen geben. Der Mann bleibt ihr dann treu und hat keine anderen Frauen. Wenn jemand durch schwarze Magie krank geworden ist, wird er durch den Urin von kleinen Mädchen geheilt. Es gibt auch noch viele andere Anwendungen und Sitten, die ich nicht kenne, aber ich weiß, daß in der Landwirtschaft Menschenurin und Kot benutzt wird, und das Obst und Gemüse haben ein besonderes Aroma und einen besonderen Geschmack . . .

Afrika

Ägypten

Herr W. S. aus Bernau sandte einen Ausschnitt aus einem 1959 erschienenen Buch:

Antibiotika im alten Ägypten

Glutheiß und von immer heftigeren Fieberschmerzen taumelig sucht Horus den Heimweg. Bald versagen seine Beine. In einer flachen Wasserlache sinkt das Kind wimmernd nieder. Dort finden es Fellachen und bringen es zur Mutter. Horus erkennt sie nicht mehr.

Isis hebt den fiebernden Sohn auf ihren Schoß. Ihr Blick scheucht die gaffenden Bauern zurück.

„Ich weiß die Glut zu löschen: mit der heilsamen Flut, die zwischen meinen Beinen ist!" verheißt sie. „Wenn sie auf seinen Leib gegeben wird, werden seine Gefäße gesunden, und das Feuer wird von ihm weichen."

Vorsichtig läßt sie das Kind auf die Erde und zwischen ihre weit auseinandergespreizten Beine gleiten.

„Wasser ist in meinem Mund, ein Nil zwischen meinen Beinen."

Ihr Harn überrieselt den fieberglühenden Körper. Bald darauf weicht das Fieber.

War es ein Wunder, das sich hier ereignete? Oder war es ein Aberglaube, der die Menschen narrte? Nichts von alledem. Was hier geschildert wurde, ist die mythische Überhöhung eines Heilverfahrens, wie es die Ägypter offenbar häufig ausgeübt haben. Der Vorgang steht aufgezeichnet im *Londoner Medizinischen Papyrus*, der etwa 3500 Jahre alt ist, dessen mythische Anregungen aber aller Wahrscheinlichkeit nach in eine frühere Zeit zurückreichen. In ihm kommt das ganze Erstaunen des frühen Menschen zum Ausdruck, daß es ihm gelingen konnte, mit Hilfe des Harns eine schwere Erkrankung zu heilen, die sich ihm nur in ihrem Symptom, dem schweren Fieber, begreiflich zeigte. Das Sumpffieber, an dem der junge Gott Horus so schwer erkrankt war, daß „Glut auf seinen Leib fiel", ist offensichtlich die gleiche Krankheit, die wir heute als Malaria bezeichnen. Bis zur Entdeckung der Harntherapie war der Mensch gegen sie völlig hilflos. Es ist also durchaus verständlich, daß er die Heilung nicht mit materiellen Vorgängen, sondern mit dem Wirken göttlicher Liebe und Weisheit in Verbindung brachte. Für uns ist die Sache inzwischen sehr viel einfacher geworden. Wir kennen die Malaria als Folge einer Infektion, die von der Anophelesmücke übertragen wird. Jahrtausendelang haben die Menschen später, als sie nicht mehr an die göttliche Schickung der Krankheit glaubten, angenommen, es sei eine Folge von „Sumpfmiasmen", Ausdünstungen eines mit Krankheitsstoffen verseuchten Bodens. Über die Herkunft solcher Miasmen gab es vielerlei phantastische und abergläubische Anschauungen. Entweder sollten dafür im Wasser faulende Vegetabilien oder tierische Stoffe verantwortlich sein, oder auch in der Luft schwebende Pilzsporen. Der Verbindung von Süß- und Seewasser wurde die Schuld ebensooft zugeschoben wie Bodenrissen oder in Schiffsräumen faulendem Kaffee. In Wahrheit handelt es sich um eine Infektionskrankheit, die von sogenannten *Protozoen* erregt wird. Das sind jene einzelligen Lebewesen, die – im Gegensatz zu den Bakterien – einen Chromosomenkern besitzen und darum nicht mehr zu den Pflanzen, sondern zu den einfachsten Tieren gerechnet werden. Grassi und R. Roß haben sie im Jahre 1897 unabhängig voneinander entdeckt und damit allen alten Märchen von der Herkunft der Malaria ein Ende bereitet. Die scheinbar so harmlose Anophelesmücke, die als Larve den Protozoen benachbart im Sumpfwasser lebt und sie in ihrem Körper aufnahm, bringt sie durch den Stich in die Blutbahn des Menschen. Als Heilmittel verwendet die moderne Medizin Chinin und Antibiotika wie *Aureomycin* und *Terramycin*. Der Mensch der Antike half sich mit Harnabwaschungen. Damit griff er dem Ergebnis der modernsten Forschung voraus, die im Harn ein vielseitig wirksames Antibiotikum erkannte und schätzen gelernt hat. Der „Erfolgsbericht" des *Londoner Medizinischen Papyrus* scheint zu beweisen, daß die alten Ägypter seine Wirkung wohl mit erstaunlichen Erfolgen erprobt haben. Denn anders ist es nicht zu erklären, daß sie gerade dieser Arznei die seltene Ehre erwiesen, sie in den persönlichen Wirkungskreis der Götter zu erheben . . .

Helmut M. Böttcher „Wunderdrogen",
Kiepenheuer & Witsch, Köln, 1959, S. 32 ff.

Die Mumienforscherin und Ägyptologin *Dr. Renate Germer* schickte folgende Zitate von altägyptischen Papyri:

- . . . du sollst machen . . . werde gekocht, werde fein zerrieben; werde gewaschen die feste hsd-Geschwulst mit Harn . . . werde gesalbt (gs) die feste hsd-Geschwulst mit ihnen.
- Heilmittel, was man macht . . . Verbrennung. Ziegel von Koloquinthe; werde zerrieben, werde hineingetan in Tücher, werde die Verbrennung (mit) gewaschen, werde dies Mittel gegeben in Harn; werde die Verbrennung damit gesalbt.
- Ein anderes (Heilmittel) für das Kniestück. Mehl von Bohnen 1; Mehl der psdn-Tenne 1; unterägyptisches Salz; Harn des Menschen; werde zu einer Masse gekocht, werde damit verbunden.
- Harn des Menschen; werde durchgepreßt durch Tücher; werde gekocht; werde an die Außenseite (der) beiden Augen gegeben.

Grundriß der Medizin der Alten Ägypter VI,
Hildegard von Deines und Herman Grapow; Wörterbuch der ägyptischen Drogennamen, Akademie Verlag, Berlin 1959

Kongo

Einen ausführlichen Bericht über die Arbeit eines Arztes, der in Belgisch-Kongo mit der Urin-Therapie arbeitete, brachte die *Ärztezeitschrift für Naturheilverfahren*. Lesen Sie Auszüge daraus:

H.-M. Clément
Über fermentaktive Lösungen und deren Wirkung in der Therapie

Vorwort des Herausgebers

Der Verfasser der vorliegenden Arbeit, Schüler von R. Abderhalden, arbeitete in den Nachkriegsjahren ab Anfang 1948 und bis August 1960 als Kolonialarzt in Belgisch-Kongo. In den ersten Jahren seiner dortigen Tätigkeit war die ärztliche Versorgung der Patienten durch Medikamentenmangel und Mangel an diagnostischen Hilfsmitteln außerordentlich schwierig und unbefriedigend. Er suchte daher nach anderen diagnostischen und therapeutischen Möglichkeiten, die trotz der gegebenen Umstände durchführbar und erfolgversprechend sein müßten. Er griff die Idee der *Abderhaldenschen* Fermente auf und erhoffte sich zunächst nur, damit ein einfaches diagnostisches Mittel zu haben, das ihm komplizierte und unerreichbare Laboranalysen ersetzen könnte. Dann aber verfolgte er diese Idee weiter in dem Sinn, daß möglicherweise diese Fermente auch in Therapie umgesetzt werden könnten. Nach einem selbst erarbeiteten Behandlungsverfahren, das auf seiner Arbeitshypothese gründete, erreichte er erstaunlich gute Resultate besonders bei folgenden Krankheitszuständen:

1. Sulfonresistente Lepra und ihre trophischen Störungen,
2. Restzustände von Poliomyelitis,
3. Rezidive von bereits operierten Neoplasmen.

Angesichts der Ermangelung anderer therapeutischer Möglichkeiten und nach zwei Selbstversuchen, applizierten wir die vorgenannten Ideen bei chronisch deformierendem Rheuma, Regelabhängigem Asthma, Kinderasthma, Diabetes, beginnendem grauen Star, Impotentia, Dysmenorrhea, Menorrhagie, Schmerzen in der Mamma vor der Regel, Pruritis bei Loa-loa Blutwürmern (Filariosis), wo wir im allgemeinen doch sehr ermutigende Dauerresultate sahen.

Zur Zubereitung der Injektionslösungen hielten wir uns genau an die Angaben von *Abderhalden* zwecks Gewinnung von Abwehrfermenten aus dem Harn.

Ärztezeitschrift für Naturheilverfahren,
Heft 4, April 1978, 28. Jahrgang, Seite 306–331 und
Heft 7, Juli 1987, 28. Jahrgang, Seite 541–552.

Zum Abschluß dieses Kapitels noch einen kurzen Bericht von *Frau F. T. aus Köln* über einen Priester, der in **Togo** lebt:

Der Priester sei an Malaria 3. Grades erkrankt und habe es den Eingeborenen gleichgetan, von denen er wußte, daß sie Kleinkind-Urin einnahmen. Seine Malaria sei nach kurzer Zeit vollständig ausgeheilt gewesen.

Tanzania

V. S. aus Mbeya, Tanzania, schrieb am 25. 6. 1994 an Dr. Thakkar:

Vielen Dank für Ihre Antwort. Es war wirklich ein Freudentag, als die Information hier eintraf, denn es hatte sehr lange gedauert und kam dann eben völlig unerwartet.

Wir, zehn HIV-Infizierte, haben nun mit der Shivambu-Therapie begonnen. Da es keine spezielle Klinik bzw. Abteilung für diese Behandlung und die Versuche gibt, ist es recht schwer, zu kontrollieren, wie die Patienten mit der Urin-Therapie umgehen und welches die Reaktionen sind. Doch eines ist bei allen deutlich geworden: nämlich, daß nach Beginn der Urin-Therapie eine Menge von AIDS-Symptomen verschwunden sind.

Asien

Japan

1994 meldete sich brieflich eine Japanerin, die zur Zeit in Freiburg lebt, und erzählte von Dr. Nakao Ryoichi, der in Japan ein Institut für Urin-Therapie leitet. Frau Kuroyanagi-Merbreier steht mit ihm in engem Kontakt. Für dieses Buch schickte sie folgenden Beitrag:

Dr. Nakao Ryoichi
Miracle de L'Auto Urinothérapie. La fontaine de la santé et beauté.
Edition TAIYO. Kyoto, 1991,
zusammengefaßt von Oko Kuroyanagi-Merbreier, Freiburg.

Kurzer Lebenslauf des Dr. Ryoichi Nakao
Ryoichi Nakao wurde 1912 in Nara, Japan, geboren. 1933 schloß er sein Medizinstudium ab, und nachdem er etwa vier Jahre als Arzt in einem Krankenhaus gearbeitet hatte, machte er sich selbständig. Er eröffnete eine Praxis auf dem Lande, in der Yamanashi-Präfektur. Als Landarzt mußte man damals alles behandeln, da es nicht viele Ärzte gab. So arbeitete er Tag und Nacht, mal als Kinderarzt, mal als Urologe usw. In dieser Zeit machte er seine erste Erfahrung mit der Urin-Therapie bei einem Gonorrhöe-(Tripper-)Kranken und hatte einen ausgezeichneten Erfolg.

1943 wurde er als Militärarzt eingezogen und ging nach Thailand, Myanmar (damals Burma) und Indien. An der Front machte er intensive Erfahrungen mit der Urin-Therapie.

Nach dem Zweiten Weltkrieg arbeitete er wieder in seiner Praxis und dazu noch u. a. als Chefarzt der Klinik der Firma Hitachi. Er war auch Vize-Vorsitzender der Ärztekammer der Präfektur und politisch tätig, als Stadtrat von Kofu und Abgeordneter der Präfektur Yamanashi.

1991 gründete er das MCL-Institut (Beratungsstelle für Urin-Therapie) aufgrund seines leidenschaftlichen Wunsches, den Menschen zu helfen, die an schweren Krankheiten leiden. Das Ziel des Institutes ist, daß die Urin-Therapie soweit anerkannt wird, daß man sie ohne weiteres praktizieren kann. Als Voraussetzung ist es sehr wichtig, daß Wissenschaftler und Ärzte sie richtig verstehen. Deshalb müssen genaue Daten dokumentiert und die Wirkungsmechanismen geklärt werden. Dafür arbeitet das MCL-Institut mit dem weltberühmten Hayashibara-Institut zusammen sowie mit japanischen und ausländischen Immunologen.

Dr. Nakao und seine Mitarbeiter beraten jeden Tag zahlreiche Menschen persönlich, telefonisch oder per Brief. Derzeit bekommen ca. 12 000 Mitglieder, deren Zahl sich jeden Tag um ca. 10 erhöht, regelmäßig das Berichtsheft des MCL-Instituts zugeschickt. Darin sind die neuesten Erkenntnisse und Fall-Berichte sowie Gesundheitstips niedergeschrieben. Für umgerechnet ca. 25,– DM pro Jahr erhalten die Mitglieder neben der Beratung dieses Heft.

Dr. Nakao erhält sogar Anfragen aus Amerika, Brasilien und verschiedenen asiatischen Ländern. Er hielt bis jetzt mehr als 100 Vorträge, unter anderem auch im Ausland wie z. B. China, Thailand und Korea. Jeden Monat hält er ungefähr einen Vortrag zu diesem Thema, sowohl für das allgemeine Publikum als auch für Mediziner. Außerdem schreibt er viele Artikel z. B. für Fachzeitschriften und hat bereits sieben Bücher verfaßt. In einer der am besten verkauften Gesundheitszeitschriften Japans wird seit sechs Jahren Monat für Monat über die Erlebnisse und Erfahrungen der Patienten berichtet.

Brief und Widmung von Dr. Ryoichi Nakao

Für das neue Buch von Frau Carmen Thomas

Die Urin-Therapie ist eigentlich der Ausgangspunkt der ärztlichen Behandlung. Es ist beklagenswert, daß diese Behandlungsmethode, welche die Selbstheilungskraft des Menschen aktiviert, so lange vergessen wurde. Statt dessen nimmt man Chemikalien und Pflanzen zu Hilfe, um eine schnelle Wirkung zu erreichen, obwohl damit nur die Symptome unterdrückt werden. Es ist bewundernswert, daß Frau Thomas über diese „Kraft", die die Menschen von Natur aus haben, schreibt und publiziert. Die Urin-Therapie zeigt ihre Wirkung gegen das ganze Spektrum von Krankheiten, beginnend bei der „einfachen Erkältung" bis zum „Krebs im End-Stadium". Jeder Mensch kann zu jeder Zeit und an jedem Ort die Segnung der Urin-Therapie genießen, wenn er Überzeugung, Geduld und Mut hat!

15. März 1995
Direktor des MCL-Institutes
Ryoichi Nakao

Zusammenfassung des Buches von Dr. Ryoichi Nakao

1. Wie Dr. Nakao dazu kam:

Im Jahre 1938 hatte Dr. Nakao einen Patienten, der an Gonorrhöe litt. Da es damals noch kein Antibiotikum gab, erinnerte sich Dr. Nakao an eine Methode der Volksmedizin und empfahl seinem Patienten die Urin-Therapie. Bereits einen Tag, nachdem der Patient begann, seinen mit Gonokokkus-Erregern behafteten Urin zu trinken, ging es ihm besser und sieben Tage später war er geheilt.

Während des Zweiten Weltkriegs war Dr. Nakao an der Front, wo es gegen Ende des Krieges kaum noch Medikamente gab. Mit der Urin-Therapie hatte er viel Erfolg im Kampf gegen Infektionen, und zwar sowohl bei den erkrankten bzw. verwundeten Soldaten als auch bei der Zivilbevölkerung, die häufig an Geschlechtskrankheiten litt. Er konnte jedoch damals keine Daten dokumentieren.

Nach dem Krieg praktizierte er keine Urin-Therapie, da viele „gute Medikamente" entwickelt wurden und zur Verfügung standen. Erst im Jahr 1987 begann er wieder damit, als ein älterer Kollege an Gürtelrose erkrankte und keine Medikamente anschlugen. Dieser Kollege, ein 80jähriger Arzt, konnte durch den Urin nicht nur von der Gürtelrose geheilt werden, sondern auch von seiner Gicht. Seitdem hatte Dr. Nakao mit der Urin-Therapie große Erfolge, selbst gegen Krankheiten, zu deren Heilung es noch kein verläßliches Arzneimittel gibt. Da er sich bereits seit einiger Zeit Sorgen über die Nebenwirkung vieler Arzneimittel gemacht hatte, entschloß er sich, die Urin-Therapie weiter zu verbreiten.

2. Kurze Geschichte der Urin-Therapie:

In Indien war die Urin-Therapie schon vor ca. 4000 Jahren bekannt. Sie war dort bei den Hindi und Yogis, sowohl als heilige und effektive Heilmethode wie auch als billige Gesundheitsmethode verbreitet. Mit der Zeit wurde die Methode verheimlicht und ist schließlich in Vergessenheit geraten.

In China galt vor ca. 1500 Jahren das Trinken des Urins kleiner Knaben (unter 7 Jahren) als Verjüngungsmittel. Außerdem wurde der Urin zur Verdünnung und gleichzeitig zur Wirkungssteigerung von Medikamenten eingesetzt.

Im alten Rom wurde Urin gegen Vergiftungen, Verbrennungen und zur Textilfärbung benutzt. Da die Handwerker des Textilgewerbes nie Gicht bekamen, wurde Urin schließlich auch als Gichtmittel angewendet.

Im ältesten offiziellen japanischen Geschichtsbuch (Mythen: 720 v. Chr.) steht, Urin sei sowohl Medikament als auch heiliges Mittel gegen böse Geister. Im 13. Jahrhundert heilte der Gründer einer buddhistischen Sekte namens Ippen das Volk mit seinem Urin.

Urin-Therapie ist eine sehr alte Methode, die jedoch im Lauf der Zeit vor allem wegen der Fortschritte der modernen Medizin in Vergessenheit geraten ist. Ausnahme sind wenige Orte und Völker, wie z. B. die chinesische Provinz Sichuan, Indien und die kanadischen Indianer.

3. Jeder Mensch trank einmal 9 Monate lang den eigenen Urin:

Jeder Mensch bleibt normalerweise 9 Monate lang als Embryo im Fruchtwasser des Mutterleibes. Dort scheiden wir unseren Urin in das Fruchtwasser aus, das wir dann wieder trinken.

4. Die Sauberkeit des Urins:

Der Urin ist normalerweise völlig steril, es sei denn, man hat z. B. eine Harnwegsinfektion oder Nierenbeckenentzündung.

5. Krankheiten und Abwehrkraft:

Egal, ob es sich um innere Infektionen oder äußere Verletzungen handelt, sie können nur durch körpereigene Abwehrkräfte geheilt werden, nicht durch Medikamente.

6. Urin ist gegen alles und für alles:

Auch die Wirkstoffe im Urin könnten zur Heilung beitragen, aber wichtig sind vor allem die Informationen, die sich im Urin befinden. Das Blut fließt durch den ganzen Körper und sammelt dabei alle Informationen: Weil der Urin nichts anderes als gefiltertes Blut ist, beinhaltet er diese Informationen des Körpers. Wenn die Zentrale des Abwehrsystems richtig darüber informiert wird, was im Körper vorgeht, kann der Körper selbst die Heilung bewirken.

7. Die meisten Ärzte haben von der Urin-Therapie keine Ahnung:

In Japan gehört die Urin-Therapie überhaupt nicht zur ärztlichen Ausbildung. (Das japanische Medizinstudium wurde vor dem Zweiten Weltkrieg aus Deutschland übernommen, nach dem Krieg aus den USA.) Die Ärzte hätten weniger Arbeit, wenn die Urin-Therapie stärker verbreitet wäre. Viele Patienten, die durch Urin-Therapie geheilt wurden, erzählen ihrem Arzt nichts davon. Das ist einer der Gründe dafür, daß die Ärzte über die Urin-Therapie nicht richtig Bescheid wissen können.

8. Noch nicht bewiesen heißt nicht, daß es nicht wirkt:

Das Fallphänomen gab es schon, bevor das Gravitationsgesetz entdeckt wurde.

9. Wie man die Urin-Therapie anfängt und durchführt:

Zur Urin-Therapie gehören Trinken, Gurgeln, Einmassieren, Tupfen, Umschläge, Tunken, Waschen, Bäder usw. Es gibt keine Regel, die besagt, wie oft und wieviel Urin man trinken soll. Man könnte mit einem Schnapsglas voll Urin anfangen und die Menge langsam steigern. Manche Menschen trinken jeden Morgen ca. 200 ml Urin. Wichtig ist, daß man die Therapie kontinuierlich fortführt. Der Morgenurin ist am besten. Wer ihn nicht pur trinken will, kann ihn auch mit Wasser oder Saft verdünnen. Wer Probleme mit dem Geruch des Urins hat, kann den Urin mit wasserlöslichem Propolis trinken, da das Propolis den Geruch des Urins neutralisiert und zusätzlich seine Wirkung steigert. Es ist dabei wichtig, daß der Urin möglichst lange im Mund bleibt. Erfahrungsgemäß kann man selbst dann mit der Therapie anfangen, wenn man noch Medikamente nimmt.

10. Urin trinken hat noch niemandem geschadet:
Erstens: Siehe Nr. 3 und 4.
Zweitens: Urin ist eine andere Form von Blut.
Drittens: In Krisen-Situationen, wie z. B. bei Schiffbrüchigen oder Verschütteten nach Erdbeben, die nichts zu essen und zu trinken hatten, überlebten oftmals nur diejenigen, die ihren Urin tranken.

Wenn man zuerst das Gefühl hat, daß sich durch das Urintrinken das körperliche Befinden verschlechtert, so erklärt sich dies durch die einsetzende Heilreaktion.

11. Man soll Mut, Überzeugung und Geduld haben:
Gegen Vorurteile braucht man Mut. Der Körper produziert weniger S-Iga, ein Immun-Globulin, das den Körper immun gegen Krankheiten macht, wenn man Abneigung spürt, als wenn man mit Überzeugung bei der Sache ist. Man muß Geduld haben, da es manchmal sehr lange dauert, bis sich eine Wirkung einstellt.

12. Man darf nicht dazu gezwungen werden:
Wer die Therapie nicht freiwillig macht, hört auch leicht wieder auf, sobald die Heilreaktion einsetzt.

13. Wer dafür offen ist, bei dem wirkt es schneller:
Siehe Nr. 11.

14. Erste Reaktion auf die Dauer, bis die Wirkung einsetzt:
Eine sogenannte erste Heilreaktion macht sich bei jedem anders bemerkbar. Einer Umfrage zufolge berichten ca. 50 % der Befragten, daß sie Heilreaktionen hatten. Oft zeigen sich die Symptome ehemaliger Krankheiten, die aber nach einer Weile wieder verschwinden. Manche Patienten werden sehr schläfrig. Durchfall, Juckreiz, Mattigkeit, Fieber sind die am meisten berichteten Symptome. (Der Vorgang kann sich auch wiederholen.) Bei manchen Menschen setzt die Wirkung innerhalb weniger Tage ein, in extremen Fällen erst nach mehreren Jahren.

Daten: Umfrage von 1991 (208 ausgewertete Fragebögen)

- Mehr als 90 % tranken jeden Morgen ihren Urin
- 70 % tranken ca. 200 ml
- bei ca. 50 % hat die Wirkung nach 1 bis 6 Monaten eingesetzt

15. Warum der Urin getrunken bzw. gegurgelt werden muß:

Fakt 1) Experiment: Urin durch Katheter direkt in den Magen – Keine Wirkung.

Fakt 2) Perorale Toleranz: Geringe Allergene peroral (durch den Mund) einnehmen, dann reagiert der Körper viel weniger, wenn er den Allergenen ausgesetzt ist. Durch Injektion läßt sich dergleichen nicht erreichen. Beispiel: Um eine Lackvergiftung zu vermeiden, nehmen traditionelle japanische Lack-Handwerker etwas Lack in den Mund. So bekommen sie keinen Ausschlag, aber die Verabreichung per Spritze ist wirkungslos.

Fakt 3) Erkenntnis des Prof. Dr. Horiguchi: Durch Behandlung im Nasen-Rachen-Raum können auch viele Nicht-HNO-Krankheiten geheilt werden.

Fakt 4) Erkenntnis des Prof. Dr. Fujita: Nach den bisherigen Erkenntnissen sollten die Därme nur die einfache Funktion des Verdauens der Nahrung haben. Er entdeckte jedoch Sensorzellen im Vorfeld des unteren Magenmundes sowie im Dünn- bzw. Dickdarm, die Nahrungsarten erkennen können, so daß dementsprechend Verdauungssaft und Hormone produziert werden können. (Die Entdeckung der Sensorzellen im Nasen-Rachen-Raum könnte bald bevorstehen.)

Fakt 5) Forschung des Hayashibara-Institutes zusammen mit der Weltgesundheitsorganisation WHO und anderen Ländern bezüglich des Einsatzes von Interferon gegen AIDS: Interferoneinnahme von 100 Einheiten peroral ist wirksamer als 3 bis 18 Mio. Einheiten per Injektion zu verabreichen.

Hypothese: Die Informationen des ganzen Körpers, die sich im Blut und damit auch im Urin befinden, werden durch einen Sensor im Nasen-Rachen-Raum abgelesen und an das Gehirn weitergeleitet. Das Gehirn gibt dann die entsprechenden Befehle, um z. B. eine Infektion zu bekämpfen oder einen Hormonmangel zu korrigieren. Daraus folgt:

1. Der Sensor befindet sich im Nasen-Rachen-Raum.
2. Der Urin beinhaltet alle Informationen über den Körper.
3. Deshalb ist Trinken und Gurgeln so wichtig.

16. Bericht über das Tierexperiment vom Hayashibara-Institut:

Die Versuchsratten wurden in drei Gruppen eingeteilt: Die erste Gruppe wurde mit Menschen-Urin behandelt, die zweite Gruppe mit Eigenurin (jeweils peroral) und die dritte Gruppe ohne Urin.

Resultat: Die Ratten mit Eigenurin-Behandlung waren am widerstandsfähigsten und gesündesten.

17. Urin-Therapie zur Vorbeugung:

Durch die Urin-Therapie lassen sich fast alle Krankheiten heilen. Sie kann jedoch nicht helfen, wenn es zu spät ist. Deshalb ist die Vorbeugung sehr wichtig (s. auch 15.).

18. Urin-Therapie in anderen Ländern:

Sowohl in Europa (u. a. England, Deutschland, Frankreich), in den USA, in asiatischen Staaten (z. B. Indien, China, Taiwan, Korea) als auch im Nahen Osten und Ozeanien wird die Urin-Therapie angewandt. Es ist überall die gleiche Methode und es zeigen sich überall die gleichen Wirkungen. Deshalb kann man sagen, daß es sich nicht um den Aberglauben eines bestimmten Volkes handelt, sondern daß es allgemein gültig ist.

19. Berichte von Ärzten:

Immer mehr Ärzte praktizieren den Selbstversuch, nachdem sie Artikel von Dr. Nakao in Fachzeitungen oder -zeitschriften gelesen haben. Sie haben damit auch Erfolge gegen Krankheiten, die mit der modernen Medizin derzeit nicht heilbar sind.

– *Beispiel 1:* Ein 80jähriger Chirurg hatte Ischias-Probleme. Er war der Ansicht, daß man als Arzt alles tun müsse, um seine Patienten vom Leiden zu befreien. Solange eine Methode nicht schädlich ist und positive Wirkungen zeigt, sei es also egal, ob sie von der Schulmedizin anerkannt ist oder nicht. Als er einen Artikel von Dr. Nakao las, beschloß er sofort, die Methode bei sich auszuprobieren. Am nächsten Tag waren die Symptome einer Grippe verschwunden, und zwei Wochen nach Beginn der Trinkkur verschwanden die Ischias-Schmerzen. Seitdem fühlt er sich sehr wohl und empfiehlt jedem Patienten die Urin-Therapie.

– *Beispiel 2:* Eine 45jährige Gynäkologin machte Erfahrungen mit der Regeneration des Trommelfells. Sie trank Urin, um fit zu werden. Fünf Jahre nach Beginn der Trinkkur bekam sie als Heilreaktion mittelohrentzündungsähnliche Symptome (als kleines Kind litt sie an einer Mittelohrentzündung und verlor das Gehör auf der linken Seite vollständig und auf der rechten teilweise). Sieben Monate später waren die geschädigten Trommelfelle der beiden Ohren wieder zugewachsen!

– *Beispiel 3:* Ein 80jähriger Augenarzt litt unter seniler Netzhautdegeneration. Ergebnis der Therapie: Die Netzhautdegeneration, die von der Schulmedizin für unheilbar erklärt worden war, war geheilt; außerdem stellte sich ein allgemeines Wohlbefinden ein.

– *Beispiel 4:* Ein 58jähriger Chirurg litt unter Verspannungen der Schulter. Er machte einen Selbstversuch, bevor er anfing, seinen Patienten die Methode zu empfehlen. Die verspannten Schultern wurden nach einer Weile locker. Außerdem konnte er als positive Nebenwirkung – ohne eine Diät – abnehmen (von 100 kg auf 87 kg innerhalb von 2 Jahren).

20. Berichte von Patienten:

Die meisten Patienten hatten mehrere Beschwerden. Wenn man wegen einer bestimmten Krankheit mit der Therapie angefangen hat, bemerkt man oft, daß auch andere Krankheiten geheilt wurden, bzw. positive Nebenwirkungen auftraten.

– *Beispiel 1:* Eine 55jährige Patientin litt unter chronischer Blasenentzündung, Kreuzschmerzen, Hämorrhoiden, Fußpilz, Migräne, Magenbeschwerden, Lähmung des kleinen Fingers sowie einer Medikamenten-Allergie. Nach einer Woche zeigte sich eine Heilreaktion: starke Schmerzen im Unterschenkel, danach im Rücken. Genauso plötzlich, wie sie aufgetreten waren, verschwanden die Schmerzen wieder. Ein Jahr später hatte die Patientin stechende Schmerzen im Arm. Danach konnte sie den gelähmten Finger wieder bewegen.

Auch andere Beschwerden verschwanden nach ersten Heilreaktionen (mal heftige Blähungen, mal Schmerzen, mal alte Symptome etc.).

Ihre 80jährige Mutter, die Magenkrebs hatte, der nicht operiert werden konnte, begann ebenfalls mit der Therapie und war drei Jahre später gesund.

– *Beispiel 2:* Ein 80jähriger Patient hatte Leberzirrhose (aufgrund von Hepatitis-B) und Gicht (wegen der Arzneimittel-Nebenwirkungen). Er hatte lange vor Therapiebeginn Tuberkulose. Seit drei Jahren trinkt er Urin. Nach zwei Jahren bekam er eine heftige Heilreaktion mit Atemnot und blutigem Schleim, die ca. 2 Wochen lang anhielt. Heute hat er keine Beschwerden mehr.

– *Beispiel 3:* Ein 74jähriger Mann litt unter Rheumatismus, Ischias, Schnarchen, Herpes, seit ca. 30 Jahren Rheuma. Vor drei Jahren begann er wegen der starken Schmerzen mit der Urin-Therapie. 15 Tage später hatte er keine Schmerzen mehr. Sommerschwäche, Schnarchen, Asthenopie waren ebenfalls verschwunden. Nachdem die Ischiasbeschwerden abgeklungen waren, erschienen Herpes-Symptome, aber sieben Tage später waren auch diese Symptome verschwunden. Jetzt ist er ganz gesund.

– *Beispiel 4:* Ein 59jähriger Patient hatte Schilddrüsenkrebs. 1988 klagte er über Schluckbeschwerden und blutigen Schleim. Trotz einer gründlichen Untersuchung wurde nichts festgestellt. 1990 wurde er wegen der gleichen Symptome sowie zusätzlichen Ermüdungsgefühls und Herzklopfen untersucht. Auch diesmal wurde nichts gefunden. Ein halbes Jahr später verschlimmerten sich die Schluckbeschwerden; schließlich wurde in einer speziellen Krebsklinik Schilddrüsenkrebs festgestellt. Zu der Zeit fing er an, seinen Urin zu trinken. Vier Monate später, während der Untersuchung, die einen Tag vor der Operation durchgeführt wurde, konnte jedoch kein Krebs mehr diagnostiziert werden. Gleichzeitig waren die bösartigen Eiteransammlungen in den Nasen-Nebenhöhlen, die ebenfalls operiert werden sollten, verschwunden.

Außerdem wurden geheilt:

- Hämorrhoiden, wogegen er ein Jahr lang vergebens Medikamente im Wert von ca. 10 500,– DM eingenommen hatte.
- Halswirbelsäulen-Syndrom (seit 1987 litt er deswegen an verspannten Schultern und gefühllosem Arm, was auch unter ärztlicher Betreuung nicht besser wurde).
- Netzhautentzündung (seit 1971 war er immer wieder daran erkrankt).
- Magenbeschwerden, Schlafstörungen, Kreuzschmerzen.
- Fußpilz, Verstopfung, Warzen, Hautausschlag.
- Instabiles Gemüt, Neuralgie etc.

Er hat nun keine Beschwerden mehr!

– *Beispiel 5:* Ein 70jähriger Mann hatte Leberkrebs. Ende 1988 wurde ein hühnereigroßes Krebsgeschwür in der Leber diagnostiziert, aber aufgrund der schwachen Konstitution des Patienten war keine Operation möglich. Er war sogar so schwach, daß er keine Nahrung zu sich nehmen konnte. Am 11. Januar des folgenden Jahres fing er noch in der Klinik heimlich an, Urin zu trinken. Am 6. Februar konnte durch Computertomographie kein Geschwür mehr festgestellt werden. Vier Monate später konnte er ein normales Leben führen.

21. Urin als Kosmetik für Haut und Haare:

Für die Haut, z. B. als Gesichtswasser (tupfen), sowie als Shampoo für die Haare kann Urin angewendet werden (sie werden glänzend und geschmeidig). Flecken, Male und Warzen verschwinden.

22. Urin als Verjüngungsmittel:

Durch die Urin-Therapie (Trinken, Gurgeln, Einmassieren etc.)

- wurden graue Haare wieder schwarz
- wurde die Haut glatt
- wurde verlorene sexuelle Potenz wieder aktiv (z. B. bei einem 84jährigen)
- wuchsen auf Glatzen wieder Haare etc.

23. Durch Urintrinken wird die Stimme schöner:

Viele Sänger bekommen Polypen an den Stimmbändern, die durch Urintrinken bzw. Gurgeln verschwinden.

24. Richtige Ernährung:

Lebensmittel, die durch chemischen Dünger oder Insektizide belastet oder mit vielen Zusatzmitteln versehen sind, sollte man vermeiden. Es ist gut, viel Gemüse zu essen.

25. Verdünnter Urin für Pflanzen und Bäume:

Wenn man in die Blumenvase Wasser mit ein bißchen Urin gibt, halten sich Schnittblumen länger. Auch Gartenpflanzen und Bäume kann man damit gießen. Die Blätter und die Blüten werden dadurch schöner und die Bäume tragen mehr Früchte.

Dr. Christian Tal Schaller aus Genf sandte folgenden Artikel aus der Zeitschrift *Courrier International:*

Das Wort der Woche: „nyô ryôhô“ – Urin-Therapie

Früher oder später mußte eine Zeitschrift – in diesem Fall tat es die „Nikkei Ryutsu Simbun“ – die Aufmerksamkeit auf ein bestürzendes gesellschaftliches Phänomen lenken: Eigenurin trinken wie Mineralwasser. Tatsächlich preisen populäre Gesundheitsmagazine schon seit einigen Jahren überschwenglich den Nutzen der Urin-Therapie. Noch vor kurzem las man in der Werbung des monatlich erscheinenden Sôkai in der seriösen „Asahi Shimbun“ vom 8. November 1992 folgenden Titel:

„Breites Spektrum! Fünf Erfahrungsberichte Magenkrebs-, Blasenkrebs- und Kehlkopfkrebs-Erkrankter, die durch Urin-Therapie geheilt wurden!“

Der Erfolg dieser eigenartigen Therapie ist derart unerwartet, daß die Versuchung groß ist, sie als „japanische Besonderheit" abzutun. Ist das nicht wieder einmal der Beweis dafür, daß die Japaner anders sind – wenn nicht gar verrückt? Dennoch, hier wie auf anderen Gebieten sollte man Vorurteile meiden: Die „Bibel" der japanischen Anhänger der Urin-Therapie ist ein Buch mit dem Titel „Water of Life" (Science Press, 1971), der Autor ist Brite, J. W. Armstrong. Er vertritt die sanfte Medizin. Kurz gesagt, man hat in Europa eine neue Theorie für eine „Therapie" erarbeitet, von der manche behaupten, sie sei so alt wie die Welt . . .

Trinken, ausscheiden . . . wiedertrinken

Die Bewegung „Urin-Therapie" oder auch „Gesundheit durch Urin" gewinnt allmählich an Boden. Die Behandlung, die darin besteht, seinen eigenen Urin zu trinken, stammt aus der Überlieferung der Volksmedizin. Vor allem wurde sie von älteren Menschen praktiziert, die ihre Beschwerden lindern oder heilen wollten. Doch in letzter Zeit haben sich junge Leute, Angestellte und Studenten, offen damit beschäftigt und praktizieren die Urin-Therapie, um sich Gesundheit und Schönheit zu erhalten. Untersucht man die Beweggründe, die die Menschen dazu treibt, Urin zu trinken, so stellt man ein wachsendes Interesse an Methoden ganzheitlicher Heiltherapien und eine unbestimmte Verunsicherung fest.

Herr U., 24 Jahre alt, Angestellter eines Betriebes für landwirtschaftliche Erzeugnisse in der Hauptstadt, hat im April begonnen, seinen Urin zu trinken. Fast jeden Morgen fängt er seinen ersten Urin in einem Glas auf und leert es zur Gänze. Er trinkt den Morgenurin, weil er den Eindruck hat, dieser sei am gehaltvollsten. *„Wenn man sich daran gewöhnt hat, macht es einem überhaupt nichts mehr aus. Es ist eine Flüssigkeit, die aus dem eigenen Körper stammt, und die Zusammensetzung ist gar nicht so anders als die des Blutes"*, sagt er lässig. Er hatte von einem Freund davon gehört und wollte es daraufhin auch ausprobieren. Im Rahmen seiner Arbeit hatte er sich bereits mit dem Zusammenhang von Nahrungsmitteln und Hygiene beschäftigt. *„Es ist gut für die Gesundheit, und es kostet keinen Pfennig"*, hatte man ihm gesagt. So beschloß er, es auszuprobieren. Die Triebfeder war Neugier, keine schweren gesundheitlichen Beschwerden.

„Natürlich habe ich am Anfang unter den Heilreaktionen gelitten, doch nachdem ich einiges gelesen hatte, war ich davon überzeugt, daß ich ohne Furcht trinken konnte. Das erste Mal habe ich es auf einen Zug hinuntergekippt. Es war wirklich sehr salzig." Seitdem versucht er, sein Essen weniger stark zu salzen, woraufhin der Geschmack seines Urins besser geworden ist. Das Aufstehen ist seiner Meinung nach viel angenehmer geworden. Ist man in guter Form, ist der Geschmack gut – andernfalls ist der Geschmack unangenehm. Der Urin ist Barometer seines Gesundheitszustandes geworden; das ist für ihn der größte Nutzen dieser Praktik.

Ungefähr zwei Monate nach Beginn gestand er seiner Freundin, daß er Urin trank, und ermunterte sie dazu, es auch zu tun. *„Da ihre Haut ganz zart geworden ist, ist sie nun fast noch begeisterter als ich"*, erzählt er lachend.

Seit kurzem wächst die Zahl junger Leute, die Anhänger der Urin-Therapie werden. Durch Mund-zu-Mund-Propaganda erweitert sich der Kreis ständig; manche sagen, es gäbe inzwischen zwei Millionen „Urin-Trinker" im ganzen Land.

Der Direktor der „Sano"-Klinik in der Stadt Kofu, Rentaro Sano, der gleichzeitig Generalsekretär der Medizinischen Vereinigung Misuya ist, trinkt seit neun Jahren seinen Urin und hat dementsprechend viel Erfahrung. *„Ich habe keine Verspannungen im Nacken mehr, und meine Haare sind dichter geworden. Es gibt keinerlei Nebenwirkungen"*, versichert er. Er ist von der Wirksamkeit überzeugt und möchte die Urin-Therapie einer breiten Öffentlichkeit bekannt machen. *„Wenn ich trinke, empfinde ich eine gewisse Abwehr"*, gesteht Herr Sano trotz allem, *„dann sage ich mir, daß die Gesund-*

heit vorgeht. Man muß gut mit seinem Urin haushalten."

Nicht selten geschieht es, daß „Anfänger" ihr Glas Morgenurin ansehen und sich nicht überwinden können, ihn zu trinken, und das vielleicht mehrmals in der Woche. In diesem Fall hilft es manchmal, den Urin mit Wasser oder Orangensaft zu verdünnen.

„Es gibt keinen Grund, seinen Urin zu trinken. Natürlich, ein Schiffbrüchiger, der nichts anderes zu trinken hat, der kann ihn zu sich nehmen, obwohl Urin kaum besser ist als Meerwasser. Wie dem auch sei, ich will mit dieser Angelegenheit nichts zu tun haben, erwähnen Sie auf keinen Fall meinen Namen", erklärt ein renommierter Urologe der Universität hingegen in schneidendem Ton. Viele Wissenschaftler und Ärzte verabscheuen das Thema. Nicht selten werden ja volksmedizinische Heilmittel von den Schulmedizinern mit einem Bann belegt. Die Ablehnung ist um so stärker, als die Aufnahme von Urin eine körperliche Abwehrreaktion auslöst. Gleichwohl sind die Wissenschaftler einstimmig der Ansicht, daß *„unter der Voraussetzung, daß die Nieren-Blasen-Funktionen normal sind, nichts dagegen spricht, seinen Urin zu trinken"*.

Wenn es keinerlei Gefahren gibt, kann man also davon trinken. Doch die Gründe, warum Urin eine heilende Wirkung und einen verjüngenden Effekt hat, sind noch ungeklärt. Die Jünger der Therapie geben das auch zu. Abgesehen von Urokinase und Wachstumshormonen enthält Urin Minerale. Man glaubt, daß die heilende Wirkung des Urins zum Teil auf diese wertvollen Inhaltsstoffe zurückzuführen ist.

Indessen gibt es neben den heiltherapeutischen Wirkungen noch andere Faktoren, die zur Verbreitung der Urin-Therapie beitragen. Die Vize-Präsidentin des Instituts MCL, Kayoko Koyama, sagt dazu folgendes: *„Die Menschen, die sich in letzter Zeit an religiöse Sekten angeschlossen haben, taten dies, weil ihnen geistiger Beistand fehlt. Ein Glas Urin stärkt den Körper und den Geist. Es gibt das Gefühl eines festen Ausgangspunktes, eines Zentrums, das sich im Herzen bildet. Ich frage mich, ob der Entschluß, dieser Praxis zu folgen, nicht letztendlich mit den Beweggründen vergleichbar ist, die zur Religion führen."*

Andere Wissenschaftler betonen den sozialen Aspekt. Ein Psychiater, der auf die Psychopathologie Jugendlicher spezialisiert ist, erklärt sich das Phänomen folgendermaßen: *„Indem sie die Existenz eines sich selbst versorgenden Zyklus erkennen – Urin trinken, der ein Teil von ihnen ist – finden sie innere Ruhe. Gibt es nicht eine große Zahl von Menschen, die ein Gefühl der Unsicherheit, der Verlorenheit haben, die die Nichtigkeit der Dinge unserer heutigen Gesellschaft als Mangel empfinden und darunter leiden?"*

Am 28. September 1992 fand im Hotel Tokyu in Nagoya eine Konferenz statt. Ungefähr 400 Personen füllten den Saal: Geschäftsleute, Ärzte, Direktoren großer Unternehmen und Gesundheitsbewußte. Das Thema dieser Konferenz war der Zusammenhang zwischen den Selbstheilungskräften des Menschen und der modernen Medizin. Doch im Grunde war das Ziel der Konferenz, die Lehre der Urin-Therapie zu verbreiten.

Obwohl das Thema „Gesundheit durch Urin" selten offen angesprochen wird, befinden wir uns in einer Zeit, in der die Verbreitung dieser Therapie in den großen Hotels bedeutender Städte betrieben wird. Hauptträger der Kampagne ist das Institut MCL in Tokio. Erst vor einem Jahr, im September 1991 gegründet, hat das Institut bereits über 60 Meetings organisiert, Taiwan inbegriffen. Es hat 5000 Mitglieder, jeden Monat kommen durchschnittlich 300 neue hinzu. Unter den Mitgliedern befinden sich auch Persönlichkeiten aus Wirtschaft, Politik – manche sind sogar betagte Minister – Universitätsprofessoren, Künstler usw. Ryoichi Nakao, Präsident des MCL, war Militärarzt im Pazifischen Krieg. Wegen Mangel an Medikamenten behandelte er die Soldaten mit der Urin-Therapie: Diese Erfahrung hat ihn geprägt. *„Diejenigen, die nicht daran glauben, zwingt keiner. Urin trinken tut niemandem weh. Man braucht kein*

Geld, man steht nicht unter Druck, es ist keine Effekthascherei nötig." Die Verbreitung der Urin-Therapie ist sein Lebenswerk, und er hat sein gesamtes persönliches Vermögen darin investiert. Zu Beginn interessierten sich vor allem Menschen für das MCL, die auf Heilung von einem Krebsleiden hofften, doch inzwischen hat sich das Profil der Mitgliederliste verändert. *„Das Durchschnittsalter der Mitglieder sinkt, sie sind heute ca. 20 Jahre jünger als zu Beginn. Die Jüngsten gehen noch ins Gymnasium oder sind Studenten."* Auch die Zahl der weiblichen Mitglieder wächst. Junge Mädchen kommen zunehmend dazu, offensichtlich um die Therapie als Schönheitsmittel anzuwenden.

Inzwischen hat die Bewegung diverse Gesellschaften dazu angeregt, wissenschaftliche Untersuchungen zu initiieren. Hayashibara, eine Gesellschaft, die auf Bio-Technologie spezialisiert ist, hat im April 1991 mit der Erforschung der Urin-Therapie begonnen. Zur Zeit trägt diese Gesellschaft Fakten zusammen. Experimente mit Hamstern sollen die Erkenntnisse und Erfahrungen wissenschaftlich fundieren. Die Untersuchungen schreiten ständig voran, so daß Takeshi Hayashibara bereits erste Artikel über die Wirkung der Behandlung in Fachzeitschriften veröffentlichte.

Courrier International No 107, 19. 12. 1992, S. 21.

Taiwan

Im *Indian Express* erschien 1992 folgender Artikel:

In Taiwan ist Urin-Therapie Alltag

Die Taiwaner, jederzeit bereit, japanische Trends zu kopieren, haben nun eine neue Mode lanciert – Urin trinken. Schätzungsweise 200 000 Taiwaner trinken täglich ihren Urin, um Krankheiten zu heilen, die Gesundheit zu stärken und sich ein langes Leben zu sichern. Manche Frauen trinken Urin, um ihr Aussehen zu verbessern, denn man glaubt, daß Langzeit-Urintrinker schöne Haut haben und ihr Gesicht rosig und gesund ist.

Den Anstoß zu der Urin-Trink-Bewegung gab ein Mann namens Chen Ching-Chuan, der trotz seiner 66 Jahre höchstens wie 46 aussieht. Chen lernte die Urin-Therapie vor 14 Jahren durch den japanischen Piloten Anoki kennen. Damals hatten sie sich seit 20 Jahren nicht mehr gesehen. „Im Zweiten Weltkrieg war Anoki mit seiner Truppe nach Borneo gegangen. Als ich ihn 20 Jahre später wiedersah, war ich schockiert: Er war nicht gealtert, nur sein Haar war grau geworden. Er erzählte mir, daß er Urin trinkt", sagt Chen, Manager der Wasserwerke. „Anoki erklärte, daß er damit begonnen habe, als die Truppe zwei Wochen in einer unterirdischen Höhle festsaß. Der Militärarzt lehrte sie, Urin zu trinken, um zu überleben, und er brachte ihnen bei, Wunden und Krankheiten mit Urin zu behandeln." Chen ließ sich überzeugen und probierte seinen Urin, nachdem Anoki Taiwan verlassen hatte. Seitdem ist er Urin-Trinker, doch er hatte es geheimgehalten, bis er vor zwei Jahren eine neue Identifikationskarte beantragen mußte. Die Polizei hielt ihn für einen Betrüger, denn der „Vierzigjährige", der da vor ihnen stand, konnte unmöglich 64 sein, wie er es laut Akte sein müßte. Nachdem es ihm nicht gelungen sei, sie von seiner Identität zu überzeugen, bat Chen einen Freund zu erklären, daß er deshalb so jung aussähe, weil er Urin trinke.

Chen wurde zum Idol, nachdem mehrere Zeitungen seine Geschichte und Fotos, die sein jugendliches Aussehen belegten, veröffentlicht hatten. Sie zitierten Chens Sohn: „Mein Vater ist so stark wie ein Stier. Er fährt Auto wie ein junger Mann und trägt bei jedem Wetter nur ein T-Shirt. Er läuft 100 Meter in 13 Sekunden und mußte noch nie zum Zahnarzt."

Eine Zeitschrift wies außerdem darauf hin, daß Chen, dessen Frau vor neun Jahren verstarb, eine Frau sucht, die von kräftiger Konstitution sein soll und Urin-Trinkerin.

Heute erhält Chen im Durchschnitt täglich 100 Anrufe von Menschen, die Fragen zur Urin-Therapie haben und einen Rat möchten. Chen selber trinkt jeden Tag drei Gläser Urin. Er ermutigt die Menschen, ihren Morgenurin zu trinken, da dieser am wertvollsten sei.

Die Urin-Bewegung hat sich über die ganze Insel verbreitet. In der südlichen Hafenstadt Kaohsiung hat ein Schullehrer eine Urin-Therapy-Hot-Line eingerichtet, um Anrufern freie Beratung geben zu können. Im Norden von Taipei werden in dem Buddhistischen Tempel Nora Broschüren zur Urin-Therapie ausgelegt und in buddhistischen Buchläden und vegetarischen Restaurants verteilt. Die 20 Mönche und die meisten ihrer 2000 Anhänger trinken Urin. So wie Kalligraphie, Drucktechnik oder Tofuzubereitung stammt die Urin-Therapie ursprünglich aus China und ist von Japanern übernommen und kunstfertig weiterentwickelt worden. Medizinische Literatur empfiehlt Knabenurin, der die Augen erfrischt, Schleim löst und die inneren Organe reinigt und entschlackt. Abgesehen von den Urin-Therapie-Anhängern wäre Erwachsenen-Urin für die Chinesen das letzte, was sie in Betracht ziehen würden: „Ich würde lieber ein paar Jahre früher sterben, als mein Leben dadurch zu verlängern, daß ich Urin trinke. Es ist eine Qual. Ich dachte, mein Urin würde wie Bier schmecken, aber er schmeckte wie Gift – er war salzig und bitter. Heißt das, daß ich krank bin?" fragte Tan Kuang-Hua, Analytiker einer Investment-Gesellschaft. Kuo Mei-Hsio, Telefonist der Urin-Therapy-Hot-Line, erzählt, daß Tan in schlechtem Gesundheitszustand gewesen sei, er habe ungesunde Angewohnheiten, wie beispielsweise zu süßes und zu stark gewürztes Essen zu sich zu nehmen oder nicht ausreichend zu schlafen. „Es ist so viel Hitze und Gift in Ihrem Körper, deshalb schmeckt Ihr Urin bitter. Sie sollten ihn weiterhin trinken", riet Kuo ihm.

Urin-Trinker schwören darauf, daß Urin alles heilt, von der einfachen Erkältung bis zu Krebs. Ein weltlicher Buddhist hat kürzlich ein Buch mit dem Titel: „The Magic Golden Water Cure" herausgegeben; es ist eine Sammlung von Erfahrungsberichten ernstlich erkrankter Patienten, die ihre Gesundheit durch Urin-Trinken wiedererlangt haben. Der Autor, der sich selbst als „einen betagten Mann" bezeichnet, berichtet, daß er Rheumatismus, Diabetes und Bluthochdruck vollständig mit der Urin-Therapie geheilt habe. „Urin ist wie Blut sehr reich an Wirkstoffen. Deshalb sollten Sie alles trinken und keinen Tropfen verschwenden. Was dann geschieht, davon machen Sie sich keinen Begriff."

Indian Express, Bombay, 9. 10. 1992

China

Frau U. O. aus Bochum schickte folgenden Absatz aus dem Katalog „Chinas Goldenes Zeitalter" (Ausstellung Dortmund 1993, Herausg. Prof. Dr. Dieter Kuhn), Editions Brauns, Heidelberg:

Entfaltung und Blüte des Buddhismus
7.1 Illusion und Vision des Buddhismus

Die Lehre des Buddha war kein philosophisches System, sondern ein praktischer und doch zugleich spiritueller Erlösungsweg, den alle Menschen ungeachtet ihrer gesellschaftlichen Stellung gehen konnten. Mönche und Nonnen waren nach den Ordensregeln *(vinaya)* einer strengen Zucht unterworfen. Sie sollten sich in Lumpen kleiden und ihre Nahrung erbetteln, unter Bäumen leben und als einzige Arznei Urin verwenden.

Folgenden Artikel aus einem Buch sandte *W. P. aus Meschede:*

Ein Medizinrezept gegen alle Krankheiten

Mitten in meinen Gedanken stören mich die eiligen Schritte eines Bauern, der herbeigelaufen kommt. In der Hand hält er eine Steingutschale. Er läuft zur Lau-Tai-Tai und verneigt sich vor ihr, indem er nach chinesischer Sitte mit dem vorgestellten rechten Bein eine halbe Kniebeuge macht. Dann hockt er sich neben sie auf den Boden und beginnt zu plaudern. Ich sehe, wie er sich dabei öfters nach den Kindern wendet und mit den Fingern auf sie zeigt. Die Lau-Tai-Tai nickt zustimmend, als ob sie sagen wollte: „Gut, gut, geh' meinetwegen hin zu den Kindern."

Ich erinnere mich plötzlich an ein Erlebnis auf der Straße, wo mir zwei kleine Chinesenmädchen zum Kaufe angeboten wurden. Noch deutlich klingt mir der Ruf des Kinderverkäufers in meinem Ohr: „Heee-ooo – kauft kleine Kinder!" Soll hier ein ähnliches Geschäft abgeschlossen werden? Neugierig sehe ich zu den Kindern hinüber, die ahnungslos spielen, und beginne, mir traurige Gedanken über das Schicksal der beiden Kleinen zu machen, die so vergnügt aussehen. Sie haben so gesunde, rote Bäckchen, stramme Beine, die über und über beschmiert sind mit dem braunen Lehm, der überall in der Umgebung von Peking ist. Tatsächlich steht auch schon der Bauer auf und geht zu den Kindern. Er tut sehr freundlich zu ihnen, er spielt sozusagen selber Kind, und ich höre ihn förmlich sagen: „Ei, ei – was macht ihr denn da?"

Schon sehe ich vor meinen Augen die abscheuliche Szene, wie er die beiden wegführt, für ewig von Mutter, Vater, Haus und Hof. Mein Herz zieht sich jäh zusammen . . .

Aber der Bauer hat etwas ganz anderes vor. Er hockt sich vor dem einen Kind nieder, hebt ihm den roten Latz vom Bauch hoch, und hält die mitgebrachte Schale davor. Dazu pfeift er und redet dem Kind gut zu. In der Tat, ich irre mich nicht: Das Kind rieselt in die Schale hinein. Ich höre sogar das Plätschern. Ganz langsam, mit Unterbrechungen. Der Bauer zwitschert dazu ermunternd. Danach muß das zweite Kind ebenfalls herhalten. Nun ist die Schale, die soviel wie ein großer Suppenteller faßt, nahezu bis zum Rand voll. Golden blinkt die Sonne auf der Flüssigkeit.

„Chau-Chei-tze, Guei-Chei-tze" (Gute Kinder, artige Kinder), lobt der Bauer die Kinder und steht auf, um der Lau-Tai-Tai die Schale zu bringen. Während die Alte zufrieden nickt, läuft der Mann zum Bach und beugt sich über das Wasser, als ob er mit den Händen fischen wollte. Als er zurückkommt, tropft Wasser durch seine behutsam zusammengehaltenen Hände. Noch ehe er die Lau-Tai-Tai erreicht hat, schreit er ihr, als ob er seine frohe Botschaft nicht länger bei sich behalten könnte, laut zu: „Die ganze Hand voll!" Beide beugen sich über die Schale und sehen zu, wie aus seinen Händen kleine schwarze Punkte hineinpurzeln. Befriedigt grinst die Lau-Tai-Tai: „Daß sie darin noch leben und schwimmen können! Wie niedlich sieht das aus.“ „Ja, sehr spaßig. Aber ich will sie noch etwas ziehen lassen“, sagt der Bauer, während sich die Frau abermals über die Schale beugt: „Da, wie sie mit den Schwänzen wedeln! Diese beiden da.“ Sie zeigt mit dem Finger auf die Flüssigkeit. „Sind sie nicht schon zu groß und zu alt? Ich glaube, die mußt du wieder herausholen.“

Dem Bauer leuchtet das ein, und er geht sogleich daran, die beiden mit einem Stengel herauszufischen. Man macht sich keinen Begriff davon, wie begierig ich war, zu erfahren, was da drin in der Schale schwamm und was dies alles bedeutete.

Jetzt hebt er die Schale hoch, sieht ein paarmal verschmitzt nach rechts und links, kommt mit der Nase ganz dicht an die Flüssigkeit und schnüffelt daran. Sein Gesicht glättet sich zufrieden. Das ist denn doch zuviel, geht es mir durch den Kopf, als ich sehen muß, wie er die Schale an den Mund führt und wahrhaftig daraus trinkt! Ja, er trinkt, ich sehe ganz deutlich, wie er schluckt: Glucks, glucks – geht der Adamsapfel, der bei den chinesischen Bauern ziemlich groß ist, auf und ab. Unwillkürlich würgt es mich. Aber der Bauer wischt sich, nachdem er die Schale wieder abgesetzt hat, vergnügt mit der einen Hand den Mund ab und reicht nun die Schale der Frau zum Trunke. Sie besinnt sich nicht lange, nimmt dankend an und – trinkt! Nach jedem Schluck setzt sie ab und gibt einen zufriedenen Laut von sich. „Fein“, sagt sie erfreut, „schön frisch und zart; das wird gut tun.“

Ich überlege angestrengt, wie ich es am besten anstellen soll, hinter das Geheimnis zu kommen. Ich muß behutsam vorgehen, denn ich weiß, die hiesige Landbevölkerung ist oft scheu und mißtrauisch. Die beiden Alten unterhalten sich über die diesjährige Ernte, die gut sein soll, besonders für Melonen, Kürbisse und Erdbeeren. Hier kannst du einhaken, geht es mir durch den Kopf. Du trittst eben als Käufer auf!

„Verzeihung, ich hörte Sie eben von Erdbeeren sprechen . . .“, beginne ich und schiele dabei zur Schale hinüber. Die ist noch ein Viertel voll. „Ich hätte gern einige Pfund Erdbeeren gekauft.“

In der goldenen Flüssigkeit schwimmen kleine Kaulquappen von zartem Alter. „Was kostet das Pfund?“ Ich beginne die Kaulquappen stumm zu zählen: 19, 20, 21 . . . 32 . . ., während der Bauer geschäftstüchtig mit einem Wortschwall auf meine Frage eingeht. Ich höre nur den Schluß: „Das Pfund kostet für Sie nur 5 Cash, ein reiner Freundschaftspreis!“ „Ja, schön – gut“, erwidere ich und frage noch so nebenbei, während ich auf die Schale zeige: „Was ist dies eigentlich? Es sieht aus wie Tee, nur scheinen die Teeblätter zu leben“, scherze ich. „Ein Heilgetränk“, gibt er gleichmütig zur Antwort, weil seine Gedanken wohl noch bei dem eben abgeschlossenen Erdbeergeschäft sind. Auf dem Markt erhält er im günstigsten Falle 3 Cash.

„Ein Heilgetränk?“ Ich beuge mich erstaunt über die Schale. „Was heilt es denn?“ Für den Bauern ist der abgeschlossene Erdbeerverkauf viel interessanter: „Wollen Sie gleich mit zu den Beeten kommen und sich die Erdbeeren selbst aussuchen? Ich habe sehr schöne große.“ Er ballt die Hand zur Faust, um die Größe anzudeuten. „Und rot und aromatisch sind sie . . .“

Auch die Lau-Tai-Tai nickt bekräftigend, während sie ihre Flicksachen zusammenlegt, denn es ist wohl an der Zeit, zum Mittagessen nach Hause zu gehen. Die Sonne steht im Zenit. Bäume und Menschen werfen ganz kurze Schatten. „Doch bevor wir gehen“, rücke ich dem Bauern auf den Leib, „möchte ich noch etwas mehr über dieses Heilgetränk wissen.“ „Selbstverständlich, Due butchi (entschuldige): das ist Jau (Medizin), Medizin gegen alle Erkältungskrankheiten, hauptsächlich rheumatischer Natur, durch Feuchtigkeit, Zug, Dunst und Nässe entstanden. Nässe, die aus dem Boden herauskommt, und noch gegen viele andere Krankheiten mehr . . .“

Zufällig muß ich gerade niesen, wahrscheinlich weil mir die pralle Sonne in die Nase sticht. Der Bauer weicht einen Schritt zurück und meint, indem er mich genau betrachtet: „Sie sind ja erkältet. Dieses Niesen ist das erste Zeichen, daß sie von Chan-tchi (Erddunst) angehaucht sind: Seien Sie ja vorsichtig, Chan-tchi ist sehr heimtückisch; so etwas kann der Anfang einer schweren Erkrankung sein. Versuchen Sie gleich mal dieses Mittel; nützen Sie die Gelegenheit, wenn so etwas gerade frisch vorhanden ist." Schon hat er die Schale ergriffen und reicht sie mir zum Trinken: „Versuchen Sie einen Schluck. Es gibt keine bessere Medizin. Es ist fast ein Allheilmittel . . ."

Jetzt weiche ich aber einen Schritt zurück und danke verlegen lächelnd, da ich den Bauern nicht vor den Kopf stoßen will. Um keine grobe Unhöflichkeit zu begehen, lasse ich mir die Schale in die Hand drücken. In der Flüssigkeit schaukeln die Kaulquappen noch immer lebend von einem Rand zum anderen. Unendlich langsam führe ich die Schale an meinen Mund heran und überlege krampfhaft, wie ich mich aus der fatalen Lage ziehen kann. Im allerletzten Augenblick greife ich in meine Rocktasche und hole ein Päckchen Zigaretten heraus. „Koste doch eine von diesen Tabakröllchen (so wird die Zigarette auf chinesisch genannt) und biete auch der alten Tai-Tai eine an." Ich weiß, daß alle Chinesen, auch die Frauen, im allgemeinen starke Raucher sind. Dieser Trick rettet mich vor einer groben Unhöflichkeit, wie es die Ablehnung eines so „edlen Heilgetränks" bedeutet hätte. Erfreut zeigt der Bauer seine Zähne und besieht sich das seltsam golden schillernde Zigarettenpäckchen. Dann zieht er behutsam eine Zigarette heraus und steht auf, um auch der Lau-Tai-Tai einen von den feinen „Stengeln" zu bringen. Dieser Gang rettet mich. Rasch kippe ich die Schale um. Die Flüssigkeit versickert schnell im warmen Boden und die Kaulquappen verschwinden im Gras. Da ist der Bauer auch schon wieder zurück und reicht mir das Päckchen dankend wieder. „Ausgetrunken", sage ich freudestrahlend. „Der Juckreiz im Hals ist schon so gut wie weg." „Das macht dieses vorzügliche Mittel", bestätigt er stolz. „Dieses Getränk war auch besonders gut zusammengesetzt", erklärt er weiter. „Es muß nämlich Flüssigkeit von kleinen und gesunden Kindern sein, die nicht älter als vier Jahre sind (d. h. nach unserer Rechnung drei Jahre. Das Chinesenkind wird nicht mit null Jahren geboren, sondern mit einem Jahr, da die Chinesen das Jahr im Mutterleib mitrechnen). In diesem Alter sind noch die zartesten und reinsten Stoffe gegen den gefährlichen ‚Erddunst' im Niau (Urin) enthalten. Bei einem älteren Menschen ist der Niau schon giftig. Kinder-Niau, getrunken, dringt von innen in den ganzen Körper und macht ihn unempfindlich gegen den Erddunst. Ming-bei? (Verstehen Sie?) Die Kaulquappen, die ständig im Wasser leben, sind Träger besonders wirksamer Stoffe gegen die lebensgefährdende Feuchtigkeit, die aus dem Erdboden steigt. Deswegen trinkt man die Kaulquappen. Die Heilwirkung setzt sofort ein, das haben Sie ja selber gemerkt. Auch die Kaulquappen müssen natürlich von ganz zartem Alter sein, also noch in dem Entwicklungszustand, wo sie ihre durchsichtigen Ruderschwänze besitzen. In diesem Alter haben diese Tiere die meisten Widerstandsstoffe in sich. Werden sie erst älter, dann halten sie die starke Feuchtigkeit selber nicht mehr aus. Sie bekommen Beine – wie wunderbar ist die Schöpfung der Natur – und müssen aus dem Wasser heraus. Nur gelegentlich können sie sich als Frösche dort noch aufhalten."

„Jetzt verstehe ich", nicke ich bekräftigend und meine es sogar ernst. Denn ich bin nicht nach China gekommen, um den Chinesen die Naturwissenschaften beizubringen; daß also beispielsweise Frösche aus keinem anderen Grund aus dem Wasser müssen, als weil sie Lungenatmer sind. Ich finde die Erklärung des chinesischen Bauern viel interessanter. Es mag Berufenere als mich geben, die Chinesen von ihrer naturhaft intuitiven, tausendjährig erprobten Erkenntnis abzubringen.

„Peking – der leere Thron. Ein Erlebnisbericht aus Nordchina" von Ernst Cordes, Rowohlt Verlag, Berlin 1937, S. 125 ff.

Tibet

Aus Tibet stammen die folgenden Informationen, zugeschickt von *Herrn H. K. aus Erlangen:*

... Das war ja noch harmlos. Weniger Verständnis brachte ich dafür auf, daß man den Urin des lebenden Buddha trank – ein Mittel, das von allen am meisten begehrt, aber nur in besonderen Fällen gegeben wurde. Der Dalai Lama selbst schüttelte den Kopf darüber und sah es nicht gerne, wenn man ihn darum bat. Aber er allein kam gegen diese Bräuche nicht auf und dachte sich wohl auch nicht allzuviel dabei. In Indien war es ja ein alltägliches Bild, daß die Leute auf den Straßen den Urin der heiligen Kühe tranken.

Heinrich Harrer, „Sieben Jahre in Tibet – Mein Leben am Hofe des Dalai Lama", Bertelsmann Lesering, 1959, S. 352.

Indien

Neuere indische Literatur zur Eigenurin-Therapie

Im folgenden finden Sie Zusammenfassungen der neueren Veröffentlichungen zum Thema aus Indien:

Raojibhai Manibhai Patel
Manav Mootra (Auto-Urine-Therapy)
Lokseva Kendra, Ahmedabad, Indien, 5. Auflage 1991, 252 S.

Shri Raojibhai Patel gilt als der Vater und Wiederentdekker der auch in Indien weitgehend in Vergessenheit geratenen Urin-Therapie. Sein Buch „Manav Mootra" (deutsch: Eigenurin-Therapie) erschien 1959 zum ersten Mal in Gujarati (einer indischen Sprache); 39 000 Exemplare wurden verkauft; die Ausgabe in Hindi erlebte sieben Auflagen mit insgesamt 35 000 verkauften Exemplaren und die seit 1963 zum ersten Mal in Englisch gedruckte Ausgabe drei Auflagen mit 12 000 verkauften Exemplaren. Die vorliegende fünfte englische Auflage, mehrere Jahre nach Shri Raojibhai Patels Tod ediert, wurde von seinen Nachfolgern in der Urin-Therapie erweitert und vor allem um weitere zahlreiche Fallbeispiele erfolgreicher Eigenurin-Behandlung ergänzt.

Interessanterweise bezieht sich Raojibhai Patel, der indische Pionier der wiederbelebten Eigenurin-Therapie, auf das grundlegende europäische Werk von John Armstrong („Das Wasser des Lebens", 1944, bereits exzerpiert für „Ein ganz besonderer Saft – Urin"). Die Lektüre von John Armstrongs Buch brachte ihn selber während einer schweren Herzkrankheit in bereits fortgeschrittenem Alter dazu, bei sich selbst Eigenurin anzuwenden. Seine Symptome verbesserten sich erheblich; er wurde von einem bettlägerigen, pflegebedürftigen Patienten wieder zu einem aktiven, tatkräftigen Mann und fühlte sich von da ab dazu berufen, der Eigenurin-Therapie in Indien erneut Ansehen und Geltung zu verschaffen.

Shri Raojibhai Patel beruft sich aber nicht nur auf die Inspiration durch den Engländer Armstrong, sondern er verweist auch auf eine uralte indische Tradition der Volksmedizin. Im indischen Gujarat gibt es seiner Ansicht nach kein einziges Dorf, in dem nicht die sehr alten Leute in ihrer Kindheit von den Müttern und Großmüttern mit Eigenurin behandelt worden seien. Er erinnert außerdem an eine andere fernöstliche Tradition: die aus vielen Quellen überlieferte Praxis der tibetanischen Lamas, ihre körperlichen Leiden mit Eigenurin zu therapieren. Erst das moderne wissenschaftliche Denken, das Patel „vorurteilshaft und eng" nennt, habe die Menschen von diesem alten Wissen entfernt, das es nun wiederzubeleben gelte.

Patel war kein Mediziner 1888 geboren, lebte er lange Zeit in Südafrika, wo er ein Geschäft führte, kehrte aber 1915 nach Indien zurück, um sich der Freiheitsbewegung Gandhis anzuschließen. Später arbeitete er als Sozialarbeiter in Gujarat. 1954, als er schon nicht mehr im Erwerbsleben stand, hatte er eine ernsthafte Herzattacke, die seine Lebensqualität stark beeinträchtigte. Ärzte konnten ihm nicht helfen. Erst eine langdauernde Anwendung von Eigenurin brachte ihm erhebliche

Besserung. Er gründete ein Zentrum für die Eigenurin-Behandlung, in dem Patienten beraten und während der Eigenurin-Behandlung begleitet wurden. Viele Menschen schrieben ihm von ihren Erfahrungen und besuchten ihn oder seine Nachfolger.

Patel starb im Jahre 1962. Zur Zeit der Veröffentlichung der überarbeiteten und hier vorliegenden Version des Buches (1991) wurde das Zentrum von Bharat Seval Samaja geleitet (Shivambu Auto-Urine Therapy Advisory Centre in Ahmedabad). Die fünfte Auflage des Buches ist mit einem wohlwollenden Vorwort des ehemaligen Ministerpräsidenten Desai versehen, der selbst ein überzeugter Anhänger der Eigenurin-Therapie war.

Urin-Therapie, so führt Patel in den ersten Kapiteln seines Buches aus, bedeutet nicht etwa, daß man eine bestimmte Medizin (Eigenurin) gegen eine bestimmte Krankheit nimmt. Es ist vielmehr ein Universalheilmittel, das der Mensch immer bei sich führt und das es ihm erlaubt, bei Störungen seines gesundheitlichen Gleichgewichts dieses Gleichgewicht wiederherzustellen – oder vorbeugend dafür zu sorgen, daß das Gleichgewicht gar nicht erst ins Wanken gerät. Genau wie das Universum im Großen, so ist auch der einzelne menschliche Organismus zusammengesetzt aus den verschiedenen Elementen (Erde, Wasser, Feuer, Luft und Himmel). Die Balance dieser Elemente bedeutet Gesundheit, jede Störung äußert sich als Krankheit. Der Urin enthält ebenfalls alle diese Elemente, ist ein Abbild ihres Zusammenspiels und das Mittel, das wieder Harmonie zwischen ihnen herzustellen vermag.

Patels Überzeugung von der Wirksamkeit der Eigenurinbehandlung ist eingebaut in seine religiös geprägte hinduistische Weltsicht. Seiner Meinung nach entstehen Krankheiten dadurch, daß die Menschen sich durch ihre Lebensweise, ihre Art zu arbeiten, ihre Ernährung aus dem Gleichgewicht mit der Natur haben bringen lassen; die moderne Schulmedizin produziere mehr Krankheiten, als sie heile.

Doch nicht nur die moderne Medizin, sondern auch die in einer alten indischen Kulturtradition wurzelnde Naturheilkunde (Ayurweda) hat zum Teil eine distanzierte Haltung zur Eigenurin-Behandlung eingenommen. Heiler, die die Methoden der Ayurweda praktizieren (sie heißen in Indien „Vaidya"), arbeiten mit Kräutern und anderen natürlichen Medikamenten. Die Ayurweda kennt seit Jahrhunderten auch die Heilkraft des Urins, aber sie arbeitet mit dem Urin verschiedener Tierarten, aus dem Medikamente hergestellt werden. Als heilkräftig gilt der Urin von Schafen, Ziegen, Kühen, Büffeln, weiblichen Elefanten, Pferden und Eseln. Die Eigenurin-Therapie ist nach Ansicht aufgeklärter Vaidyas zwar durchaus mit dem Geist der Ayurweda vereinbar – sie war aber auch noch zu Lebzeiten Patels in Vergessenheit geraten. Patel erklärt dies – wie auch die Distanz der Schulmediziner – u. a. mit dem Wunsch der Mediziner und Naturheiler, durch den Verkauf von Medikamenten Geld zu verdienen, denn Eigenurin kostet nichts und macht jede medikamentöse Behandlung überflüssig.

Eigenurin, so Patel, ist ein leicht zugängliches Mittel, das die Gesundheit wiederherstellt, indem es den Körper entgiftet und das Gleichgewicht zurückbringt. Eine genaue Diagnose der Krankheit ist nicht erforderlich, denn Eigenurin kann immer angewandt werden. Er kann dem Körper keinen Schaden zufügen. Er hilft gegen kleine Beschwerden und ernsthafte Krankheiten gleichermaßen. Natürlich muß er sehr viel länger angewandt werden, wenn die Krankheit schon weiter fortgeschritten ist und den Organismus geschwächt hat. Der einzige Einwand, der gegen Eigenurin erhoben werden kann, entspringt aus dem Ekel, der mit dem vermeintlich üblen Geruch und der – völlig unzutreffenden – Vorstellung zusammenhängt, daß Urin giftig sei. Patel hält nichts davon, durch Zusatz schmackhafterer oder wohlriechender Substanzen den Ekel vor Urin abzubauen. Mit solchen Methoden könne zu leicht die Wirksamkeit beeinträchtigt werden. Geruch und Geschmack seien ohnehin durch Gewohnheiten beeinflußt und relativ – was man in einer Kultur als wohlriechend empfinde, gelte in einer anderen als Gestank und umgekehrt. Der Umgang mit dem Eigenurin, wenn er vorurteilsfrei sei, würde rasch von selbst die Ekelschwelle abbauen.

Patels Methode der Eigenurin-Behandlung besteht aus den Elementen: Einreiben und Massage mit Urin, Auflegen von Urinpackungen, Urinfasten und tägliches Urintrinken. Bei allen Beschwerden und Krankheiten – außer gefährlichen, rasch fortschreitenden und zum Tode führenden Krankheiten wie Krebs – soll bei der Behandlung langsam mit Urin-Einreibungen begonnen werden, die über einige Tage durchgeführt werden (vor allem an den betroffenen Körperpartien, aber auch als Ganzkörpermassage). Erst nach mehreren Massage-Tagen wird mit dem Urintrinken bzw. dem Urinfasten begonnen. Bei rasch fortschreitenden Krankheiten, wenn keine Zeit zu verlieren ist, soll man sofort Urin trinken. Wenn Ekzeme oder offene Wunden oder große Schmerzen eine Massage mit Urin verbieten, sollen an diesen Stellen Urinpackungen aufgelegt werden. Nach einigen Tagen beginnt dann das Urinfasten, das je nach körperlicher Kondition und Schwere der Krankheit kürzer oder länger andauern soll (sehr geschwächte Patientinn-en fasten nur kurz, kräftige länger; bei kleinen Übeln reichen kurze Fastenperioden, bei gravierenden müssen längere eingelegt werden). Während der Zeit des Urinfastens trinkt der Patient/die Patientin allen Urin, den er/sie ausscheidet und nach Bedarf zusätzlich Wasser. Die Einreibungen und Massagen werden mit mehrere Tage altem Fremdurin (3–5 Tage sind am besten) fortgesetzt. Nicht selten treten anfangs Erbrechen, Durchfall und juckende Hautausschläge als Reaktion auf das Urinfasten auf. Dies sollte nicht weiter beunruhigen; im Gegenteil, es ist ein Zeichen dafür, daß der Körper mit der Entgiftungs- und Entschlackungsarbeit begonnen hat. Nach einiger Zeit verschwinden diese Symptome von selbst. Das Urinfasten wird abgebrochen, wenn der Patient/die Patientin sich entweder zu schwach fühlt oder – besser – wenn die Krankheitssymptome verschwunden sind. Im ersteren Fall soll nach ein paar Tagen mit leichter Kost noch einmal mit Urin gefastet werden.

Es ist sehr wichtig, wie bei jedem Fasten, danach nur langsam wieder mit der Nahrungsaufnahme zu beginnen, um so vorsichtiger, je länger gefastet wurde. Man sollte mit flüssiger Nahrung anfangen, dann langsam zu Gemüse und Obst übergehen und so weiter. Auf Alkohol und Nikotin sollte verzichtet werden. Niemals sollten zusätzlich irgendwelche Medikamente eingenommen werden. Gesunde Ernährung ist auch nach Beendigung der Urinfastenkur wichtig, das bedeutet für Patel: kein weißer Zucker, kein Auszugsmehl, keine pasteurisierte Milch, kein geschälter Reis, keine konservierten Fruchtsäfte oder Früchte, natürlich auch weiterhin kein Nikotin, keine Alkoholika oder sonstige Drogen.

Das Urinfasten wird bei ernsteren Erkrankungen und bei chronischen Krankheiten empfohlen; bei leichteren Krankheiten reicht der morgendliche Trunk von frischem Früh-Urin (ein halbes bis ein Glas). Über die Dauer der Urinfastenkur werden keine Angaben gemacht. Patel sagt nur, die Dauer müsse sich nach dem

„Zustand des Patienten" richten. Da er sich weitgehend an Armstrong orientiert, kann man in diesem Zusammenhang vielleicht von Armstrongs Empfehlung ausgehen: mindestens drei Tage, bis zu drei Wochen. Die Urin-Massage wird während des Urin-Fastens fortgesetzt. Da in diesem Fall kein Eigenurin mehr verfügbar ist, muß zum Einreiben Fremdurin verwendet werden. Es wird keine Vorgabe gemacht, von wem der Urin stammen soll.

Patel beschreibt aus seiner eigenen Beratungspraxis zahlreiche Fälle erfolgreicher Eigenurin-Behandlung: Fälle von Herzschwäche, zu hohem Blutdruck, Tuberkulose, Erkältungen, hartnäckigem und bösartigem Husten, Fieber, Asthma, Krebs und Tumore, Magenbeschwerden verschiedener Art, Darmbeschwerden, Nierenleiden, Gicht, Hautkrankheiten, Augenleiden, Hals-, Nasen- und Ohrenerkrankungen, Kopfschmerzen, Muskeldyostrophie, Frauenkrankheiten, Zahnschmerzen, Schlangenbiß und offene Wunden. Die Liste erfolgreicher Anwendungen wird von Patels Nachfolgern fortgesetzt und ergänzt.

Ramkrishna Vasudeo Karlekar

Auto Urine Cure

Shree Gajanan Book Depot Prakashan, Bombay (dem Text zu entnehmen: 1. Aufl. 1969), 163 S.

Wenn Raojibhai Patel das Verdienst zugeschrieben wird, als erster indischer Autor die Eigenurin-Therapie wiederentdeckt zu haben, dann könnte man das gleiche auch über Ramkrishna Vasudeo Karlekar sagen. Wie Patel stieß auch Karlekar zufällig auf das Buch „Water of Life" von John Armstrong. Wie Patel wandte er selber Eigenurin an und war tief beeindruckt von dem Heilerfolg. Er hatte ein seit zwölf Jahren immer wieder schmerzendes Knie, Schmerzen, die ihn zwangen, das Bein auch im Ruhezustand immer angewinkelt zu lassen. Nach vier Monaten des täglichen Trinkens von Eigenurin verschwanden nicht nur die Schmerzen, sondern Karlekar fühlte sich insgesamt verjüngt, gesund, voller Lebensenergie, trotz seiner 73 Jahre. In einem der zahlreichen Vorworte zur zweiten Auflage dieses Buches, verfaßt von Kulkarni, einem anderen Anhänger der Eigenurin-Therapie, wird Karlekar als kraftvoller, vitaler, kerngesunder Mensch beschrieben, der jeden Morgen pünktlich, im Eilmarsch, seine Aktentasche unter dem Arm, an der Eisenbahnstation anlangt, um zur Arbeit zu fahren, der täglich morgens um vier Uhr aufsteht, um vor dem Gang ins Büro etwas Gartenarbeit und seine gesamte Korrespondenz zu erledigen.

Die erste Auflage von Karlekars Buch über die Eigenurin-Therapie erschien 1969, ein Jahrzehnt nach Patels Buch „Manav Mootra". Doch Karlekar kannte Patel, der in Gujarati schrieb, zu diesem Zeitpunkt nicht. Sein Werk wurde in Maharathi veröffentlicht, und erst durch die Reaktionen der Öffentlichkeit erfuhr Karlekar, daß es in Ahmedabad, im Staat Gujarat, schon Menschen gab, die sich – ebenfalls von Armstrong inspiriert – daran gemacht hatten, die Urin-Therapie in Indien wieder zu beleben.

Karlekars Buch ist mit einem Vorwort des Sanskrit-Professors Athavale versehen, ebenfalls ein Anhänger der Eigenurin-Therapie. Athavale weist auf die jahrhundertealte, wenn auch vorübergehend in Vergessenheit geratene Tradition der Verwendung von Eigenurin in der indischen Kultur hin. Er hat im Anhang die 107 Verse des Damar Tantra angefügt, in denen der Gott Shiva rät, den eigenen Urin zu trinken. In allen Hochkulturen enthalten die Heiligen Schriften Hinweise auf die heilende und wohltuende Wirkung des Eigenurins:

John Armstrong zitierte aus der Bibel, wo es heißt: „Trink Wasser aus deiner eigenen Zisterne", und im Islam rät Ali, der Schwager des Propheten Mohammed: „Du trägst deine Medizin bei dir, aber das hast du vergessen."

Karlekar ist kein Arzt oder Heiler, sondern Jurist und Verwaltungsangestellter, der es sich zur Aufgabe gemacht hat, die Erkenntnisse und Erfahrungen Armstrongs in Indien zu verbreiten. Sein Buch gibt in großen Teilen Armstrongs Überlegungen und Fallbeispiele wieder. Ergänzt werden diese durch einige Geschichten aus dem privaten Umfeld des Autors, über Menschen, die ebenfalls mit Eigenurin experimentiert haben. Karlekar bemüht sich, die Unterschiede zwischen dem westlichen Ansatz in der Eigenurin-Therapie, wie er von Armstrong dargestellt wurde, und dem östlichen Ansatz, wie er im alten Sanskrittext als „Shivambu Kalpa" beschrieben wird, herauszuarbeiten.

Es gibt auch Krankheiten, bei denen dieses „Wundermittel" nicht mehr hilft, erklärt Karlekar, aber das sind dann wahrscheinlich Krankheiten, bei denen gar nichts mehr hilft. Dafür gibt es aber genügend Hinweise auf Fälle, in denen andere Medikamente versagt haben und wo Shivambu geholfen hat, denn viele Menschen haben zu dieser Kur erst als allerletztes Mittel gegriffen, weil sie sich vor ihrem eigenen Urin ekelten. Erst dann, wenn Menschen selbst die Bereitschaft verspüren, zu diesem Mittel zu greifen, kann es auch Erfolg haben. Man darf es ihnen nicht aufzwingen.

Ein Viertel des Buchs wird mit den Fallbeispielen aus der Praxis John Armstrongs gefüllt. Wie er empfiehlt auch Karlekar eine Kombination aus Trinken von Eigenurin und der Eigenurin-Massage, wobei zum Trinken frischer Morgenurin, zur Ganzkörpermassage abgestandener, am besten in offenen Flaschen der Sonne ausgesetzter, acht Tage alter Urin verwendet werden sollte. Wenn der Patient/die Patientin eine Urinfastenkur macht und allen ausgeschiedenen Urin trinkt, kann zur Massage auch Fremdurin verwendet werden. (Für Männer männlicher und für Frauen weiblicher Urin.) Die östliche Schule der Eigenurin-Therapie benutzt für Massagezwecke auch abgekochten Urin – wie es im Damar Tantra empfohlen wird. Beim östlichen Ansatz gehört das strenge Fasten nicht unbedingt zur Urin-Therapie, wohl aber eine vegetarische Diät und die Vermeidung aller schädlichen Lebensmittel. Außerdem erlaubt der östliche Ansatz die gleichzeitige Verwendung naturheilkundlicher Medikamente, die mit dem Urintrunk vermischt werden können – Karlekar liefert eine ganze Liste solcher empfohlener Kräuter und Essenzen, die im Damar Tantra erwähnt werden, gleich mit.

Dr. C. P. Mithal
Miracles of Urine Therapy
Pankaj Publications, New Delhi, Indien, vermutliches Erscheinungsdatum 1978, 82 S.

Der Verfasser, C. P. Mithal, ist Doktor der Medizin und u. a. auch Autor eines Bestseller-Ehe-Handbuchs. Das Buch „Miracles of Urine Therapy" ist vermutlich 1978 erschienen – zu schließen aus der Altersangabe des urintrinkenden indischen Ex-Premiers Desai, der im Vorwort erwähnt wird. Es ist also eines der ersten Bücher zum Thema Eigenurin-Therapie in Indien nach der bahnbrechenden Veröffentlichung von Patel.

Auch Mithal bezieht sich durchgehend auf Patel und Armstrong. Sein Buch enthält nicht viele eigenständige Gedanken, sondern es wiederholt in Aufbau und Empfehlungen die Gedanken Patels.

Mithal hat äußere Wunden und Verletzungen bei sich selbst erfolgreich mit Eigenurin behandelt – so z. B.

Schnittwunden, Brandwunden, eingetretene Dornen usw. Außerdem auch – bei sich und anderen – Erkältungskrankheiten, Verdauungsbeschwerden, Asthma, Fieber usw. Mithal ist der Ansicht, daß nur die Kombination von innerer und äußerer Anwendung Heilung verspricht. So ist es seiner Meinung nach z. B. auch bei Ohrenschmerzen erforderlich, eine Eigenurin-Fastenkur durchzuführen. Das Einträufeln von Urin ins Ohr allein reicht seiner Meinung nach nicht aus.

Vaidya Pragdjibhai Mohanji Rathod
Auto Urine Therapy – Science & Practice
Swathavrutta Prakashan, Bhavnagar, 1988, Reprint 1992, 81 S.

Der Autor Pragdjibhai Mohanji Rathod, auch „Chikitsak" genannt, wurde 1917 geboren und ist schon lange praktizierender Vaidya, d. h. er wendet als Heiler die Erkenntnisse der indischen Ayurweda-Medizin an. Er ist offenbar ein führender Vertreter, denn er gehört zahlreichen Komitees und Vereinigungen an und hat insgesamt 24 Bücher über Ayurweda geschrieben. Sein Arbeits- und Wirkungsbereich liegt in Sri Lanka und in Indien (Bombay). Zum Zeitpunkt der englischen Veröffentlichung seines kleinen Buchs über die Eigenurin-Therapie konnte Rathod auf ca. 20 Jahre Praxis mit diesem Heilmittel zurückblicken.

Rathod wurde, wie Patel, durch die Lektüre von John Armstrongs Buch „Water of Life" inspiriert. Doch die heilende Wirkung des Urins war ihm bereits aus der Ayurweda bekannt. Hier wird einmal die positive Kraft des Kuhurins erwähnt – die Reinigung von Räumen und Waschungen mit Kuhurin haben u. a. sakrale Reinigungsfunktion, weil die Kuh ein heiliges Tier ist. Über die Heilkraft menschlichen Urins finden wir folgende Erwähnung: In einem alten indischen Text heißt es: „Menschlicher Urin ist gifttötend; regelmäßig eingenommen stärkt er die Spannkraft und sorgt für ein langes, gesundes Leben. Er wirkt blutreinigend und heilt Hautkrankheiten, wirkt energiespendend und enthält verschiedene Salze und Laugen."

Rathods besonderer Beitrag zur Eigenurin-Therapie besteht darin, daß er Armstrongs Empfehlungen für die Anwendung von Eigenurin entsprechend den Erkenntnissen der Ayurweda um diätetische Empfehlungen erweitert und für die indischen Klimaverhältnisse modifiziert.

Rathod beschreibt sechs verschiedene Richtungen oder Schulen der Medizin, die derzeit in Indien nebeneinander bestehen und genutzt werden: Ayurweda, Homöopathie, Bio-Chemie, Allopathie, Yoonani (oder Hakimi) und Naturheilkunde. Hinter all diesen Richtungen stehen verschiedene Grundauffassungen über den menschlichen Organismus, die wiederum in verschiedene religiös-weltanschauliche Systeme eingebettet sind:

Die Eigenurin-Therapie ist mit dem Denken der Ayurweda und der Naturheilkunde vereinbar. Sie geht davon aus, daß der Organismus ein sich selbst heilendes System ist. Indem die körpereigenen Stoffe, die sich im Urin befinden, noch einmal eingesetzt werden, werden die körpereigenen Abwehrkräfte gestärkt. Diesen Vorgang kann und soll man – laut Rathod – noch durch eine angemessene Ernährung unterstützen. Eine proteinhaltige Ernährung, wie sie im nördlichen Europa üblich ist, ist in heißem Klima – wie in Indien – schädlich. Die Ayurweda hat Ernährungsempfehlungen entwickelt, die dem indischen Klima angepaßt sind: Im Winter werden Nahrungsmittel empfohlen, die Hitze produzieren (proteinhaltige Speisen wie Eier, Fisch, Milch, Hülsenfrüchte); im Sommer leicht verdauliche

Nahrungsmittel, die keine bzw. wenig Hitze produzieren (Joghurt, Buttermilch, süßsaure Früchte), und in der Monsunzeit sollten ebenfalls leicht verdauliche, aber hitzeproduzierende Speisen gegessen werden. Während der Eigenurin-Therapie sollten scharf gewürzte Speisen (z. B. Chilis) und auch stark riechende Speisen (Knoblauch) vermieden werden. Ein hoher Rohkostanteil ist empfehlenswert. Die Ernährung sollte fettarm sein – deswegen dürfen auch kalziumreiche Speisen (wie Milch) nicht zuviel aufgenommen werden. Kalzium kann nämlich nur zusammen mit Fett angemessen absorbiert werden.

Rathod ist aufgrund seiner eigenen Praxiserfahrung mit der Eigenurin-Therapie der Überzeugung, daß das vollständige Urinfasten, bei dem nur Wasser und Urin getrunken wird, für die indischen Klimaverhältnisse nicht günstig ist. Vor allem bei großer Hitze sollte nicht streng mit Eigenurin gefastet werden, sondern eine leichte vegetarische Ernährung zusammen mit der Eigenurin-Aufnahme erfolgen. Außerdem sollten Menschen, die ohnehin untergewichtig oder in ihrer Vitalität geschwächt sind, nicht vollständig mit Urin fasten. Für übergewichtige Menschen in kaltem Klima oder in der kalten Jahreszeit dagegen kann das Urinfasten empfohlen werden. Wichtig ist außerdem: Sonne (Morgen- und Abendsonne; heiße Mittagssonne nur in wenigen Ausnahmen), frische Luft und leichte Bewegung. Rathod empfiehlt die Urineinnahme morgens auf nüchternen Magen (frischen Morgenurin) und abends vor der Bettruhe; die Urinmassage mehrmals täglich (je nach Beschwerden).

Zu Beginn seiner Experimente mit der Eigenurin-Therapie wandte Rathod sie zunächst nur da an, wo die Heilmittel der Ayurweda erfolglos blieben. Er schildert einen Fall von Verdauungsstörungen (abwechselnd Durchfall und Verstopfung), den er heilte, – außerdem ein schlimmes Hautleiden (mit eitrigen Ausschlägen), das auf die Eigenurin-Therapie gut reagierte. Er selber behandelte sich bei beginnendem grauen Star und Bindehautentzündung mit Eigenurin und erzielte gute Erfolge. Seine weiteren Fallbeispiele betreffen: Psoriasis, Rachitis, Harnleiden (Probleme beim Wasserlassen), Pubertätsakne, Asthma, Leber-, Gallen- und Nierenleiden. Die Anwendung bei Gonorrhöe, Syphilis und AIDS kennt er aus anderen Berichten, ohne sie selbst ausprobiert zu haben. Bei sehr gefährlichen, ernsten Erkrankungen wie Krebs, Tuberkulose, Diabetes, Gelbsucht, Lepra u. ä. empfiehlt Rathod die Behandlung durch ein Dreier-Komitee: einen Arzt, der Medizin studiert hat, einen Vaidya, der die Ayurweda beherrscht, und einen Naturheilkundler.

An Experienced Physician
Auto Urine Therapy
Gala Publishers, Ahmedabad/Bombay, 1990, 104 S.

Der Verfasser dieses Buches – es könnten durchaus auch mehrere Personen sein – bleibt anonym. Die Veröffentlichung stellt sich aber in die Tradition der in Indien neu belebten Eigenurin-Therapie, d. h. er bezieht sich ausdrücklich auf Shri Raojibhai Patel, Shri Jagdish Shah und Vaidyashri Pragdjibhai Mohanji Rathod; auch die Arbeit von John Armstrong wird erwähnt.

Das Buch ist eine Art Kompendium: Im ersten Teil wird die Eigenurin-Therapie vorgestellt, ihre Geschichte, ihre Anwendungsmethoden, ihre Vorteile und die gegen sie vorgebrachten Einwände. Der zweite Teil präsentiert Fallbeispiele, die überwiegend aus Werken von John Armstrong, Patel und Rathod entnommen sind.

Die Urin-Therapie, so der anonyme Verfasser, wird von vielen Menschen erst angewandt, wenn sie mit allen anderen Heilmethoden keinen Erfolg gehabt haben. Das war früher nicht so, als die heilkräftigen Eigenschaften des Urins im einfachen Volk noch bekannt waren. Im Anhang des Buchs ist der Text aus dem Damar Tantra, in dem der Gott Shiva seiner Gattin, der Göttin Parvati, empfiehlt, sich des „wohltuenden Wassers“ zu bedienen, im indischen Original und in der englischen Übersetzung abgedruckt.

Der Verfasser empfiehlt die bereits aus anderen Veröffentlichungen bekannten Anwendungen des Eigenurins: außer dem Trinken auch das Gurgeln (bei Erkrankungen der Atemwege und der Schleimhäute) und das Inhalieren bzw. das Aufziehen des Eigenurins mit der Nase (das nach einer alten indischen Yogi-Methode hier als „Neti“ bezeichnet wird). Ebenfalls erwähnt werden Urin-Klistiere zur Reinigung des Darms bzw. bei Magen-Darm-Beschwerden, hier wird allerdings vor zu häufiger Anwendung gewarnt. Für die äußere Anwendung (bei Wunden und Entzündungen) wird das Auflegen von uringetränkten Watte- oder Baumwollpads empfohlen, ebenso das Träufeln von Eigenurin in Augen oder Ohren (bei Bindehautentzündungen und Augen- bzw. Ohrenschmerzen). Die Ganzkörpermassage mit Urin, auf die Patel so großen Wert legte, nimmt in diesem Buch keinen wichtigen Platz ein.

In einer Übersicht weist der Autor auf die Unterschiede zwischen den verschiedenen Ansätzen der gegenwärtigen Eigenurin-Therapie hin: Es gibt seiner Ansicht nach eine westliche Schule (von Armstrong inspiriert) und eine östliche Schule (von Patel und seinen Nachfolgern beeinflußt). Die östliche Schule stellt das Trinken des Morgenurins in den Mittelpunkt, die westliche empfiehlt das Trinken der gesamten ausgeschiedenen Urinmenge. Die östliche zieht den Mittelstrahlurin vor, die westliche nutzt alles. Die Armstrong-Anhänger im Westen setzen auf das vollständige Urinfasten, die östliche Schule hält eine leichte Diät, die die Urin-Aufnahme begleitet, für besser. In Übereinstimmung mit dem Sanskrit-Text Damar Tantra erlaubt die östliche Eigenurin-Therapie auch die gleichzeitige Verwendung anderer Naturheilmittel (Kräuter, Tränke usw.), während die westliche Schule sämtliche anderen Medikamente untersagt. Nach dem östlichen System wird der für die Massage angewandte ältere Urin – am besten vier Tage alt – durch Kochen aufbereitet, während man im Westen noch älteren Eigenurin bevorzugt – acht Tage – und diesen ohne Aufbereitung verwendet.

Das vorliegende Buch empfiehlt ausdrücklich, bei bestimmten Krankheiten mit der Eigenurin-Therapie vorsichtig zu sein bzw. zusätzlich andere Heilmittel zu benutzen und Ärzte hinzuzuziehen. Vorsicht ist angebracht bei Diabetes, bei allen körperlichen Störungen, die etwas mit dem Salzhaushalt zu tun haben, und bei Nierenleiden.

Unter den Fallstudien erfolgreicher Eigenurin-Behandlung ist ein Fall von Krebserkrankung aufgeführt, den der Verfasser der Zeitschrift „Bhoomiputra“ entnahm, die Naturheilkundeverfahren vorstellt. Am 1. 2. 1984 schildert darin ein Mann namens Nanubhai Kalidas Chitalia die Geschichte seiner Krankheit und Heilung: 1976, er war damals 45 Jahre alt, entdeckte er beim Rasieren ein Knötchen unter dem rechten Ohr. Sein Hausarzt nahm es zunächst nicht ernst, behandelte es als Hautkrankheit aus Vitaminmangel. Einen Monat später wurde dann im Krankenhaus Krebs diagnostiziert. Chitalia wurde bestrahlt. Inzwischen hatte er auch Schluckbeschwerden und sein Geschmackssinn funktionierte nicht mehr. Ein Jahr später wurde ein Knoten im Unterleib entdeckt. Der Mann verlor Appetit und Gewicht, er hatte dauerhaft erhöhte Temperatur. Schließlich, zwei Jahre nach Auftreten des ersten Knotens, hieß es, der Patient habe Leberkrebs. Er wog inzwischen nur noch 32 kg (vorher 62 kg). Zu den Knoten und dem Fieber kamen noch schmerzhafte Hämorrhoiden, innerlich und äußerlich, hinzu. Ein Arzt schlug die Operation der Hämorrhoiden vor, aber Chitalia sah darin, angesichts seines Gesamtzustandes, keinen Sinn mehr. In dieser Situation fiel ihm Patels Buch „Manav Mootra" in die Hände, und er begann eine Behandlung der Hämorrhoiden durch äußerliche Massage, um wenigstens diese schmerzhaften Symptome loszuwerden. An die Möglichkeit, den Krebs so zu heilen, glaubte er anfangs nicht. Waschungen der Hämorrhoiden mit Eigenurin, 8- bis 10mal täglich, brachten wunderbare Abhilfe: nach vierzehn Tagen fielen die ersten Hämorrhoiden ab, ohne zu bluten, einige Tage später folgte der Rest. Bei der Behandlung der Hämorrhoiden wurde vier Tage alter Urin verwendet. (Einreiben des Darmausgangs mit uringetränkten Baumwollpads und Tamponieren mit uringetränkten Pads.)

Ermutigt begann Chitalia mit dem Trinken seines Urins. Er begann mit einem halben Glas Morgenurin. Nach acht bis zehn Tagen kehrte sein Appetit wieder, und so beschloß er, die Dosis zu steigern, und trank schließlich viermal täglich ein Glas Urin. Nach eineinhalb Monaten, während derer sein Gesamtbefinden langsam besser wurde, verspürte er kolikartige Schmerzen im Unterbauch. Er hatte lange anhaltend einen übelriechenden Stuhlgang, eine erst rote, dann schwarze Masse und fühlte sich anschließend sehr geschwächt, nach einem langen Schlaf aber erheblich besser. Dieser Vorgang wiederholte sich nach vierzehn Tagen noch einmal. Danach aß er wieder normal, konnte nach und nach aufstehen und herumgehen. Zwei Monate später war der bettlägerige Chitalia, dem die Ärzte nur noch wenige Wochen Lebenszeit gegeben hatten, der bereits die Sterberiten seiner Religion vollzogen hatte, wieder auf den Beinen und fühlte sich vollkommen gesund. Er stellte sich seinem Arzt im Krankenhaus vor, der den Leberkrebs diagnostiziert hatte, und dieser glaubte einen Geist vor sich zu sehen. Er hatte die Krankenakte bereits ins Archiv geräumt. Die Krankenhausärzte, die Chitalias Fall für ein Wunder hielten, waren nach seiner Darstellung nicht bereit, den Erfolg der Eigenurin-Therapie zuzuschreiben. Seinen Vorschlag, diese Therapie doch an einigen Krankenhauspatienten auszuprobieren, lehnten sie als unverantwortlich ab.

S. J. Kulkarni

Uropathy – A sure Cure for all Diseases

Vortrag, gehalten auf dem 20. Weltkongreß für Naturheilkunde (natural medicines) in Madras, Indien, vom 25. bis 27. Januar 1991.

S. J. Kulkarni ist Bibliothekar der Medizinischen Bibliothek des Bombay Hospital und des Medizinischen Forschungszentrums in Bombay, eines der größten und bestausgestattetsten Krankenhäuser Indiens. Sein Fall soll hier noch einmal ausführlicher dargestellt werden, als in dem Bericht vom Urin-Therapeut-inn-en-Regionaltreff in Bombay im März 1994 (vgl. *Seite 30*).

Kulkarni war 1991 50 Jahre alt und seit vier Jahren Anhänger der Eigenurin-Therapie. Seine eigene Krankheit und deren Heilungsgeschichte hatten ihn dazu gemacht. Trotz eines gesunden Lebenswandels – er rauchte nicht, trank keinen Alkohol und ernährte sich relativ gesund – hatte er im Alter von 47 Jahren einen ernsten Herzanfall. Die genauere Untersuchung zeigte, daß bei ihm sechs Arterien zu 50 % bis 80 % verstopft waren. Wegen der Infarktgefahr hielten die Ärzte eine Bypass-Operation für notwendig. Diese wurde aber wegen zu befürchtender Komplikationen zunächst aufgeschoben. Während dieser Zeit machte ein Bekannter Kulkarni mit Literatur zur Eigenurin-Therapie, insbesondere mit dem Buch „Manav Mootra" von Patel vertraut. Ein halbes Jahr nach seinem Herzanfall begann Kulkarni mit dem Trinken von Eigenurin. Ein Jahr lang trank er die gesamte Tagesmenge, im zweiten Jahr vier Gläser am Tag, im dritten nur noch zwei Gläser. Dabei befolgte er die Diätvorschriften und verschaffte sich körperliche Bewegung. Nach zwei Jahren fühlte er sich wieder so gesund, daß er in seinem Urlaub einen schneebedeckten Berg erklettern konnte – ohne Herzbeschwerden.

Nach einer kurzen Darstellung der Geschichte und der Grundzüge der Urin-Therapie, in der Kulkarni sich im wesentlichen an Patel, Rathod und Thakkar orientiert, stellt der Autor seinen eigenen Ansatz dar: Für ihn liegt ein Schwerpunkt der Eigenurin-Therapie in der begleitenden angemessenen Diät. Er hält es für ganz wichtig, keine anderen (allopathischen) Medikamente zusätzlich zu nehmen – oder diese wenigstens im Laufe der Urin-Therapie nach und nach aufzugeben. Eine lacto-vegetarische Ernährung hält er für eine der wichtigsten Voraussetzungen der erfolgreichen Anwendung von Eigenurin, ebenso den Verzicht auf Alkohol, Nikotin und schwarzen Tee. Wer dazu nicht bereit ist, kann seiner Meinung nach von vornherein auf die Eigenurin-Therapie verzichten – und sollte dies auch, weil er sie sonst in Mißkredit bringen würde, wenn sie nicht erfolgreich wäre. Ebenso wichtig ist für ihn ein gesunder Lebenswandel mit viel Bewegung, frischer Luft usw.

Kulkarni verzichtet auf Falldarstellungen und verweist das interessierte Publikum auf die auch hier bereits erwähnte Literatur zur Eigenurin-Therapie. Er erwähnt außerdem, daß es in Indien derzeit zwei Krankenhäuser gibt, die auf Uropathie spezialisiert sind: eins in Baroda im Staat Gujarat, das andere in Kolhapur in Maharashtra. Außerdem gibt es ein Beratungszentrum für die Anwendung von Eigenurin in Ahmedabad in Gujarat.

Im Jahre 1989 gründete der bekannte Urotherapeut Dr. G. K. Thakkar die indische „Water of Life Foundation" in Bombay, die ebenfalls kostenlos Anleitung, Beratung und Information zur Eigenurin-Therapie gibt.

Dr. G. K. Thakkar
Wonders of Uropathy – Urine Therapy as a Universal Cure
Vortrag auf dem 16. Weltkongreß für Komplementäre Medizin, 28.–30. April 1989, Athen; gedruckt und in erweiterter Form noch einmal vorgetragen auf dem 25. Weltkongreß für Naturheilkunde (natural medicines), 27.–29. März 1992, Lissabon.

Thakkar ist von seiner Ausbildung her Rechtsanwalt und Steuerberater, Jahrgang 1929. Seit einigen Jahren praktiziert er die Eigenurin-Therapie, und die überwältigenden Erfolge bei ihm selbst und seiner Familie haben ihn zu einem missionarischen Anhänger dieser Methode gemacht. Er gründete 1989 die „Water of Life Foundation" in Indien (in Anlehnung an die Organisation gleichen Namens, die Beatrice Bartnett und Margie Adelman in den USA ins Leben riefen), und er verbringt einen Großteil seiner Zeit damit, in der ganzen Welt umherzureisen, um die Heilkraft des „Shivambu" zu propagieren. Seine Vorlesungen und Vorträge sind kostenlos; seine Auslagen werden durch die Spenden an die „Water of Life Foundation" finanziert. Es ist bezeichnend, daß er zu Beginn des Vortragsmanuskripts ausdrücklich hervorhebt, daß er keinerlei Copyright dafür beansprucht. Jede-r darf daraus zitieren und abschreiben, soviel er oder sie möchte, denn: Wissen und Wahrheit sind Güter, die niemandem allein gehören.

Thakkar erregte 1988 auf dem Internationalen Kongreß für Alternative Medizin mit der Behauptung Aufsehen, daß auch AIDS mit der Eigenurin-Therapie geheilt werden könne, obwohl er bis dahin noch keine-n AIDS-Patient-in-en gesehen hatte und selber kein Arzt ist. Inzwischen haben ihm die Amerikanerinnen Bartnett und Adelman mehrere, wie er sagt, überzeugende Fallbeispiele aus ihrer Praxis geliefert.

Thakkar schildert ausführlich seine eigenen positiven Erfahrungen mit Eigenurin: Er litt über 20 Jahre immer wieder an der Ruhr, er hatte mehr als 40 Jahre häßliche Ekzeme, außerdem belästigten ihn Haarausfall und Schuppen, Risse in den Füßen und rissige Lippen und von Zeit zu Zeit auftretende Geschwüre im Mund. Alle diese Phänomene verschwanden nach ausdauernder Anwendung von Eigenurin – und außerdem stellte Thakkars Frau fest, daß er täglich jünger und besser aussehe.

Frau Thakkar litt an Ohrenschmerzen, gelegentlichen Schwindelgefühlen, Verdauungsbeschwerden, Gelenkschmerzen, Wadenkrämpfen und anderen kleineren Alltagsbeschwerden. Auch sie konnte sich durch die Anwendung von Eigenurin von diesen Symptomen befreien. Der älteste Sohn Thakkars heilte erfolgreich seine chronische Erkältung und eine Neigung zur Verstopfung; der jüngere Sohn Thakkars wurde Blutungen im Urin innerhalb von 30 Tagen durch Eigenurin-Behandlung los.

Ein großes Vorbild für Thakkar ist Ex-Präsident Desai, zum Zeitpunkt des Vortrags 94 Jahre alt, noch immer rüstig, fast ohne Runzeln im Gesicht, der seit 26 Jahren Anhänger der Eigenurin-Therapie war.

Thakkar referiert die bekannte Literatur zur Eigenurin-Therapie; er erwähnt die Vorreiter John Armstrong in Europa und Patel in Indien, beschreibt aber vor allem die seit dem Mittelalter verschütteten Quellen der Eigenurin-Therapie in der indischen Kultur, im Sanskrit und in den Veden, in der Ayurweda und dem Geheimwissen der Yogis. Er listet einige neue wissenschaftliche Erkenntnisse auf und erwähnt japanische pharmazeutische Forschungen: Seit einigen Jahren extrahieren die Japaner eine Substanz namens Urokinase aus dem menschlichen Urin, die zu Medikamenten verarbeitet wird, die dann teuer verkauft werden. Thakkar berichtet von einem Mann, der bei einem seiner Vorträge aufstand und mitteilte, bei seinen Zahnfleischentzündungen habe die Eigenurin-Therapie nicht geholfen. Aber, so Thakkar, es stellte sich heraus, daß der Mann den Mund nur ein bis zwei Minuten mit Urin spülte, es seien aber zehn bis fünfzehn Minuten erforderlich. Spätere Nachfragen ergaben, daß die Zahnfleischentzündung nach dieser Behandlung verschwand.

Thakkar setzt sich mit der Abneigung vieler Menschen gegenüber dem Geschmack ihres Urins auseinander. Er rät durch Verdünnen mit lauwarmem Wasser oder Hinzufügen von Honig o. ä. den Eigengeschmack zu übertönen. Wenn Menschen eine angemessene Nahrung (d. h. eine vegetarische) zu sich nehmen, dann schmeckt seiner Meinung nach auch ihr Urin angenehm.

Bei akuten Krankheitssymptomen empfiehlt er die aus anderen Büchern bekannte Prozedur: Urinfasten für 3 bis zu 30 Tagen, je nach Schwere der Krankheit und Kondition des Patienten oder der Patientin, und Urinmassage am ganzen Körper. Frischer Urin sollte getrunken, alter Urin (mindestens vier Tage alt) zur Einreibung verwendet werden.

Thakkar erwähnt eine Reihe anderer indischer Urotherapeuten, die sich verdient gemacht haben, außerdem seinen Kontakt zu den Amerikanerinnen Bartnett und Adelman, die den Begriff „Uropathie“ für die Eigenurin-Behandlung geprägt haben.

A. B. Das
All India Directory on Auto Urine Therapy
Amarendra Nath Das, Nature Cure and Yoga Research Centre, Kalkutta, Indien, 1992, 54 S.

Der Verfasser, A. B. Das, ist Vizepräsident der West-Bengalischen Yoga-Assoziation, von Beruf Ingenieur und seit einigen Jahren Anhänger der Eigenurin-Therapie. Er hat, nach vergeblichen Versuchen mit allopathischen, homöopathischen und Ayurweda-Ansätzen, erstaunlich gute Erfahrungen mit der Eigenurin-Behandlung gemacht, und es ist ihm gelungen, bei sich selbst Stirnhöhlenentzündung, Mandelentzündung, hartnäckigen Husten und Erkältung zu heilen.

Das „All India Directory“ versteht sich als ein kurzgefaßtes Kompendium über den derzeitigen Stand der Eigenurin-Therapie in Indien. Der Verfasser trägt zusammen, was er an Literatur für wichtig hält, konzentriert sich vor allem aber darauf, die Anschriften der Urin-Therapeuten und Urin-Kliniken zusammenzustellen.

Im ersten Kapitel skizziert er die Geschichte der Eigenurin-Therapie im Osten und Westen. Das zweite Kapitel beschreibt die Eigenschaften und Bestandteile menschlichen Urins, auch seine Farbe und seinen Geruch, die je nach Ernährung und Gesundheitszustand variieren. Das dritte Kapitel faßt die Empfehlungen für die Behandlung mit Eigenurin zusammen: Auch hier wird die Umstellung auf vegetarische Ernährung vor einer wirksamen Eigenurin-Behandlung empfohlen. Zur vorbeugenden Behandlung und zur allgemeinen Stärkung der Abwehrkräfte reicht ein halbes bis ein Glas Mittelstrahl-Frühurin, eine halbe Stunde vor dem Frühstück auf leeren Magen getrunken. Bei akuten Krankheiten empfiehlt der Autor Urinfasten von ein bis drei Tagen, bei schweren Krankheiten bis zu sieben Tagen. Längeres Fasten sei nicht ratsam für Patient-inn-en mit niedrigem Blutdruck und/oder Herz-Kreislauf-Beschwerden. Längere Fastenkuren sollten außerdem nur unter Aufsicht von Urin-Therapeuten durchgeführt werden. Zu Urin-Injektionen wird nur in Ausnahmefällen geraten. Die Ganzkörpermassage mit Urin (drei Tage alt) gilt als wichtigster Teil der Urinkur. Nach den Einreibungen sollte eine halbe Stunde kein Bad genommen werden – bei anschließendem Duschen oder Baden Seife gemieden werden. Offene Wunden, Blasen, Geschwüre u. ä. dürfen nicht mit Urin eingerieben werden, sondern werden mit Urinpackungen (uringetränkte Baumwolltücher, Wattebäusche etc.) behandelt. Urinklistiere sind bei Darmleiden und anderen Leiden der Unterbauchorgane zu empfehlen. Auch Urin-Duschen sowie Dampfbäder oder Fußbäder mit verdünntem Urin werden für lokale Beschwerden empfohlen. Bei Halsschmerzen und Heiserkeit soll mit Urin gegurgelt werden; Augen- und Ohrenschmerzen werden mit Urin-Tropfen behandelt; Erkrankungen der Atemwege mit Inhalieren oder Aufschnupfen von Urin.

In Kapitel vier versucht er, die Wirkungsweise des Urins bei der Heilung von Krankheiten zu beschreiben. Hier spielen seiner Meinung nach auch psychologische Faktoren eine Rolle, außerdem eine gesunde Ernährung, frische Luft und Bewegung. Kapitel fünf führt die Anschriften von Urinkliniken, Urin-Beratungszentren und Urin-Therapeuten in Indien auf, eine beachtliche Liste. In den indischen Staaten Gujarat, Maharastra und Tamilnadu gibt es Krankenhäuser, in denen die Urin-Therapie angewandt wird, allerdings nur mit kleiner Bettenzahl. In Gujarat und Maharastra gibt es diese Einrichtungen seit den 70er Jahren (1976 bzw. 1974), in Tamilnadu arbeitet man bereits seit 1950 mit dieser Methode. Wesentlich länger ist die Liste der Beratungszentren und der praktizierenden Urin-Therapeuten. In Assam, in Goa, in vielen Distrikten Gujarats und Maharastras, in Städten wie Bombay und Calcutta kommen insgesamt vier bis fünf Dutzend Namen zusammen.

Kapitel sechs stellt die gegenwärtige Literatur zur Eigenurin-Therapie zusammen: 16 Titel liegen auf Englisch vor (die Werke stammen von anglo-amerikanischen oder von indischen Autoren). Etwa 40 bis 50 Buchveröffentlichungen in Hindi sind aufgelistet; über 20 in Gujarati, ein paar in Punjabi, Bengali, Marathi und Tanil. Darüber hinaus werden drei Zeitschriften zur Urin-Therapie aufgeführt, von denen eine in Hindi vierzehntäglich erscheint, eine weitere in Gujarati monatlich und die amerikanische „Water of Life Network News" vierteljährlich (herausgegeben von Beatrice Bartnett in den USA). Es gibt sogar Hörkassetten in Gujarati und in Englisch, die die Anwendung der Eigenurin-Therapie beschreiben und erfolgreiche Fallbeispiele schildern.

Das letzte Kapitel des „All India Directory" ist dem Krebs gewidmet – einer Krankheit, die nach Ansicht des Autors gute Chancen hat, mit Eigenurin geheilt werden zu können.

Amerika

Nordamerika

Zum Thema: „Verwendung von Urin bei den Indianern Nordamerikas“ schickte Frau U. E. aus Kiel folgenden Artikel aus einer Zeitschrift zu.

Aus: integration, journal for mind-moring plants and culture, Nr. 4/1993, S. 45 ff.

Eric Navet
Die Objibway und der Fliegenpilz – für eine Ethnomykologie der Indianer von Nordamerika

„Großer Bruder bemerkte dann, daß Kleiner Bruder sehr oft hinter den Wigwam ging, um zu urinieren. Er blieb viel länger dort als notwendig, und ganz besonders bei Vollmond verharrte er sehr, sehr lang. Obwohl er nicht gerne den Spion spielte, entschied sich Großer Bruder schließlich zum Besten seines Bruders, ihn auszuforschen. Er ging hinter den Wigwam und stellte fest, daß sein Bruder durchaus nicht dabei war zu urinieren. Er war auf einem Weg durch den Wald gegangen. Großer Bruder folgte ihm bis auf die Lichtung. Versteckt sah er seinen Bruder aufrecht inmitten eines großen, freien Platzes, umgeben von einer Menge Menschen. Kleiner Bruder hielt seine Arme geöffnet wie den Hut eines Pilzes. Er trug ein schönes Kleid von glänzend Rot und Büschel von weißem Flaum in den Haaren. Mit hoher und überspannter Stimme, wie das Gesumm unzähliger Bienen, sang er:
‚Dank meiner übernatürlichen Erfahrung
im Lande Miskwedo
habe ich ein Heilmittel, um alle eure Leiden zu heilen,
um all euer Unglück zu verjagen.
Wenn ihr nur zu meinem Penis kommt
und das Wasser trinkt, das daraus hervorsprudelt,
dann werdet ihr auch auf Ewigkeit glücklich sein.‘

Jedesmal, wenn die Wolken verdunkelten, urinierte er. Die Leute fingen den Urin in Behältnissen aus Birkenrinde auf. Sie tranken diese Flüssigkeit, eine Gabe des Geistes Miskwedo. Alle Angehörigen des Pilzkultes, alle Eingeweihten von Miskwedo, Kleiner Bruder, der ‚Häuptling der Pilze‘, der ‚Häuptling der Trommel‘, die drei Ältesten und die drei Gruppen der Unterhäuptlinge stimmten der Reihe nach in den Gesang Miskwedo ein. Alle Leute sangen in der Inbrunst des Augenblicks vor Glück, ihre Herzen waren stark, und jeder tat die Arbeit von zehn.

Großer Bruder weigerte sich, den ‚Weg des Pilzes‘ zu gehen und trank nicht von dem goldenen Elixier, sondern war weiterhin von Trübsal zerfressen. Kleiner Bruder wußte auch nicht, wie der Heilige Pilz wirkte, aber er ging diesen Weg weiter und erfuhr, wie alle, die ihn verfolgten, das Glück.“

Nach der oben wiedergegebenen Erzählung kann die Wirkung des Fliegenpilzes auch durch den Genuß des Urins einer Person, die den Pilz gegessen hat, erlangt werden. Dieser Punkt verlangt Beachtung.

Im östlichen Sibirien war den alt-asiatischen Völkern gleichfalls bekannt, daß der Urin eines Fliegenpilzkonsumenten, auch ‚Steinpilz der Kamtschadalen‘ genannt, eine vergleichbare oder stärkere Wirkung als die der Grundsubstanz hervorrufen konnte. Es ist sogar so, schreibt C. Lévi-Strauss, daß „gewisse chemische Bestandteile, die im Pilz enthalten und für unangenehme Symptome verantwortlich sind, während des Umsatzes im Körper eliminiert werden, während die halluzinogenen Alkaloide erhalten bleiben. Die Sibirier praktizierten demnach zwei Arten des Genusses: sowohl des Pilzes selbst als auch des Urins, ausgeschieden von einer Person im Zustand der Verzückung. Die Ojibway besaßen demnach, wie ihre sibirischen Verwandten, eine vollständige Kenntnis der Eigenschaften und der psychologischen und physiologischen Kräfte des Fliegenpilzes.

Bei dem hier berichteten Mythos handelt es sich um einen wirklichen Kult mit Priestern und Fanatikern, die in einer hierarchischen Struktur nach Art der Midewiwin, einer anderen berühmten Ojibway-Sekte, mit therapeutischen Zielen organisiert waren. Es ist plausibel, daß nur der Hauptakteur, der ‚Häuptling der Pilze', den Pilz verzehrt und die anderen Eingeweihten seinen Urin zu sich nehmen.

Eine weitere Buch-Zusammenfassung:

John F. O'Quinn
Urine Therapy – Self Healing Through Intrinsic Medicine
Life Science Institute, Fort Pierce, Florida 1980, 36 S.

John F. O'Quinn ist Arzt (er behandelt nach einer alternativen Medizinrichtung, die sich „Hermetische Medizin" nennt und religiöse bzw. esoterische Grundlagen hat). Außerdem ist er ordinierter Priester des „Life Science Institute" in Florida und einer der Mitbegründer dieses Institutes, das sich als kostenloses Beratungszentrum für Menschen anbietet, die in Gesundheits- oder Lebensfragen Hilfe suchen.

John F. O'Quinn's kleine Schrift über die Auto-Urin-Therapie baut vor allem auf der Schrift „Manav Mootra" von Raojibhai Patel auf. Im ersten Drittel seiner Schrift stellt O'Quinn die Methode der Eigenurin-Therapie vor. Er befaßt sich mit ihren Vorteilen und den von Gegner-inne-n vorgebrachten Einwänden, mit den Eigenschaften des Urins und den Gründen für seine Heilkraft sowie mit der Geschichte der Anwendung dieser Therapie. Die folgenden zwei Drittel des Textes sind der Darstellung von Fallgeschichten gewidmet. Diese bezieht O'Quinn überwiegend aus der Literatur, in erster Linie aus dem Buch von Patel, aber zum Teil auch aus dem Buch von Armstrong.

Die Heilwirkung beruht seiner Meinung nach vor allem auf den im Urin enthaltenen Hormonen, Vitaminen, Antikörpern und Antigenen, Mineralien und Salzen. Außerdem bewirkt der Eigenurin eine Stärkung des körpereigenen Abwehrsystems. O'Quinn rät zu den bekannten Methoden der Anwendung: ein Glas Morgenurin zur Vorbeugung und allgemeinen Stärkung, bis zu drei Gläsern und Einreibungen bei kleineren Krankheiten, Urinfasten über mehrere Tage bei akuten Krankheitsprozessen. Im Gegensatz zu vielen anderen (besonders den indischen) Anhängern der Eigenurin-Therapie hält er eine vegetarische Diät nicht für erforderlich, wohl aber eine ausgewogene Ernährung mit möglichst naturbelassenen Lebensmitteln.

Dr. Beatrice Bartnett
Urine-Therapy – It may save your life
Water of Life Institute, Hollywood 1989, 34 S.

Dr. Beatrice Bartnett veröffentlichte gemeinsam mit Margie Adelman im Jahre 1988 das Buch „Miracles of Urine-Therapy" (vgl. Exzerpt in „Ein ganz besonderer Saft – Urin" *Seite 141-145*). Sie ist Ärztin, spezialisiert auf Naturheilkunde und Chiropraxis. Seit 1987 widmete sie sich besonders der Urin-Therapie. Sie gründete das „Water of Life Institute" und rief eine weltweite Urin-Therapie-Bewegung ins Leben. (Es bestehen Beziehungen u. a. zu Dr. Thakkar in Indien.)

Der vorliegende kleine Band versteht sich als Ergänzung zu dem zwei Jahre zuvor erschienenen Buch „Miracles of Urine-Therapy". Die Autorin veröffentlicht hier ergänzend ein paar Fakten, die ihr damals noch nicht vorlagen, zum Beispiel die Tatsache, daß der Rote Halbmond (die arabische Rote-Kreuz-Organisation) während des Neun-Tage-Krieges den jordanischen Müttern über Rundfunk riet, ihre Kinder den eigenen Urin trinken zu lassen, um sie vor dem Tod durch Verdursten zu schützen. Oder die Mitteilung, daß ein Dr. S. Burzynski aus dem menschlichen Urin eine Substanz isolierte, die er Antineoplaston nannte. Sie besitzt nach seiner Ansicht die Fähigkeit, das Wachstum von Krebszellen zu stoppen. Jemand anderer hat ein Fruchtbarkeitshormon aus dem weiblichen Urin gewonnen. Außerdem hat jemand im Urin ein Hormon gefunden, daß einen gesunden Schlaf bewirkt.

Bartnett zählt verschiedene nützliche Bestandteile des Urins auf: Harnsäure, Antineoplaston, Beta-inol-Säure, Directin, 3-methylglyoxal, Allantoin, Agglutinin und Precipitin, Magensekrete, natürliches Cortison, Urinpeptid, oder -polypeptid, DHEA (= Dehydroepiandrosteron, ein Steroid), Proteinglobulin, Harnstoff, Prostaglandine, Renin, Urokinase, Interleukin, Antigen-spezifische und Antigen-unabhängige Substanzen, den Factor S, Proteose und viele andere mehr. Obwohl die pharmazeutische und die kosmetische Industrie viel über Urin forschen (u. a. um in Urin enthaltene Stoffe zu extrahieren oder analoge Substanzen künstlich herzustellen), ist das Geheimnis der Heilwirkung menschlichen Urins noch immer nicht geklärt.

Die Abneigung der Ärzte gegen die Eigenurin-Therapie erklärt Bartnett damit, daß erstens Ärzte und Ärztinnen daran nichts verdienen können, zweitens Menschen einen so großen Ekel vor ihrem Urin haben. Diese Abneigung scheint ihr sonderbar, wenn man sich klarmacht, daß es nicht die Farbe sein kann – wir trinken begeistert Wein und Apfelsaft, die die gleiche Farbe haben. Auch der Geruch erklärt den Ekel nicht – wir essen eine Reihe übelriechender Käse mit dem größten Genuß. Es muß also die uns anerzogene Abscheu vor unseren Ausscheidungen sein.

Bartnett gibt noch einmal eine kurze Anleitung zur Anwendung von Eigenurin. Sie warnt vor der gleichzeitigen Einnahme von Medikamenten und Drogen, die beim Genuß von Eigenurin noch gefährlicher werden können! Getrunken werden soll der Mittelstrahl des Frühurins, das Fasten mit Urin sollte ein oder mehrere Tage dauern, längeres Fasten aber nur unter ärztlicher Aufsicht durchgeführt werden. Urinklistiere werden für die innere Anwendung empfohlen. Beim Gurgeln mit Urin seien 20 bis 30 Minuten ratsam. Weiterhin wird die Verwendung von Urintropfen für die Augen und Ohren und von Urinpackungen (z. B. bei Hämorrhoiden) empfohlen. Die Urinmassage mit mehrere Tage altem Urin sollte von 20 Minuten bis zu einer Stunde dauern. Man kann aus Urin auch eine homöopathische Tinktur zubereiten und diese einnehmen. Eine gute, gesunde Ernährung sollte die Urinkur auf jeden Fall begleiten. Bartnett rät zu Algen als einem nährstoffreichen und nicht denaturierten Nahrungsmittel.

Am Ende gibt es noch einige Fallbeispiele aus dem Erfahrungskreis der Autorin (für weitere Fallgeschichten verweist sie auf die inzwischen reichhaltige Literatur zur Urin-Therapie). Ein Doktor der Medizin schreibt ihr in einem Brief, daß es ihm gelang, Krebs bei sich selbst zwischen dem Diagnosetermin und dem geplanten Operationstermin ganz zum Verschwinden zu bringen. Einige Patient-inn-en berichten, daß sie AIDS hätten, mit sehr unterschiedlichen Symptomen und Beschwerden, die sie mittels der Urin-Therapie zum Verschwinden gebracht hätten.

Im Anhang bietet Bartnett eine Liste mit zwölf Titeln zur Urin-Therapie (amerikanische, englische, indische Veröffentlichungen) und außerdem eine umfangreiche Bibliographie (87 Titel) zur medizinischen Urinforschung an.

Im Zuge der Vorbereitungen zu diesem Buch telefonierte ich am 19. 2. 1995 mit Beatrice Bartnett, um von ihr zu erfahren, welche Entwicklungen sie aus Amerika berichten könne. Hier eine Zusammenfassung dieses Gesprächs:

Dr. Bartnett wohnt jetzt in Ruidoso, New Mexico, hat die Staatennummer 88345 und die P. O. Box 47353. Sie berichtet, daß sie sich jetzt mehr der Naturmedizin zugewandt habe, da die Anwendung von Urin sie vor zwei Probleme gestellt habe: zum einen, daß sie im wesentlichen kostenlos Menschen beraten habe und das angesichts des Zulaufs finanziell ein Problem für sie geworden sei. Jetzt nähme sie für eine einstündige Beratung, abhängig von verschiedenen Faktoren, ca. 80 Dollar. Sie beschreibt, daß sie seit 1987 eine Menge Arbeit auf diesem Feld getan habe, jetzt allerdings nur noch auf Anfragen reagiere, weil sie nicht die Zeit aufbringen könne, soviel herumzureisen, wie es eigentlich notwendig sei. Außerdem gäbe es das große Problem, daß man in Amerika nur als Mediziner-in mit amerikanischem Doktorgrad medizinische Beratung in der Öffentlichkeit durchführen dürfe. Sie als Chiropraktikerin mit Schweizer Approbation laufe ständig Gefahr, eine Klage an den Hals zu bekommen. Bei öffentlichen Veranstaltungen habe sie sich ständig vor Spionen aus der „Medizinerecke" fürchten müssen, die ihr jederzeit einen Prozeß hätten anhängen können, schon wenn sie z. B. die Frage, ob man Kopfschmerzen mit Urin-Therapie behandeln könne, mit „Ja" beantwortet hätte.

Frau Dr. Bartnett freut sich, daß das Thema in Amerika jetzt größere Verbreitung findet. Ein Ärgernis ist ihr allerdings, daß die Autorin Martha M. Christy in ihrem Buch zur Urin-Therapie zwar alle Materialien von Frau Bartnett benutzt, sie aber nirgendwo als Quelle angegeben hat. Das hält sie für unseriös. Dagegen sei es für die Sache eine Freude und es gebe ihr das Gefühl, zu wissen, warum sie auf diesem Planeten geboren wurde, wenn sie sehe, wieviel in Bewegung gekommen sei, denn sie messe der Urin-Therapie eine große Bedeutung bei.

Sie bemerkt auch, daß in den amerikanischen Medien jetzt eine Änderung eingetreten ist. Während es den Journalisten und Journalistinnen früher viel zu eklig war, das Thema in einer Radiosendung oder in einer Fernsehshow anzusprechen, sei jetzt doch ein deutlicher Wechsel zu bemerken, für den wohl vor allen Dingen ein Kollege namens Garry Now verantwortlich sei.

Sie selbst wird heute vor allen Dingen von Krebspatient-inn-en und von Leuten mit ungeklärten Krankheitsursachen besucht und hat spektakuläre Erfolge mit der Urin-Therapie aufzuweisen. Sie weiß, daß es in Japan eine große Welle zur Urin-Therapie gibt und berichtet von einer Werbung im Fernsehen, wo Leute statt Bier Urin trinken; mit dem Hinweis: „Drink pi!" statt „Drink beer!". Sie berichtet, daß von ihrem ersten Urin-Therapie-Buch 5000 Exemplare verkauft seien, und macht auf ihr neuestes Büchlein (vgl. Literaturhinweise im Anhang) aufmerksam. Sie hoffe auf eine Wirkung auf diesem Wege. Da sie jetzt nach New Mexico gezogen sei und drei Stunden vom nächsten Flughafen entfernt wohne, erschwere ihr das zusätzlich die Teilnahme an öffentlichen Diskussionen. Sie fände aber, daß sie das Thema ausreichend auf den Weg gebracht habe und würde sich jetzt daran freuen, daß es weiterliefe.

Martha Christy
Your Own Perfect Medicine – The Incredible Proven Natural Miracle Cure, That Medical Service Has Never Revealed
Future Med. Inc., Scottsdale, Arizona 1994, 221 S.

Dieses Buch hat innerhalb eines Jahres drei Auflagen erlebt. Es ist von allen hier exzerpierten Büchern das umfassendste und wohl auch das am gründlichsten recherchierte Werk über die Urin-Therapie.

Im ersten Kapitel erzählt die Autorin, von Beruf Ernährungs- und Gesundheitsberaterin, außerdem auf Medizin spezialisierte Wissenschaftsjournalistin und Verfasserin mehrerer Bestseller, ihre eigene unglaubliche Lebensgeschichte. Ihre erste Menstruation im Alter von 12 Jahren vollzog sich unter extremen Schmerzen und mit außergewöhnlich hohem Blutverlust. Die Mutter und verschiedene Ärzte waren der Ansicht, das würde sich von selber geben, aber das Gegenteil war der Fall: Die Autorin konnte ihre Menstruationsblutung bis ins vierte Lebensjahrzehnt hinein nur ertragen, wenn sie starke (und immer stärker dosierte) Schmerzmittel nahm. Mit den Jahren mehrten sich die Nebeneffekte dieser Schmerzmittel; sie wurde anfällig für alle Arten von Infektionskrankheiten, Allergien, Pilz- und Hauterkrankungen. Außerdem litt sie ständig unter großer Müdigkeit und Erschöpfung. Als sie Anfang Dreißig war, wandte sie sich der Naturheilkunde zu und versuchte, ohne die zahlreichen Schmerztabletten und Antibiotika auszukommen. Das schien für kurze Zeit zu helfen – aber nach einer Schwangerschaft und der Geburt eines Sohnes ging es ihr schlechter als je zuvor. Schließlich wurde eine Endometriose (Ablösung von Gewebe aus dem Uterus) diagnostiziert, offenbar von Anfang an unerkannt die Ursache ihrer Beschwerden. Die Autorin wurde operiert, aber es bildeten sich immer neue Herde, eine zweite und eine dritte Operation folgten, und ihr Allgemeinzustand verschlechterte sich ständig. Die Ärzte und Ärztinnen sagten ihr voraus, daß sie im weiteren Verlauf ihres Lebens immer wieder mit korrigierenden Operationen rechnen müsse. Das Leben schien ihr daraufhin nicht mehr lebenswert.

In dieser Situation erfuhr Martha Christy von der Eigenurin-Therapie. Sie brauchte einige Zeit, bis sie ihre Abneigung überwand. Aber dann gewann der Gedanke überhand, daß sie nichts mehr zu verlieren habe. Schon nach wenigen Tagen traten erste Erfolge ein, und nach wenigen Wochen hatte sie keine Blutungen und keinerlei Schmerzen mehr. Gleichzeitig besserte sich ihr Allgemeinzustand; sie konnte zum Erstaunen ihrer Familie wieder ein normales Leben führen, einer Berufstätigkeit nachgehen, wandern, schwimmen. Sie gewann eine Vitalität und Energie zurück, die sie seit ihrer ersten Menstruationsblutung nicht mehr gekannt hatte.

Im zweiten und dritten Kapitel befaßt sich die Autorin mit den Fakten über Urin, die inzwischen wissenschaftlich erforscht sind, und mit den Gründen dafür, daß die Urin-Therapie noch immer weitgehend unbekannt ist. Es gibt sehr viele medizinische und pharmazeutische Untersuchungen über Urin – und in vielen Medikamenten und Kosmetika sind Extrakte aus dem menschlichen Urin enthalten. Doch verständlicherweise haben die pharmazeutische und kosmetische Industrie keinerlei Interesse daran, die Wirksamkeit eines Naturheilmittels zu propagieren, das nichts kostet, das niemand kaufen muß, weil jede-r es mit sich herumträgt.

Dabei kommt der Industrie die tiefe Abneigung der meisten Menschen vor ihren Ausscheidungen zu Hilfe. So ist es ein lukratives Geschäft, aus dem Urin gewonnene Wirkstoffe zu benutzen (oder sie chemisch nachzuproduzieren), ohne ihre Herkunft zu verraten.

In einem besonders umfangreichen Kapitel stellt Martha Christy all die zum Teil vergessenen Pionierarbeiten der Urinforschung und Eigenurin-Therapie-Forschung vor, die innerhalb des 20. Jahrhunderts in England, Deutschland, Frankreich und den USA veröffentlicht wurden. Die verschiedenen Studien bestätigen die Wirksamkeit des Urins auf einer breiten Basis und in ganz verschiedenen Bereichen (was jeweils auf unterschiedliche Wirkstoffe im Urin zurückzuführen ist). Sie zeigen, daß Urin antiseptisch ist und Bakterien tötet, daß er offene Wunden, Hautkrankheiten und -ekzeme heilen kann, daß er wirksam gegen Magengeschwüre ist und daß er krebszellenwachstumshindernde Stoffe enthält, daß er mit Erfolg gegen Asthma, Allergien, Migräne, Virusinfektionen, Heuschnupfen, Gicht und Herzbeschwerden eingesetzt werden kann, daß er Tuberkulose zu heilen vermag und daß der Eigenurin durch die in ihm enthaltenen Antikörper auch das Immunsystem HIV-positiver Menschen wiederherstellen kann.

Im Kapitel sechs gibt die Autorin Anleitungen zur Anwendung der Eigenurin-Therapie. Im Gegensatz zu anderen Urin-Therapeut-inn-en empfiehlt sie, auf jeden Fall mit kleinen Dosen Frühurin zu beginnen und den Körper langsam an größere Mengen des Eigenurins zu gewöhnen. Sie rät davon ab, sich überstürzt an eine Urin-Fasten-Kur zu machen. In solchen Fällen müsse man mit heftigen Reaktionen (Durchfall, Erbrechen, Hautausschläge und -jucken, Kopfschmerzen) rechnen, die sich vermeiden ließen, wenn man langsam beginnt. Außerdem sollte bei Urin-Fasten-Kuren mindestens drei Tage vorher auf Fleischgenuß verzichtet werden. Bei Schwangerschaft solle nicht mit Urin gefastet werden – auch bei Nierenleiden und bei Diabetes sei dies problematisch. Urin-Fasten-Kuren müßten auf jeden Fall von großer körperlicher Ruhe begleitet sein; es würde die Nieren überanstrengen, wenn man normal weiterarbeitete. Urin-Fasten-Kuren sollten, wenn möglich, von Urinmassagen begleitet werden. Wenn keine akute Erkrankung vorliegt, reicht eine kleine Dosis täglichen Frühurins zur Aufrechterhaltung des allgemeinen Wohlbefindens.

Guadeloupe

Eine deutsche Lehrerin kam am Strand von St. Anna mit einem jungen Obdachlosen ins Gespräch und erfuhr von ihm, daß er seit Jahren ausschließlich am Strand im Freien lebe und alle Krankheiten erfolgreich mit Urin behandele, sich jeden Morgen damit wasche und seine Zähne so pflege. Viele Einheimische auf der Insel kennten die heilenden und pflegenden Kräfte des Urins.

Grönland

Den folgenden Brief zusammen mit einem Buchauszug sandte Herr Gruber aus Dorsten:

Sehr geehrte Frau Thomas,
zum Thema „heilende Wirkung von Urin“ bin ich ganz anderer Meinung als Sie. Aber trotzdem möchte ich Ihnen hiermit eine interessante Expeditionserfahrung bei

Eskimos zukommen lassen. Vor 100 Jahren hat der berühmte Nansen bei seiner allerersten Expedition die in der Kopie beigefügten Beobachtungen gemacht.

Aus: Nansen, Fridtjof: Auf Schneeschuhen durch Grönland, Ullstein Verlag, Frankfurt am Main 1981
(Die Expedition fand 1888 statt.)

... Bei den Frauen, besonders den jungen, die selbstverständlich hier – wie überall – sehr eitel sind, soll das Waschen nicht zu den Seltenheiten gehören, ja Holm beschuldigte sie sogar, „sehr reinlich zu sein.“ Ohne mich näher auf diese Wäsche einzulassen, glaube ich, daß es genügt, wenn ich sage, daß sie als Waschwasser Urin verwenden. Derselbe Stoff scheint auch ein sehr beliebtes Parfüm zu sein und wird ebenfalls als Haarwasser benutzt. Dies sind die Schönheitsmittel, mit denen die Damen sich in jenen Gegenden für die jungen Männer schmücken.

Weshalb der Urin sich eines so großen Ansehens bei den Eskimos erfreut, daß er zu verschiedenen Zwecken in Gefäßen aufbewahrt wird, hat wohl seinen Hauptgrund darin, daß er die Fähigkeit besitzt, Fett aufzulösen, besonders wenn er alt wird, und nur mit Hilfe dieses Mittels ist es ihnen möglich, ihre eingefetteten Gesichter und Hände sowie ihre Kleider zu reinigen, denn Seife hat man hier selbstredend nicht. Aufgrund seiner fettauflösenden Fähigkeit wird auch alter Urin zum Zubereiten von Fellen benutzt ...

Australien

Aus Australien kam u. a. die folgende Post:

E. M. H. aus Gilston, Australien:
Der Anlaß meines Schreibens ist Ihr Buch, welches ich in Österreich gekauft habe und mit nach Australien nahm. Der Grund dazu war mein Interesse an der Urin-Therapie, welches durch einen meiner Lehrer geweckt und durch einen Heilpraktiker in Sri Lanka verstärkt wurde. Ich studiere Natural Therapy and Chinese Medicine an der Gold Coast/Burleigh das zweite Jahr. Ich entschloß mich, die Urin-Behandlung als mein Thesis-Thema zu wählen und bekam es genehmigt. Bei der Vorstellung meines Themas sprach ich anstatt zehn Minuten eine ganze Stunde, da der Wissensdurst meiner Kollegen so groß war. Einige meldeten sich für meine eigenen Research-Behandlungen.

Ich trinke seit mehreren Monaten Urin. Mein Erfolg wurde nach acht Wochen deutlich, als ich mir neue Kontaktlinsen bestellte. Bei der Untersuchung stellte man fest, daß meine Augen sich verändert hatten: keine Myosis mehr. Außerdem normalisierte sich auch meine Menstruation.

Ja, ich erzähle vielen Menschen von der Urin-Behandlung, zuerst sind die meisten entsetzt, aber mit der Zeit kommen sie dann von selber und fragen, ob sie mehr Auskunft bekommen könnten. Ganz gute Erfolge hatte ich bei Verbrennungen, Verletzungen, offenen Wunden, Hauterkrankungen, Menstruationsbeschwerden, Prellungen, und sogar alte Narben werden besser. Ich bin fleißig beim Urin-Schauen, muß aber gestehen, daß ich noch vieles nicht verstehe. Könnten Sie mir bitte mitteilen, wo ich mehr über die Diagnose-Technik erfahren könnte? Ich suche auch noch mehr Unterlagen neueren Datums, Bücher oder Journale.

Ebenfalls aus Australien kam der Brief von Tara Alch aus Toowoomba, mit der darunter in Auszügen abgedruckten Broschüre:

Anbei übersende ich Ihnen eine Broschüre, die ich an Leute ausgebe, die mehr über die Urin-Therapie erfahren wollen. Wie Sie darin lesen werden, habe ich mich geheilt und bin seither eine Pionierin, um diese Therapie zu verbreiten. Vor allem hier in Australien, Neuseeland, Fidschi. Auch war ich vor drei Jahren in Rußland (St. Petersburg und Moskau), und viele Menschen waren begeistert, daß ich sie mit konkreten Informationen (J. W. Armstrongs Buch sowie das Einführungsheft von Dr. B. Bartnett, für welches ich hier das Copyright habe) versorgte. Seit 1989 habe ich auch in Deutschland Verwandten und Freunden von der Urin-Therapie berichtet. Dadurch habe ich mitgeholfen, das Bewußtsein dafür zu erweitern. In Rußland sagte man mir, daß man davon seit vielen Generationen gewußt habe, daß aber während der Kommunistenzeit alle Unterlagen vernichtet worden seien.

Uropathy – The Miracles of Urine Therapy

1988 war ich an Krebs erkrankt (Leber, Darm und Lymphknoten). Um den Darmkrebs einzudämmen, wurde ich innerhalb von drei Monaten dreimal operiert. Danach war ich nur noch Haut und Knochen. Der Befall der Leber und der Lymphknoten sollte mit Chemotherapie behandelt werden, doch ich weigerte mich, diese durchführen zu lassen. All die Medikamente hatten meine körpereigene Abwehr völlig geschwächt, und ich verlor große Büschel Haare. Ich betete zu Gott, und am nächsten Morgen brachte mir einer meiner Freunde das Buch „The Water of Life" von J. W. Armstrong.

...

Ich beschloß, weder meinem Arzt noch sonst jemandem davon zu erzählen, solange ich nicht vollständig geheilt war. Ich wollte negative Kommentare vermeiden, die mich vielleicht entmutigt hätten. Ich behielt meine Gewohnheiten bei, meditierte, trank Weizentrank, den ich mit anderen Gemüsesäften mischte, aß nur vegetarisch, frische Salate und Gemüse, keine gekochten Speisen, keine Milchprodukte und verzichtete drei Monate lang auf jegliches Fett oder Öl, um die Leber zu entlasten. Ich rieb täglich am Nachmittag meinen gesamten Körper und die Kopfhaut mit Urin ein und duschte am folgenden Morgen. Ich trank außerdem mein „Water of Life", manchmal bis zu sieben Gläser am Tag.

...

Neun Monate später ging ich zu meinem Arzt. Ich fühlte mich sehr wohl, und zu seiner großen Überraschung – er hatte mich schon tot geglaubt – bewies der Bluttest, daß der Krebs verschwunden war.

...

1990, auf einer Reise durch Zentralaustralien, traf ich eine Krankenschwester, die Schwestern ausbildet. Sie berichtete mir, in Amerika sei ein neues Medikament entwickelt worden, das eine gute Erfolgsquote bei der Heilung von Krebs erziele. Doch wegen der hohen Kosten importiere es die australische Regierung nicht. Es werde aus Urin gewonnen! Einige Wochen später erzählte mir jemand, er habe einen Zeitungsartikel gelesen, in dem darüber berichtet wurde, daß zu diesem Zweck in den USA Urin aus Klöstern gesammelt werde. Wenn das so ist, warum nehmen wir dann nicht einfach unseren eigenen Urin, der exakt die Antikörper und Informationen enthält, die unser Körper benötigt.

In Deutschland injizieren inzwischen viele Ärzte Urin, um die verschiedensten Erkrankungen (wie Hautkrebs, Diabetes usw.) zu heilen. Sie folgen dabei dem Prinzip, Gleiches mit Gleichem zu heilen. Aber warum nicht auch trinken? Dr. med. Johann Abele hat ein Sanatorium gegründet, in dem ganzheitlich mit Urin-Therapie, mit vegetarischer Diät, Meditation und Selbsterfahrungsgruppen gearbeitet wird.

...

Auch glaube ich, daß z. B. die weitverbreiteten Beschwerden mit Augeninfektionen, an denen viele Aborigines-Kinder leiden, billig und einfach gelöst werden könnten, wenn sie mehrmals täglich die Augen mit frischem, noch körperwarmem Urin spülen würden. Alles, was man dazu braucht, ist ein Augengläschen. Ich selbst wende das Augenbad an, wenn meine Augen von der Sonne, durch Staubpartikel und Wind gerötet oder gereizt sind.

Es ist mir ein großes Anliegen, meine guten Erfahrungen mit der Urin-Therapie anderen zu vermitteln und ihnen Mut zu machen ...

Pressereaktionen

Wie unterschiedlich das Presseecho auf „Ein ganz besonderer Saft – Urin" war, dokumentieren die nächsten Seiten:

DER SPIEGEL, 17. 5. 1993

Angenehm warm.
Ist der eigene Urin ein „wunderbares Heilmittel"? Viele glauben es – ein Leitfaden zur Selbstbehandlung wird zum Bestseller

Der Sommer des Jahres 1988 hatte seine Scheitelhöhe überschritten und fiel dem Herbst entgegen, als der Westdeutsche Rundfunk endlich seiner öffentlich-rechtlichen Informationspflicht nachkam und die Hörerschaft seines Sendegebietes mit den umfassenden Wohlfahrtswirkungen des menschlichen Harns bekannt machte.

Es war eine Sternstunde des Journalismus, eine jener Sendungen, die das tägliche Radiohören so überaus gewinnbringend macht. Auf dem Wege der drahtlosen Wortübertragung erfuhren an jenem denkwürdigen Sommertage viele Millionen Menschen, daß

- die „Uropathie", also das Trinken des eigenen Urins, gegen vielerlei körperliche Gebresten sowie gegen die leidige Impotenz helfe und des weiteren auch die Seele stärke;
- die „Urodermie", das Einreiben der Haut mit dem Blaseninhalt, alle möglichen Pilze, Pickel und Pusteln zum Verschwinden und sogar auf total verglatzten Greisenhäuptern das Haupthaar wieder zum Sprießen bringe.

Der Versuch, diese Behauptungen wissenschaftlich zu untermauern, gleicht zwar dem Unterfangen, fliegende Untertassen dingfest zu machen. Dennoch war die Sendung ein in der deutschen Rundfunkgeschichte kaum wiederholbarer Publikumserfolg. Vieltausendfach schrieben damals Hörer an die Redaktion, fragten um Rat und gaben Rechenschaft, wie sie ihn befolgt hatten. Noch heute, fünf Jahre später, berichten viele darüber, auf welche Weise und weshalb sie sich aus ihrer Blasen-Apotheke bedienen: „Ich habe mich überwunden", meldete etwa Horst S. aus Kaarst Vollzug, „und bei meinen Halsschmerzen morgens mit dem ersten Urin gegurgelt."

Jetzt hat Carmen Thomas, 47, die Moderatorin der Sendung, ein wegweisendes Werk über die Eigenurin-Therapie veröffentlicht. Es umfaßt das urinale Weistum der Gegenwart wie der Vergangenheit und beweist einmal mehr, daß das Ausmaß der menschlichen Torheit im Laufe der Jahrtausende ziemlich konstant geblieben ist: Das Buch ist auf dem Wege zum Bestseller – nach einer Woche war die Anfangsauflage von 10 000 Exemplaren vergriffen, seit letztem Donnerstag wird nachgedruckt.

Mit „leichtem Schudder" habe sie sich an das Urin-Thema herangewagt, berichtet die Journalistin, die 1973 die Herzen aller fußballsportlich Unbedarften eroberte, als sie im ZDF-„Sportstudio" von „Schalke 05" sprach und daraufhin entlassen wurde. Doch nun schwärmt auch sie von der „angenehmen Wärme dieses Körpersaftes" und beharrt darauf, daß an dem „wunderbaren Heilmittel" etwas dran sein müsse, „wo doch so viele Menschen über positive Wirkungen berichten".

Dabei stützt sich die Überzeugung der „Harnschlekker", wie die Urintrinker im Mittelalter genannt wurden, lediglich auf die Kraft der Einbildung sowie auf einschlägige Zeugnisse aus Zeiten der Frühmedizin, die auch ihre Diagnostik weitgehend auf die „Harnschau" stützte. Die Yogis Indiens rühmten den „gelben Becher", täglich genommen, als Garant für ein langes Leben – wie zum Beweis dafür geht der frühere indische Ministerpräsident Morarji Desai, zeitlebens ein gewissenhafter Harntrinker, stramm auf die 100 zu. Der griechische Arzt Hippokrates empfahl die Uropathie als probates Mittel unter anderem gegen aufbrechende Geschwüre, Augenleiden, Schlangenbisse und Tollwut. Im 17. Jahrhundert fügte der deutsche Medicus Kristian Franz Paullini noch die Geilheit und die Geschlechtskrankheit hinzu – die Heilung, so lehrte er, komme aus dem Glied, mit dem der Mann gesündigt habe.

„Warum ist man so spät auf diese Wunderdroge gekommen?" klagte Hildegard S. aus Mülheim an der Ruhr in einem Brief an den WDR und forderte „neue Uringeschichten". Die lieferten andere Hörer zuhauf – zum Beispiel das beeindruckende Rezept gegen Pubertätsakne: Man nehme einen Kürbis, esse vor dem Schlafengehen die Kerne, uriniere sodann in die Frucht hinein; am Morgen schneide man ein Stück Fruchtfleisch heraus und lutsche es auf nüchternen Magen. „Nach einer Anwendung von ein bis zwei Wochen", so die Tipgeberin Klara H. aus Bornheim, „müßten die Pickel verschwunden sein."

Gegen Schweißfüße pieselt der Eigenharntherapeut seine Socken naß, bei Gelenkschmerzen appliziert er Urinumschläge, Angina und Zahnschmerzen bekämpft er mit Mundspülungen, Schürfwunden und Ekzeme beträufelt er mit seinem Harn – aber nicht vergessen: „30 Minuten eintrocknen lassen".

In Einzelfällen mag das sogar helfen, es wirkt dann der Placebo-Effekt. Denn in der Regel fühlen sich nach einer Eigenharnbehandlung vornehmlich jene Patienten besser, bei denen der Doktor Nihilitis cripitans diagnostiziert hat – das „schleichende Nichts" des eingebildeten Kranken.

Die Weltwoche, Nr. 21, 26. 5. 1994

Wenn der Sommer pinselt, malt er am liebsten in Gelb. Warum Weißwein den falschen Namen trägt, wieso Maler eine Farbe gut finden, weshalb Urin eine Kultflüssigkeit ist.

Ein Gläschen Natursekt

. . . Schon fast peinlich, was nun kommt. Oder auch nicht. Jedenfalls ist es gelb und ein Getränk, wenn man so will. Die Autoren Arline und John Liggett berichten in ihrem Buch „Die Tyrannei der Schönheit" (Heyne-Verlag): „In Kalifornien erfreut sich der Urinkult größerer Beliebtheit. Die Schauspielerin Sarah Miles ist eine der überzeugten Anhängerinnen und Anwenderinnen. Sie schwört auf Urin, seit sie eine Therapieklinik in Los Angeles besucht hat, die ihr den eigenen Urin wieder in den Körper injizierten. Heute trinkt sie jeden Tag ihr Gläschen Urin, das sie lieber mag, wenn es mit Apfelsaft gestreckt ist. ‚Aber ich trinke ihn nicht nur. Ich reibe auch mein Gesicht damit ein und benutze ihn zum Heilen von Schnittwunden.'" Ein uraltes Heilmittel übrigens. Ein im 17. Jahrhundert erschienenes Buch, „Artificial Embellishments of Arts best Directions", empfahl Damen mit juckender oder schorfiger Haut, „soviel Männerurin zu sammeln, daß die Betroffene knietief darin stehen kann". Der gelbe Urin gilt außerdem als sexuelles Stimulans. „Golden Shower" ist eine der Bezeichnungen in einschlägigen Kontaktanzeigen. Eine andere heißt „NS" oder „Natursekt".

Obermain-Tagblatt, Lichtenfels, 13. 1. 1994

Kritisch betrachtet

Boulevard Bio (ARD): Alfred Biolek, Spezialist für Bäh-Themen und Tabu-Brüche vor Mitternacht ist immer wieder für eine Überraschung gut. Die unpeinlichste und flüssigste Talkshow im Deutschen Fernsehen widmete sich einem ganz besonderen Saft: Urin. Die erste Reaktion aller Westeuropäer, die eine strenge Sauberkeitserziehung hinter sich haben, ist natürlich igitt, igitt, bloß weg damit. Was aber Carmen Thomas, einstmals erste Sportstudio-Moderatorin, heute profilierte Radio-Journalistin und anstößige Buchautorin, Bio direkt in sein Zitronengesicht sagte, war mehr als provokativ: Wer weiß schon, daß Urin die „älteste Seife der Welt“ ist, Verletzungen durch Einreiben heilt und steril ist, sofern es sich um den eigenen handelt? „Wir haben keine Giftblase, sondern eine Hausapotheke in uns“, meinte Carmen Thomas, unser Bewußtsein wundersam erweiternd und zu Selbstversuchen einladend. Warum bis heute kaum jemand den therapeutischen Effekt des ungeliebten Safts bemerkt hat? Es ist nichts daran zu verdienen, sagt Carmen Thomas.

General-Anzeiger, 23. 3. 1994

Das besondere Thema – Die wundersame Heilung durch Eigenurin.

Unerwartete Publikumsreaktionen nach einer Rundfunksendung zum bislang tabuisierten Thema. Ekel oder Faszination?

Das ist ein Thema, das in unserer ach so „zivilisierten“ Welt für viele eigentlich tabu ist. „Darüber spricht man doch nicht“, wird fast jeder sofort empfunden haben. Und dann gar auch noch das Zeug zu trinken – igitt – igitt . . .!

. . .

Carmen Thomas ist es zu verdanken, daß diese „eigene Hausapotheke in der Blase“ nun nicht mehr überall im Tiefspülklo verschwindet. In ihrem populärwissenschaftlichen Buch offenbart sich schnell, daß der uns anerzogene Ekel vor unseren Ausscheidungen beim Urin unangebracht und töricht ist.

. . .

Carmen Thomas schrieb vor allem auch ein unterhaltsames Buch, das alle, die es möchten, weiterbringt auf dem Weg zu sich selbst. Eine wertvolle Aufklärungsarbeit, die sicherlich viele „neugierig“ machen wird.

Main Post, 13. März 1995

Ein ganz besonderer Saft
Der Überlebenstrip in Alaska kann warten

Soll ich? Vor mir das Glas. Halbvoll. Der Inhalt schimmert in hellem Bernsteingelb. Das Thermometer stoppt bei 35,5 Grad. Fast Körperwärme.

Soll ich – oder soll ich nicht? Meine Halsschmerzen werden schlimmer.

Was soll's. Andere tun es auch. Meist heimlich zwar. Aber es soll helfen. Bei Augen- und Ohrenentzündungen. Bei Schweißfüßen. Bei Pickeln. Bei Allergien. Bei juckender Haut. Bei glanzlosen Haaren. Als Scheuermittel. Als Geheimtinte. Bei zugefrorenen Schlüssellöchern. Und bei hartnäckigen Halsschmerzen. Die hat schon so mancher damit weggegurgelt. Angeblich.

Mit dem eigenen Urin.

Ein Allheilmittel? Carmen Thomas brachte Eigenurin in aller Munde. Sie ist Redakteurin beim Westdeutschen Fernsehen. Und sie ist Buchautorin. Titel: „Ein ganz besonderer Saft – Urin“.

Den Älteren erzählt sie nichts Neues. Desinfektion von Wunden im Krieg – mit Urin. Fliesen scheuern – mit Urin. Halsschmerzen ohne Chemie bekämpfen – mit Urin.

Gurgeln auf dem stillen Örtchen. Carmen Thomas beteuert: Verzweifelte Patienten, unterschiedlichste Wehwehchen – Retter Eigenurin!

Soll ich – oder soll ich nicht? Meine Halsschmerzen lassen auf wunderbare Weise nach.

Die Gurkenmaske – Asbach Uralt. Heute besteht die Gesichtspackung aus Eigenurin, 45 Minuten lang einwirken lassen. Hilft gegen Pickel und Warzen. Garantiert? Sogar die Dauerwelle einer 99jährigen soll sich gekringelt haben vor Freude, dank Eigenurin, jahrelang jeden Abend draufgetupft.

Auch Soldaten vertrauen dem Stoff. Seit anno dazumal. Des geschmeidigen Stiefelleders wegen. Die Kloben über Nacht im Saft – und der nächste Geländemarsch bleibt blasenlos dank Blasensaft.

Das ist vielversprechend, alles. Aber: Dauerwellen stehen mir schlecht. Der Bund kriegt mich in diesem Leben nicht zu sehen. Und dann der Ekel, bei aller Liebe zur Natur.

Die Niere reguliert den Flüssigkeitshaushalt. Sie erzeugt den Urin. Und sie eliminiert Giftstoffe. Ergo: Im Urin sind Gifte. Und nicht nur Allheilmittel.

Soll ich – oder soll ich nicht? Das erste Glas kippe ich weg. Morgen kommt auch noch ein Tag.

Der Harn ist ein Sammelsurium. Hormone drin. Mineralstoffe. Vitamine. Eiweißbaustoffe, Zucker. Antikörper. Enzyme. Und antibiotische Stoffe.

Soll ich? Meine Halsschmerzen sind fast weg.

Trotzdem: Was auch immer drin ist – es könnte was dran sein am Urin. Für die Industrie ein weites Feld.

Für mich nicht. Eine Situation gäb's vielleicht – der Überlebenstrip.

Alaska. Weit und breit kein Mensch. Weit und breit kein Medikament. Wildnis pur – ein Abenteuer, bestehbar nur dank Eigenurin pur? Soll ich?

Alaska kann warten. Vorerst wenigstens.

Ausländische Presse

Toronto Star, Kanada, 26. 10. 1993

'Eau de toilette' has more uses than you'd think – Don't waste that liquid gold, author says
(„Eau de toilette" nützt mehr als Sie glauben!" „Verschwenden Sie das flüssige Gold nicht", sagt die Autorin)

Eine Frau schreibt, noch nie hätten ihre Böden so geglänzt. Ein älterer Mann behauptet, sein Rasen sei grüner denn je. Und zahlreiche Zuhörer bestätigen, daß dieser „Wunder-Saft" Erkältungen heilt, Ekzeme zum Verschwinden bringt und sogar Diphtherie besiegt.

Im Zeitalter der gebrochenen Tabus hat Carmen Thomas – eine der bekanntesten deutschen Radiomoderatorinnen – ein weiteres thematisiert. Sie hat ein Buch über die Wunder der Urin-Therapie veröffentlicht. Nicht wenige Augenbrauen mögen sich an der diesjährigen Frankfurter Buchmesse bestürzt gehoben haben. 1988 hatte Carmen Thomas zum Schrecken ihrer Zuhörer eine 2½-Stunden-Sendung der Sache gewidmet, die wir zu Hause zimperlich als Pipi umschreiben.

Eine Diskussionsrunde von Experten schilderte, wie über Jahrhunderte hinweg fermentierter Urin als erste Form eines Waschmittels benutzt wurde, um die Kleider zu reinigen. Sie berichteten von seiner historischen Bedeutung in der Heilkunde und erzählten von der zentralen Rolle, die Urin in der Textil-Industrie der Vergangenheit spielte, wenn es darum ging, Stoffe zu behandeln, Farben zu fixieren.

Ein Arzt beschrieb einen ehemaligen Schwangerschafts-Test, bei dem frische Pappelblätter in einen Behälter mit dem Urin der Frau gelegt wurden. Wenn die Blätter nach drei Tagen noch grün waren, war sie schwanger.

In den fünf Jahren seit der Sendung wurde Thomas mit Zuhörerpost nur so überschüttet, in denen die unterschiedlichsten Behandlungsweisen zahlreicher Erkrankungen mit „Sie-wissen-schon“ beschrieben wurden.

Zusammen mit dem Protokoll der Sendung hat Thomas nun diese gesammelten Berichte in Buchform veröffentlicht. Hier einige Beispiele: Viele Zuhörer pinkeln im Winter über die rauhen aufgesprungenen Hände; andere tupfen die fast geruchlose Flüssigkeit auf Warzen und Pickel, lassen eintrocknen und schwören darauf, daß ihre Haut innerhalb weniger Tage pfirsichweich und rein wird. Gurgeln Sie damit und Ihre entzündete Kehle wird innerhalb von Stunden wieder klar.

Ältere Zuhörer wissen zu berichten, daß während des Zweiten Weltkriegs, als Medikamentenmangel herrschte, Urin verwendet wurde. Diphtheriekranke tranken ihren Urin und lösten so die erstickende Ablagerung in der Kehle. Manche bandagierten offene Wunden mit uringetränkten Verbänden. Und unter Soldaten war es allgemein üblich, in neue Armeestiefel zu urinieren, um so das Leder weich zu machen und Wasserblasen zu vermeiden.

Die meisten von uns halten Urin für eine Flüssigkeit, von der man nicht spricht und die giftig ist, so daß man sie möglichst rasch wegspült. Tatsächlich aber ist – dem Buch nach – Urin eine Art mobile und allzeit präsente Hausapotheke, die Mineralien, Vitamine, Antikörper, Salze und Hormone enthält. Der Morgenurin ist der wertvollste, konzentrierteste. Es wird empfohlen, den ersten Strahl nicht aufzufangen, da er Bakterien enthält.

Über Jahrhunderte war die Harnschau wichtigstes Instrument der Diagnose. Es ist bekannt, daß mexikanische Medizinmänner den Urin ihrer Patienten in eine Muschelschale gaben und ins Freie stellten. Wurden Käfer und Fliegen davon angezogen, dann war zu viel Eiweiß im Urin und der Patient war krank. Setzten sich Bienen und Wespen auf die Schale, war der Zuckergehalt des Urins zu hoch und der Patient wurde als zuckerkrank erkannt und behandelt. Schmetterlinge, die zur Schale flogen, waren Zeichen dafür, daß der Patient bei guter Gesundheit war. Selbst zu Beginn unseres Jahrhunderts lernten Ärzte noch aufgrund von Geruch, Geschmack und Farbe des Urins die Diagnose zu stellen.

Letztes Jahr veröffentlichte ein australisches Ärzte-Team einen Bericht über indische Yogis, die regelmäßig ihren Urin trinken. Die Forscher stellten fest, daß der Morgenurin Melatonin, ein Hormon mit beruhigender Wirkung, enthält.

In der Gesellschaft ist jedoch der gelbe Saft kein salonfähiges Thema. Urin-Anhänger, wie die Frau, die ihre Böden mit Urin schrubbt, oder der Mann, der seinen Rasen damit düngt, lassen uns vor Schreck erschauern.

Doch es ist merkwürdig. Hat man erst einmal begonnen, davon zu sprechen, berichten alle möglichen Menschen von Hausmitteln, erzählen Anekdoten und Geschichten, die sie von älteren Verwandten gehört haben. So hatte z. B. die Tante einer Frau die kräftigsten Geranien weit und breit. Ein anderer berichtet, daß er seinen Haarausfall gestoppt hat, indem er Urin in die Haarwurzeln einmassierte.

Aber wir leben in einer Gesellschaft, in der Achselhöhlen nach Bergwiesen duften und Toiletten nach Pinienwäldern. Der bloße Gedanke an unsere natürlichen Körperfunktionen erzeugt Übelkeit und weckt unser Mißtrauen gegenüber einer so einfachen und radikalen Lösung wie Urin-Therapie.

Weitere Berichte standen in einer peruanischen Zeitung, einem tschechischen Blatt und in der *Indian Times.*
Insgesamt erschienen mehr als 100 Artikel über den 1. Band: Ein ganz besonderer Saft – Urin.

Zum Schluß: Ein Beispiel aus der Forschung

Harter Tobak – werden viele von Ihnen, liebe Leser-innen sicher denken, wenn Sie in den folgenden Text hineinlesen. Wundern Sie sich nicht. Die Veröffentlichung dieses Fachartikels hat drei Ziele: Es ist eine Demonstration, wie wissenschaftlich über Urin geforscht wurde, eine Hommage an den tapferen Forscher und Ausdruck der Hoffnung, daß die Lektüre vielleicht anstekkend auf heutige Wissenschaftler-innen wirkt. Denn es ist verantwortungsbewußt, genaue Parameter der Chancen und der Grenzen des Einsatzes von Urin in der Medizin, in der Landwirtschaft, im Handwerk kennenzulernen und damit auf jeden Fall etwas Bedeutendes für die Menschheit zu tun: Irrtümer zu reduzieren.

Harnbehandlung
von Dr. Martin Krebs, Dresden, Stabsarzt d. R.

Geschichtliches: Schriftliche Überlieferungen über die Verwendung des menschlichen Harns findet man schon bei Ärzten aus dem alten Griechenland und Rom, wie z. B. Xenokrates, Oreibasios, Marcellus Empiricus und Quintus Severus. In seiner „historia naturalis" bringt Plinius hierüber überliefertes Wissen. Später findet man Quellen zur Harnanwendung in Klosterbüchern und besonders in der alten „Paullinischen Dreckapotheke". Die alten römischen Harnrezepte erscheinen zeitgemäß gewandelt wieder in Universallexika und Schriften aus Deutschland, Italien, Frankreich, Arabien und Indien.

Die Isotherapie Duncans 1912 – die Eigenharnreaktion von Wildbolz 1919 und die Theorien des Schürer von Waldheim 1927 bahnten das wiedererwachende Interesse in Ärztekreisen. Die Autourotherapie des französischen Dermatologen Jausion, die Hormontherapie des Russen Zamkoff und die Arbeiten des italienischen Urologen Cimino sind unabhängig voneinander um 1928 veröffentlichte Vorstöße der modernen Heilkunde in das große Verwendungsgebiet des Urins. Anselmino, Beuchelt, Fischer, Herz, Krebs, Schildberg setzten diese Pionierarbeit fort in Deutschland; Becker und Mantelstam in Rußland, Tachezy in Prag, Fruictier – Gonze – Gaté – Jausion – Marlinard – Paléologe – Savy – Sézary – Thiers in Frankreich und d'Oriel und Barber in England.

Wirkstoffe im Harn: Die therapeutischen Erfolge mit Harn können durch seine mannigfachen Inhaltsstoffe zwanglos erklärt werden. Aller Überschuß lebenswichtiger, harnfähiger Stoffe ist im Urin enthalten. Die sauren Eiweißabbauprodukte, Amine und Aminosäuren sind als Kapillargefäße erweiternde und Regulationen anbahnende Stoffe erkannt worden. Von Hormonen werden im menschlichen Harn nachgewiesen: die weiblichen Keimdrüsenhormone und Geschlechtshormone (Prolane), Hypophysenhinterlappenhormone, männliche Keimdrüsenhormone, das Lactationshormon, das Melanophorenhormon, Nebennierenrindenhormon, Schilddrüsenhormon (Thyroxin), Gefäßhormon (Padutin), daneben thyreotrope thymodepressive Stoffe, blutdrucksenkende und blutdrucksteigernde Substanzen. Von Vitaminen findet man die wasserlöslichen Vitamine B_1, B_2 mit seinen fünf Faktoren, Vitamin C und krankhafterweise auch das fettlösliche Vitamin A. Ebenfalls aus der Nahrung stammen die Wuchsstoffe der Pflanzen (Auxine).

Von Antikörpern wurden nachgewiesen: Lysine – Praecipine – Agglutine und die spezifischen Antikörper in der Substanz P (d'Oriel). Von Fermenten ist eine antianämisch wirkende Substanz besonders hervorzuheben.

Chemisch charakterisiert wurden folgende therapeutisch wirksame Harnbestandteile: Cystein – Thionein – Glutathion und ganz besonders der Harnstoff.

Technik und Dosierung: Der Harn kann innerlich und äußerlich verwendet werden, intramuskulär und subkutan eingespritzt werden, mit Karbolsäurezusatz oder kurz aufgekocht; am einfachsten, schmerzlosesten und am wenigsten voreingenommen wird er als kleines Bleibeklistier verabreicht. Zum Bleibeklistier genügen beim Säugling 5 bis 10 ccm, beim kleinen Kind 5–15 ccm, beim älteren Kind 5–25 ccm, beim Erwachsenen 5–30 ccm, 1–2mal täglich. Bei raschem Erfolg nur einige Tage, sonst unbedenklich längere Zeit, z. B. 5 Tage lang 2mal täglich, dann 2 Tage Pause. Keine Luft mit einspritzen – leerer Enddarm – $^1/_2$ Stunde lang mindestens Einlauf halten lassen, sind technische Vorbedingungen zur Wirkungsmöglichkeit. Große Bleibeklistiere von 100–300 ccm müssen vorbereitet werden.

Die verschiedenen Harnarten: In alten Harnrezepten wurde Knabenharn, Jungfrauenharn und eigener Harn empfohlen, seltener der Harn gesunder Erwachsener (in neuerer Zeit wurde der Eigenharn bevorzugt). Der mütterliche Harn ist (erst seit wenigen Jahren) beim Kind erfolgreich nutzbar gemacht worden, besonders indirekt durch Harneinläufe bei der stillenden Mutter. Der Schwangeren-Harn ist dank seines hohen Gehaltes an Geschlechtshormonen verwendbar. Der Rekonvaleszenten-Harn hat sich bei Geschwisterinfektionen bewährt.

Indikationen: Nicht bei bestimmten Krankheiten, sondern unter bestimmten Bedingungen! Krankheitszeit, Menge, Tageszeit, Konstitution und Vermeidung technischer Fehler sind ebenso zu beachten wie die Diagnose.

1. *Allergien:* Heuschnupfen – Rhinitis vasomotorica – Schwangerschaftserbrechen – Angioneurotisches Oedem – Asthma – Colica mucosa – Migräne – Serumkrankheit – (Eigenharn).

2. *Nervös, reflektorisch und hormonal bedingte Schäden:* Pylorospasmus – Afterkrampf – (bei Brustkindern Eigenharneinläufe bei der Mutter) – Schlafstörungen des Kindes – (mütterlicher Harn) – Erbrechen – Nabelkoliken – Verstopfungen – (Pyknolepsie) – Seekrankheit – (Eigenharn).

3. *Durchblutungsstörungen, Gehirn- und Nervenschäden:* Little'sche Krankheit – Hydrocephalus (leichte Grade) – schlaffe Lähmungen – (Eigenharn).

4. *Hormonale Störungen und Mißbildungen:* Stillschwierigkeiten – (Wöchnerinnenharn) – Adipositas – (Eigenharn) – Entwicklungsstörungen – Mongolismus – (Normalharn) – Kryptorchismus – (Schwangerenharn) – ovarielle Störungen – (Schwangerenharn).

5. *Infektionen:* Grippe – Angina – (Eigenharn) – Masern – Keuchhusten – Windpocken – (Rekonvaleszentenharn) – Vulvovaginitis gonorrhoica – (Schwangerenharn).

6. *Stoffwechselstörungen und Allgemeinkrankheiten verschiedener Ursachen:* Diabetes – (Eigenharn) – Perniciöse Anämie – (Eigen- und Fremdharn Gesunder) – Hochdruck – (Eigenharn) – Alterserscheinungen – (Kinderharn) – manche Dermatiden – (Eigenharn) – Depressionen – (Eigen- und Schwangerenharn).

Gegenanzeigen und Auslese: Bei Pyodermien keine intramuskuläre Einspritzung von Eigenharn. Bei Erschöpfung der Sanierungsbereitschaft des Körpers und bei aktiven fokalen Infektionsherden ist Harn unwirksam. Durch chemische Untersuchungen des Harnes auf seinen Gehalt an Partialoxonen kann eine gewisse Auslese unwirksamer Harne erreicht werden.

Die Harnbehandlung soll nicht als einziger Heilweg angesehen werden, sie ist aber eine sehr wirksame Behandlungshilfe neben der allgemeinen Krankenbehandlung. Auch wo nur eine Besserung oder Linderung sonst schwierig und teuer zu beeinflussender Leiden durch die Harnanwendung möglich ist, soll man sich der bisher bekannten Grenzen dieser Behandlung bewußt bleiben.

Der Landarzt, Wochenschrift
für ärztlichen Meinungsaustausch,
Hippokrates Verlag Marquardt & Cie, Stuttgart,
Nr. 22, Jg. 21, 1940, S. 163–164.

Wer sich noch genauer über die Untersuchungen von M. Krebs informieren möchte, findet in folgender Schrift sicher noch einiges Interessantes:

HIPPOKRATES offizielles Mitteilungsblatt der wissenschaftlichen Gesellschaft für naturgemäße Lebens- und Heilweise e.V.:
Behandlung des Fleckfiebers mit Eigenharn und Harn von ausgewählten Genesenen, von Dr. Martin Krebs, Hippokrates Verlag Marquardt & Cie, Stuttgart, Heft 5/6, 1944, S. 58 – 65.

Gegen Einsendung von frankiertem Rückumschlag kann das Material beim Verlag angefordert werden.

Ebenfalls angefordert werden kann ein Fachartikel von H.-M. Clément zum Thema: Über fermentaktive Lösungen und deren Wirkung in der Therapie.

Zum Schluß noch ein Hinweis:
Wenn Sie es für sinnvoll halten, daß an dem Thema weitergearbeitet wird, dann nutzen Sie doch das Fragen-Geländer auf Seite 56 als Anregung für Ihre Erfahrungsberichte. Darauf freut sich

Ihre Carmen Thomas
c/o vgs verlagsgesellschaft
Postfach 18 02 69
50506 Köln

Danksagung

Bei allen, die dieses Buch mit zustande gebracht haben, möchte ich mich herzlich bedanken:
Bei denen, die Material schickten (vor allem auch bei denen, deren Zusendungen dieses Mal nicht berücksichtigt werden konnten). Besonders erwähnen möchte ich Oko Kuroyanagi-Merbreier, die sich ganz viel Mühe gemacht hat, den Kontakt zu Dr. Nakao Ryoichi herzustellen und sein Werk zu übersetzen.
Ebenso gilt mein Dank Prof. Dr. Hans Schadewaldt, der mit Rat und Kontakten die Arbeit begleitete. Dank auch an Marita Draws, die die russische Übersetzung übernommen hat, und an Michela Sirru, die mir beim Übersetzen der indischen Bänder behilflich war.
Herzlichen Dank auch an die Lektorin Martina Weihe-Reckewitz und besonders an Anouk Nicklisch, die durch ihre ordnende Hand, ihre Übersetzungen und anregenden Gespräche wesentliche Arbeit geleistet hat. Last not least an Dr. Heinz Gollhardt, den aufgeschlossenen, die Arbeit aktiv fördernden Verlagsleiter der vgs.

Literaturverzeichnis

Abele, Johann, Dr. med.: Die Eigenharnbehandlung: nach Dr. med. Kurt Herz. Erfahrungen und Beobachtungen; 9. verbesserte Auflage, Karl F. Haug Verlag, Heidelberg 1994

Allmann, Ingeborg: Die Heilkraft der Eigenharn-Therapie; Verlag Dr. Karl Höhn KG, Biberach 1993

Anonym (an experienced physician): Auto Urine Therapy; Gala Publishers, Ahmedabad 1990

Archarya Jagdish B.: Auto-Urine Therapy; Jagdish B. Publications, Bombay 1978

Armstrong, John W.: Urin – Wasser des Lebens. Urintherapie: Erfahrungen und Heilanwendungen, (übersetzt und herausgegeben von K. F. Hörner); AT Verlag, Aarau 1995.
Englische Originalausgabe: The Water of Life; 1. Auflage 1944, Health Science Press, London 1990

Bartnett, Beatrice, Dr./Adelman, Margie: The Miracles of Urine-Therapy; Water of Life Institute, Hollywood 1987

Bartnett, Beatrice, Dr.: Urine-Therapy – It may save your life; Water of Life Institute, Hollywood 1989

Christy, Martha: Your Own Perfect Medicine – The Incredible Proven Natural Miracle Cure, That Medical Service Has Never Revealed; Future Med. Inc., Scotsdale, Arizona 1994

Clifford, Terry: Tibetan Buddhist Medicine and Psychiatry; Samuel Weiser Inc., York Beach 1992

Cordero, A. A.: Cancer Cures in Twelve Ways; Science of Nature Healing Center Asia, Philippinen 1983, S. 395–404

Das, A. B.: All India Directory on Auto Urine Therapy; Nature Cure and Yoga Research Center, Kalkutta 1992

Devendra Vora: Health in Your Hands; Gala Publishers, Bombay 1982

Gauthier: P. . . buvez, guérissez! Editions ABC, 1991

Harrer, Heinrich: Sieben Jahre in Tibet. Mein Leben am Hof des Dalai Lama; Ullstein Verlag, Berlin, 1988

Hasler, U. E., Dr. med.: Eine eigene Apotheke ist in dir. Eine alte Volksheilkunde aus Asien; Eigenverlag, St. Gallen 1993

Herman, John R.: Auto-urotherapy. In: New York State Journal of Medicine, Vol. 80, Nr. 7, Juni 1980, S. 1149–1154

Höting, Hans: Lebenssaft Urin. Die heilende Kraft; Goldmann Verlag, München 1994

Immanu-El Adiv: The Alchemy of Urine. From Witches' Brew to Golden Elixir. A Diary; Eigenverlag, Jerusalem 1992

Karlekar, R. V.: Auto Urine Cure; Shree Gajanan Book Depot Prakashan, Bombay 1969

Krebs, Martin, Dr.: Der menschliche Harn als Heilmittel. Geschichte, Grundlagen, Entwicklung, Praxis; Hippokrates Verlag Marquardt & Cie., Stuttgart 1942

Van der Kroon, Coen: Die Goldene Fontäne; vgs verlagsgesellschaft, Köln 1994

Kulkarni: S. J.: Uropathy. A Sure Cure for All Diseases; Vortrag, gehalten auf dem 20. Weltkongreß für Naturheilkunde, Madras 1991

Malakhov, G. P., Dr.: Heilkräfte, Bd. 3, Lehre vom Biorhythmus und Urin-Therapie; St. Petersburg 1994 (bisher nur in russischer Sprache veröffentlicht)

Mithal, C. P., Dr.: Miracles of Urine Therapy; Pankaj Publications, Neu-Delhi, vermutlich 1978

Nakao, Ryoichi, Dr.: Miracle de L'Auto Urinotherapie. La fontaine de la santé et beauté; Editions Taiyo, Kyoto 1991

Nalavade, B. L.: Auto-Urine. The Nectar of Life; Vortrag, gehalten auf dem 20. Weltkongreß für Naturheilkunde, Madras 1991

Q'Quinn, John F., Dr.: Urine Therapy – Self Healing Through Intrinsic Medicine; Life Science Institute, Fort Pierce, Florida 1980

Palladino, Quique: Urin-Therapy. Drinking from Thine Own Cistern. In: PWA Coalition Newsline, Nr. 37, USA, Oktober 1988, S. 41–44

Patel, R. M.: Manav Mootra: Lokseva Kendra Publ., Ahmedabad, 5. Auflage, 1991

Pauls, Arthur Lincoln, Dr.: Shivambu Kalpa; Ortho-Bionomy Publishing, England 1978

Rathod, P. M.: Auto Urine Therapy – Science & Practice; Swathavrutta Prakashan, Bhavnagar 1988

Schaller, C. T., Dr.: Amaroli. Source de Vie; 1. Auflage 1989, Editions Vivez Soleil, Genf 1993

Swami Shankardevan Saraswati, Dr.: Amaroli; Bihar Schoul of Yoga, Bihar 1978

Thakkar, G. K., Dr.: Wonders of Uropathy. Urine Therapy as a Universal Cure; Vortrag, gehalten auf dem 16. Weltkongreß für Komplementäre Medizin, Athen 1989, und auf dem 25. Weltkongreß für Naturheilkunde, Lissabon 1992,

Thomas, Carmen: Ein ganz besonderer Saft – Urin; vgs verlagsgesellschaft, Köln 1993

Wynhausen, John M.: Urea. Its Possible Role in Auto-Urine Therapy; In: Shivambu Kalpa Parishad, Gesammelte Vorlesungen, Goa 1993

Register

Carmen Thomas

Ein ganz besonderer Saft – Urin

Ein lange tabuisiertes und verdrängtes Thema – die Urin-Therapie – feierte durch dieses Buch eine sagenhafte Renaissance.

Da geht es zum Beispiel um:

- Halsschmerzen, die nach ein paar Stunden weggegurgelt sind
- hartnäckige Warzen, die für immer verschwinden
- Arthrose, die durch Einreibungen mit Urin gelindert wird
- Wunden, die blitzschnell heilen

und vieles mehr.

Von der Autorin geschickt mit medizinischen, historischen und kulturgeschichtlichen Hintergründen verwoben, ist das Ergebnis ein ungewöhnliches Lesevergnügen und ein Ratgeber zugleich.

vgs verlagsgesellschaft Köln

Carmen Thomas

Berührungsängste?
Vom Umgang mit der Leiche

Warum ist es heute so vielen Menschen gleichgültig, was mit ihnen oder geliebten Menschen in den zwei bis fünf Tagen, die die meisten nach ihrem Tod noch unter den Lebenden verbringen, geschieht?

Carmen Thomas sprach mit Menschen über ihre Berührungsängste und mit solchen, die sie überwanden und sich um Leichen gekümmert haben – privat oder professionell.
Die Schilderungen zeigen: ein würdiger Umgang mit den Toten beeindruckt die Lebenden zutiefst, kann sie trösten und vielleicht auch den Gestorbenen den Übergang vom Leben zum Tod erleichtern.

vgs verlagsgesellschaft Köln

„Willi, kannze mich hören?“

Gesagt, gedacht, geschrieben von Carmen Thomas

Seit über 20 Jahren veröffentlicht Carmen Thomas regelmäßig Kolumnen in verschiedenen Zeitungen und Zeitschriften. Hier präsentiert sie nun eine Auswahl der interessantesten, brisantesten und spannendsten dieser Texte.

Von politischen Fragestellungen über gesellschaftliche Phänomene, vom Sportstudio bis zum offenen Radio, von Politikern und Prominenten bis zu ganz normalen Bürger-inne-n, über vieles hat Carmen Thomas sich Gedanken gemacht und diese aufgeschrieben, in ihrer gewohnten Art: frisch, spritzig, selbstbewußt und oft ein wenig provozierend.

vgs verlagsgesellschaft Köln

Coen van der Kroon

Die goldene Fontäne

Geschichte und Anwendung der Urin-Therapie

Mit einem Vorwort
von Carmen Thomas

„Der Vorteil dieses Buches ist, daß Sie genaue Anwendungstips bekommen. Und da Ihr Urin für Sie in jedem Fall steril ist, wird die Erfahrungs-Sammlung von Coen van der Kroon ja vielleicht noch mehr Menschen zu dem mutigen Schritt veranlassen, ihren Urin nicht nur zu lassen, sondern für ihre Haut, ihr Immunsystem, gegen ihre inneren und äußeren Erkrankungen und zur Aussöhnung mit sich selbst zu nutzen."

Carmen Thomas

vgs verlagsgesellschaft Köln